ALIMENTATION
et
MALADIES CORONARIENNES

CHEZ LE MÊME ÉDITEUR

ATHÉROSCLÉROSE, CHOLESTÉROL ET LIPOPROTÉINES, par G. LUC, J.-M. LECERF, J.-M. BARD, E. HACHULLA, J.-C. FRUCHARD, B. DEVULDER. *Collection Abrégés de médecine*. 1991, 256 pages, 38 figures, 42 tableaux.

DIÉTÉTIQUE ET NUTRITION, par M. APFELBAUM, C. FORRAT, P. NILLUS et collaborateurs. *Collection Abrégés de Médecine*. 1989, 2e édition révisée, 488 pages.

MANUEL DE DIÉTÉTIQUE EN PRATIQUE MÉDICALE COURANTE, par A.-F. CREFF et collaborateurs. 1993, 3e édition revue, 240 pages, 1 figure, nombreux tableaux.

NUTRITION ET ALIMENTATION, par B. JACOTOT, J.-C. LE PARCO et collaborateurs. *Collection Abrégés de médecine*. 1992, 2e édition, 320 pages, env. 42 figures, 50 formules.

DIABÉTOLOGIE, par L. PERLEMUTER, G. COLLIN de L'HORTET, avec la collaboration de P.F. BOUGNERES. *Collection Abrégés de médecine*. 1987, 320 pages, 60 figures, 8 planches en couleurs

AUX ÉDITIONS SIMEP

LA DIGESTION, par P. MEUNIER, Y. MINAIRE, R. LAMBERT. 1988, 2e édition, 212 pages, 156 figures, 12 tableaux.

CAHIERS DE DIÉTÉTIQUE,

N° 1.- NUTRIMENTS, ALIMENTS ET TECHNOLOGIES ALIMENTAIRES, par C. THOULON-PAGE. 1989, 112 pages, 12 figures, 47 tableaux.

N° 2.- RÉGIMES QUOTIDIENS DES BIEN-PORTANTS, par C. THOULON-PAGE. 1989, 136 pages, 20 figures, 49 tableaux.

N° 3.- DIÉTÉTIQUE DE LA FEMME ENCEINTE, par C. THOULON-PAGE, en collaboration avec J.M. THOULON. 1991, 120 pages, 5 figures, 57 tableaux.

N° 4.- DIÉTÉTIQUE DU SUJET ÂGÉ, par P. CHAPUY. 1992, 120 pages, 12 figures, 40 tableaux.

ALIMENTATION
et
MALADIES CORONARIENNES

par

Alain PAGE

PRÉFACE DU Pr. J.-L. DE GENNES

MASSON
Paris Milan Barcelone Bonn
1993

ISBN : 2-225-83945-X

MASSON S.A.	120, bd Saint-Germain, 75280 Paris Cedex 06
MASSON S.p.A.	Via Statuto 2, 20121 Milano
MASSON S.A.	Avenida Principe de Asturias 20, 08012 Barcelona
DÜRR und KESSLER	Maarweg, 30, 5342 Rheinbreitbach b. Bonn

PRÉFACE

Le docteur Alain Page a réalisé, sans doute pour la première fois en France, un ouvrage de grande actualité et très documenté sur les liens entre niveaux plasmatiques du cholestérol à travers les différentes localisations de celui-ci dans les lipoprotéines, les autres facteurs de risque, l'alimentation et l'athérosclérose coronaire. Celle-ci, pourvoyeuse de cardiopathies ischémiques, reste ainsi une des toutes premières causes de mortalité des pays développés à haut niveau de vie.

La structure de son ouvrage est parfaite, en ce sens qu'elle part des données fondamentales établissant le lien causal, aussi bien chez l'animal à titre expérimental, que chez l'homme à titre observé, entre les anomalies sanguines du cholestérol, de sa répartition dans les diverses lipoprotéines et l'athérosclérose, notamment coronaire. La convergence des données à ce propos est telle qu'elle ne peut faire l'objet d'aucune controverse honnête et/ou suffisamment informée : ce qui n'a pas toujours été récemment le cas au travers des récentes campagnes médiatico-publicitaires.

Ensuite, son constant souci de rigueur et d'impartialité, dans tous les essais thérapeutiques, pharmacologiques, chirurgicaux même, ou diététiques, amène jusqu'aux limites des connaissances actuelles de nos moyens de lutte et de prévention, primaire ou secondaire vis-à-vis de l'athérosclérose coronaire. Si dans leur ensemble ces moyens s'avèrent prometteurs dans les essais thérapeutiques, tous bien révisés et rapportés, certes encore des progrès sont à faire pour affiner l'étude de la balance bénéfice/risque, et pour pouvoir définitivement, convaincre et rassurer les sceptiques ou les inquiets à cet égard.

Mais, le caractère très méthodique du déroulement de cet ouvrage s'y emploie. Et, surtout, quasiment tous les travaux internationaux actuels y sont révisés, répertoriés et référencés, voire illustrés. Ce qui en fait un exceptionnel outil de référence, spécialement utile dans cette période de remise en question… toujours saine en soi pourvu qu'elle évite d'être tendancieuse ou simpliste.

Pr. J.-L. de GENNES

TABLE DES MATIÈRES

INTRODUCTION

HISTORIQUE DE LA RELATION ENTRE ALIMENTATION ET MALADIES CORONARIENNES

Les cardiopathies ischémiques (CI) sont la première cause de mortalité dans les pays avancés et leur fréquence augmente avec le progrès économique dans les pays en développement. Cette augmentation n'apparaît que s'il y a des changements du mode de vie et en particulier de l'alimentation [1]. L'émergence des CI survient alors que l'alimentation dans les pays avancés a profondément changé depuis environ un siècle [1]. Quand on considère la relation entre alimentation et CI, il ne faut pas perdre de vue ce changement radical apparu dans le régime alimentaire, sans précédent dans l'histoire de l'homme [2]. Les CI font intervenir comme mécanismes l'athérosclérose coronaire et la thrombose. Les premières descriptions de l'athérosclérose remontent au XVIIIe siècle [3]. La dénomination est due à Von Haller en 1775, elle est tirée du grec « athere » signifiant bouillie [3]. Cette bouillie jaunâtre est analysée par Virchow dans la deuxième moitié du XIXe siècle, c'est une accumulation de lipides et de cholestérol [4].

Une série d'études expérimentales animales menées à Saint-Pétersbourg de 1908 à 1913 va montrer le lien entre l'athérosclérose et l'alimentation [5, 6]. En 1908, Ignatowski provoque chez le lapin une athérosclérose en le nourrissant avec du lait, de la viande et des jaunes d'œuf. Il pense alors que les substances responsables sont les protéines animales [5]. Anitschkow, en 1913, montre que ce sont les graisses animales qui sont athérogènes, il déclenche chez le lapin des lésions d'athérosclérose en le nourrissant uniquement avec du cholestérol alimentaire [6].

Les premières études chez l'homme sont dues à un médecin hollandais, De Langen, menées dans l'île de Java en 1916 [7]. Il avance l'idée que les habitants de l'île ont peu d'athérosclérose parce que leur alimentation traditionnelle comporte peu de cholestérol et de graisses. Quand ils adoptent une alimentation de type européen, leur taux de cholestérol s'élève [7]. Mjassnikow à Léningrad, en 1925, observe que les sujets ayant une athérosclérose aortique et coronarienne ont souvent un taux de cholestérol élevé, celui-ci peut être diminué avec une alimentation à base de légumes [8]. Les registres internationaux de mortalité vont confirmer que les CI prédominent largement dans les pays avancés et que leur fréquence a beaucoup augmenté au cours de ce siècle (fig. 1) même si l'on tient compte des nombreux changements de terminologie et de classification [9].

L'augmentation de l'incidence des CI est parallèle aux modifications de l'alimentation. Les sociétés préagricoles étaient des sociétés de cueillette et de chasse avec une alimentation à base de végétaux, les graisses fournissant environ 20 % des calories. L'apport en fibres était de 45 g/jour, l'alimentation était riche en vitamine C [1]. Ce type d'alimentation a été celui de l'*Homo sapiens* pendant 30 000 à 50 000 ans; il

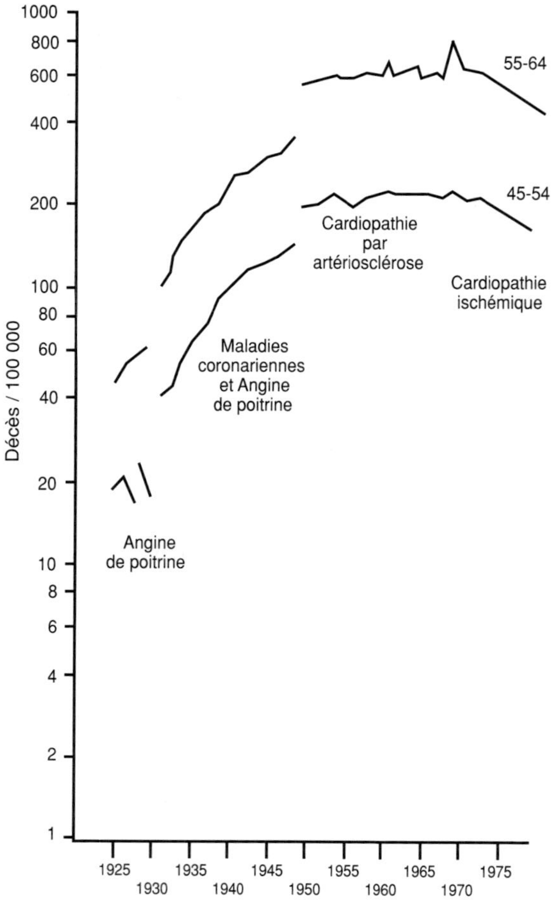

FIG. 1. – *Évolution de la mortalité coronarienne aux USA chez les hommes âgés de 45 à 64 ans* (SLATTERY).

a permis à l'homme de se développer jusqu'à la première révolution agricole liée à l'avènement de l'agriculture il y a environ 10 000 ans [1]. Elle a entraîné une augmentation de la population, cette évolution démographique expliquant la persistance des problèmes de malnutrition.

La deuxième révolution agricole date du milieu du XVIIIe siècle avec l'introduction de la pomme de terre, de légumineuses, du maïs et une modification des techniques de culture. L'essor démographique, l'émigration vers les villes vont permettre la révolution industrielle. La révolution sanitaire durant la deuxième moitié du XIXe siècle, va entraîner une chute des maladies infectieuses transmises par l'eau et les aliments, entretenues par l'insalubrité tandis que vont émerger les maladies chroniques, cancers et maladies cardio-vasculaires. Le changement des habitudes alimentaires dans les pays avancés est finalement récent; la figure 2 montre l'évolution de la consommation alimentaire au cours de ce siècle aux États-Unis [10]. Les deux grandes modifications sont la diminution de la consommation en hydrates de carbone complexes et une augmentation de la consommation de graisses animales [10]. Ces deux mutations se sont accompagnées d'une augmentation de la consommation de sel, de sucres rapides [10]. La ration calorique globale a peu varié [10] mais la dépense énergétique a diminué avec la sédentarisation de la vie moderne et l'obésité s'est développée [1].

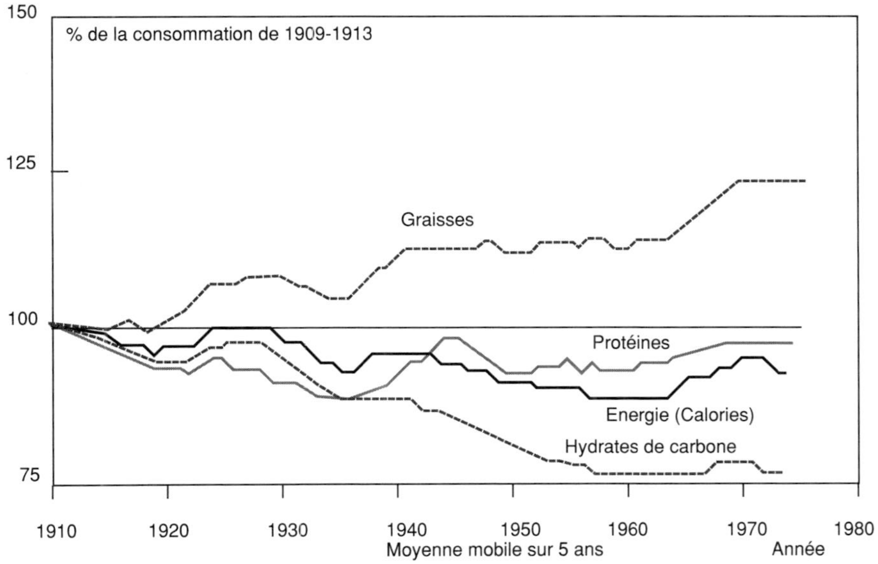

FIG. 2. – *Évolution de la consommation alimentaire individuelle aux USA* (FRIEND).

Les études épidémiologiques modernes ont confirmé la relation entre la mortalité par CI et le taux de cholestérol sérique [11], la teneur en graisses saturées de l'alimentation (fig. 3) [12]. Les travaux de Brown et Goldstein sur les récepteurs membranaires des lipoprotéines ont permis de comprendre les mécanismes de l'hypercholestérolémie familiale, responsable d'une athérosclérose précoce [13]. L'élévation du taux des lipoprotéines de faible densité (LDL) est liée à un défaut d'origine génétique des récepteurs spécifiques des LDL. L'absence de récepteurs ne pouvant pas expliquer l'accumulation intracellulaire des lipides, Brown et Goldstein ont émis l'hypothèse d'une autre voie métabolique, le système « éboueur » des lipides (« scavenger pathway ») qui porte sur des LDL modifiées, en particulier des LDL oxydées [14]. Toutes ces notions ont conduit à l'hypothèse lipidique dans la pathogénie des CI, la « Diet Heart Hypothesis » des auteurs anglo-saxons : les graisses saturées d'origine animale ont un effet athérogène, par le biais d'une élévation du taux de cholestérol sérique. Nous verrons que la relation entre alimentation et CI est en fait complexe. Certains aliments ont un rôle athérogène, d'autres ont une action antiathérogène, en particulier ceux qui contiennent des antioxydants naturels des LDL [15].

En outre, les facteurs alimentaires sont intriqués avec des facteurs génétiques, avec les autres facteurs de risque des CI.

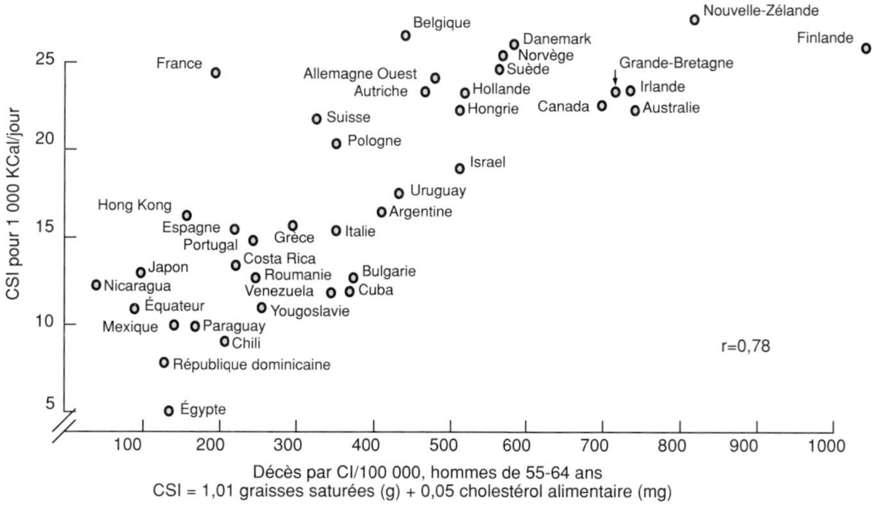

FIG. 3. – *Relation entre la mortalité coronarienne et la teneur en graisses de l'alimentation* (CONNOR).

La gravité des CI est due essentiellement aux épisodes d'insuffisance coronarienne aiguë (infarctus du myocarde, mort subite d'origine ischémique, angor instable). Le facteur déclenchant est l'apparition d'un thrombus dans l'artère coronaire, consécutif à la fissure d'une plaque d'athérosclérose [16]. Certains facteurs alimentaires peuvent intervenir en favorisant ou en s'opposant à la constitution du thrombus [17]. L'exemple le plus célèbre est celui des Esquimaux qui ont une faible incidence de CI; leur alimentation à base de poisson est riche en un type particulier d'acides gras polyinsaturés [18]. Dyerberg et Bang ont montré que les esquimaux ont des modifications de l'hémostase, diminuant leur risque de thrombose [19].

Depuis ces dernières décennies, on a pris conscience dans les pays avancés des effets néfastes des régimes alimentaires « d'opulence ». Des politiques de santé publique ont été entreprises visant à une Prévention Primaire des CI. Elles conduisent à des recommandations à la population générale qui doivent reposer sur des bases médicales sans ambiguïté. Elles doivent en outre tenir compte du risque théorique qu'un apport déterminé d'un élément nutritif accroisse le risque d'une maladie en diminuant le risque d'une autre. Par ailleurs, la relation peut varier selon les différentes composantes de la population et il est nécessaire de connaître les effets à long terme des modifications du régime alimentaire proposées [1].

BIBLIOGRAPHIE

[1] ORGANISATION MONDIALE DE LA SANTÉ. Série de Rapports techniques 797. Régime alimentaire, nutrition et prévention des maladies chroniques. *Organisation mondiale de la santé*, Genève, 1990.

[2] STAMLER J., Population Studies. *in Nutrition, lipids and coronary heart disease.* R. Levy, B. Rifkind, B. Dennis and N. Ernst, eds. Raven Press, New York, 1979, p. 25-88.

[3] LEIBOWITZ J.O., *The history of coronary heart disease.* Berkeley, University of California Press, 1970.

[4] VIRCHOW R., Der atheromatose Prozess der Arterien. *Wien Med Wochenschr*, 1856, *6*, 809-812, 825-827.

[5] IGNATOWSKI A., Uber die Wirkung des tierischen Eiveisses auf die Aorta und die parenchymatösen Organe der Haninchen. *Wirchows Arch (A)* 1909, *198*, 248-270.

[6] ANITSCHKOW N.N., CHALATOW S., Ueber experimentelle Cholesterinsteatose und Bedeutung für die enstehung einiger pathologischer Prozesse. *Zentralbl Allg Path*, 1913, *24*, 1-9.

[7] DE LANGEN C.D., Cholesterol exchange and pathology of race. *Presse Med*, 1916, *24*, 332-333.

[8] MJASSNIKOW A., Klinische Beabachtungen über Cholesterinämie bei Arteriosklerose. *Zit Klin Med*, 1925, *102*, 65-78.

[9] SLATTERY M.L., RANDALL D.E.,Trends in coronary heart disease mortality and food consumption in the United States between 1909 and 1980. *Am J. Clin Nutr*, 1988, *47*, 1060-1067.

[10] FRIEND B., PAGE L., MARSTON R., Food consumption patterns in the United States : 1909-1913 to 1976. *In Nutrition, lipids and coronary heart disease*, Levy R, Rifkind B, Dennis B and Ernst N eds, Raven Press. New York, 1979, 489-522.

[11] KEYS A., *Seven countries. A multivariate analysis of death and coronary heart disease.* Cambridge, Massachusetts : Harvard University Press 1980.

[12] CONNOR S.L., ARTAUD-WILD S.M., CLASSICK-KOHN C.J., GUSTAFSON J.R., FLAVELL B.P., HATCHER L.F., CONNOR W.E., The cholesterol saturated-fat index : an indication of the hypercholesterolaemic and atherogenic potential of food. *Lancet*, 1986, 1229-1232.

[13] BROWN M.S., GOLDSTEIN J.L., A receptor mediated pathway for cholesterol homeostasis. *Science*, 1986, *232*, 34-47.

[14] BROWN M.S., GOLDSTEIN J.L., Lipoprotein metabolism in the macrophage : implications for cholesterol deposition in atherosclerosis. *Ann Rev Biochem*, 1983, *52*, 223-261.

[15] ULBRICHT T.L.V., SOUTHGATE D.A.T., Coronary heart disease : seven dietary factors. *Lancet*, 1991, *338*, 985-992.

[16] DAVIES M.J., THOMAS A.C., Plaque fissuring - the cause of acute myocardial infarction, sudden ischaemic death and crescendo angina. *Br Heart J.*,1985, *53*, 363-373.

[17] NORDOY A., GOODNIGHT S.H., Dietary lipids and thrombosis relationship to atherosclerosis. *Arteriosclerosis*, 1990, *10*, 149-163.

[18] BANG H.O., DYERBERG J., Lipid metabolism and ischemic heart disease in Greenland Eskimos. *In* Draper HH. (ed) : *Advances in Nutritional Research*, volume 3, New York, Plenum Press, 1980, 1-22.

[19] DYERBERG J., BANG H.O., Hemostatic function and polyunsaturated fatty acids in Eskimos. *Lancet*, 1979, 433-435.

REMERCIEMENTS :

L'auteur tient à remercier Madame Marie-Claire POUVREAU et Madame Martine POUVREAU qui ont assuré l'irrempaçable tâche de la réalisation du manuscrit, le Professeur Marian APFELBAUM qui a relu la première version de l'ouvrage et le Docteur Éric BRUCKERT pour la qualité de son accueil et l'apport de ses critiques.

1

RELATION ENTRE CHOLESTÉROL SÉRIQUE, LIPOPROTÉINES ET MALADIES CORONARIENNES

Il y a de nombreuses années que le cholestérol a été identifié comme l'un des composants chimiques principaux des plaques d'athérosclérose au niveau des artères chez l'homme. Depuis ces premières constatations une large évidence scientifique s'est accumulée en faveur d'une relation entre le taux du cholestérol sérique et les cardiopathies ischémiques. Les arguments en faveur de cette thèse proviennent des résultats concordants de plusieurs types d'études :

1. Études épidémiologiques;
2. Essais de réduction du cholestérol sérique;
3. Études génétiques et physiologiques;
4. Études expérimentales animales.

Ces dernières seront envisagées dans les chapitres suivants, nous ne détaillerons que les trois premiers types d'étude.

ÉTUDES ÉPIDÉMIOLOGIQUES

CHOLESTÉROL TOTAL ET MALADIES CORONARIENNES

Études à l'intérieur d'une population

L'étude à long terme la plus célèbre est celle de Framingham [1]. Elle montre que le risque de mortalité cardio-vasculaire augmente avec le taux sérique du cholestérol total. La mortalité cardio-vasculaire augmente de 9 % pour une élévation de la cholestérolémie de 0,1 g/l avec un suivi de 30 années [1]. L'étude porte aussi sur les différentes sous-fractions du cholestérol total des lipoprotéines. Les lipoprotéines de basse densité (LDL) contiennent normalement 60 à 70 % du cholestérol plasmatique. Les lipoprotéines de haute densité (HDL) transportent 25 à 30 % du cholestérol plasmatique. Le risque de CI est positivement et fortement relié au taux de LDL-cholestérol [2]. Cette étude a par ailleurs démontré que pour chaque niveau de cholestérolémie, le risque de CI augmente en présence d'autres facteurs de risque tels que l'hypertension artérielle, le diabète, le tabagisme [2]. A partir des données de Framingham ont été construits des modèles prédictifs du risque de CI selon le niveau de chaque facteur de risque [2]. Les résultats de plusieurs études prospectives menées aux USA.

sont combinés dans le Pooling Project [3]. Le risque relatif d'événements coronariens augmente de 1,0 à 1,92 pour un taux de cholestérol total supérieur à 2,69 g/l [3].

La question qui reste posée est de savoir si la relation entre le taux de cholestérol et le risque de CI est continue ou s'il existe une valeur seuil au-delà de laquelle le risque de CI augmente. L'étude récente du Multiple Risk Factor Intervention Trial (MRFIT) permet de répondre à cette question. Elle montre (fig. 4) que l'augmentation de la mortalité par CI selon le taux de cholestérol est continue depuis les valeurs les plus basses jusqu'aux valeurs les plus élevées.

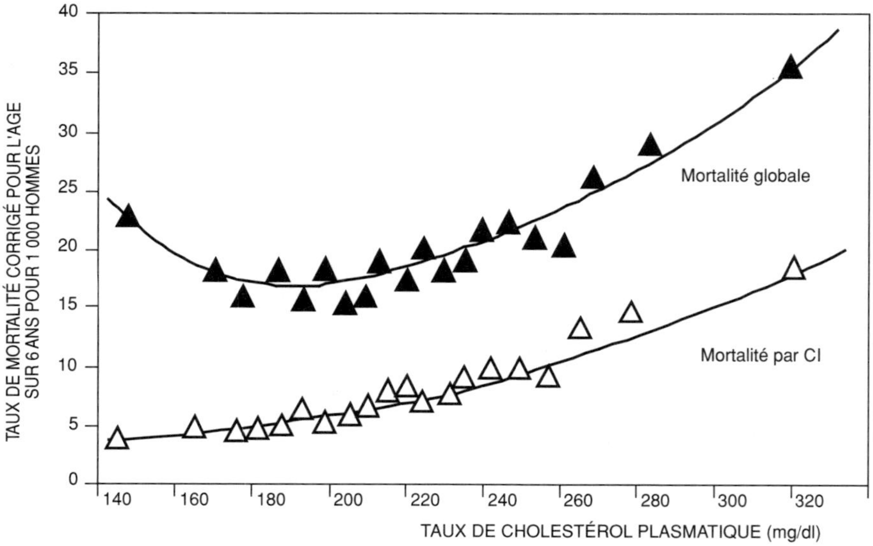

FIG. 4. – *Taux de mortalité par cardiopathie ischémique* (CI) *et de mortalité globale corrigés pour l'âge, en fonction du taux de cholestérol plasmatique initial dans l'étude MRFIT* (MARTIN).

Les résultats de cette vaste étude, 361 622 hommes, conduisent à remplacer la notion de taux normal de cholestérol total par celui de taux souhaitable [4].

Des données comparables ont été obtenues lors d'études menées dans plusieurs pays. En France, l'étude Prospective Parisienne a été conduite chez 7 453 hommes âgés de 45 à 54 ans, indemnes au départ de CI (tableau I). Le risque relatif coronarien augmente régulièrement avec la cholestérolémie, atteignant 3,9 pour un taux supérieur à 2,60 g/l [5]. L'étude anglaise de Whitehall montre que le quart des décès par CI survient chez les sujets ayant une cholestérolémie dans le décile le plus élevé, mais aussi que 55 % des décès surviennent pour des valeurs modérément élevées, situées dans les 3 quintiles du milieu de la distribution [6]. La relation positive entre le taux sérique de cholestérol total et la mortalité par CI a été retrouvée en Allemagne [7], en Israël [8], en Suède [9], au Danemark [10], chez des Américains d'origine japonaise [11]. Dans l'étude du MRFIT, la relation entre la cholestérolémie et la mortalité par CI est la même chez les hommes blancs et les sujets de race noire [12]. La même relation est mise en évidence dans une population de 9 021 Chinois de Shanghai, dont le taux moyen de cholestérol est bas et l'incidence des CI est faible [13].

TABLEAU I. – RELATION ENTRE LE TAUX SÉRIQUE DE CHOLESTÉROL TOTAL ET LA FRÉQUENCE DES ACCIDENTS CORONARIENS DANS L'ÉTUDE PARISIENNE DU GREA

Cholestérol total g/l	< 2,0	2,0 – 2,19	2,20 – 2,39	2,40 – 2,59	> 2,60
Incidence annuelle des CI pour 1 000	2,5	3,6	4,1	7,0	9,8

L'importance du taux de cholestérol comme facteur de risque de CI dans différentes populations a été soulignée par Peto [14] qui estime que la relation tend à être sous-estimée dans les études épidémiologiques. Dans l'exemple de l'étude de Framingham, l'augmentation du taux de cholestérol de 1 % pour des valeurs supérieures à 2,4 g/l augmente le risque de CI de 2 %. Selon ses calculs, basés sur les analyses à long terme, l'augmentation du risque de CI serait de 3 % pour une élévation du taux de cholestérol de 1 %.

L'augmentation du taux de cholestérol sérique reste un important facteur de risque (fig. 5) chez les sujets ayant déjà présenté un infarctus du myocarde [16-17].

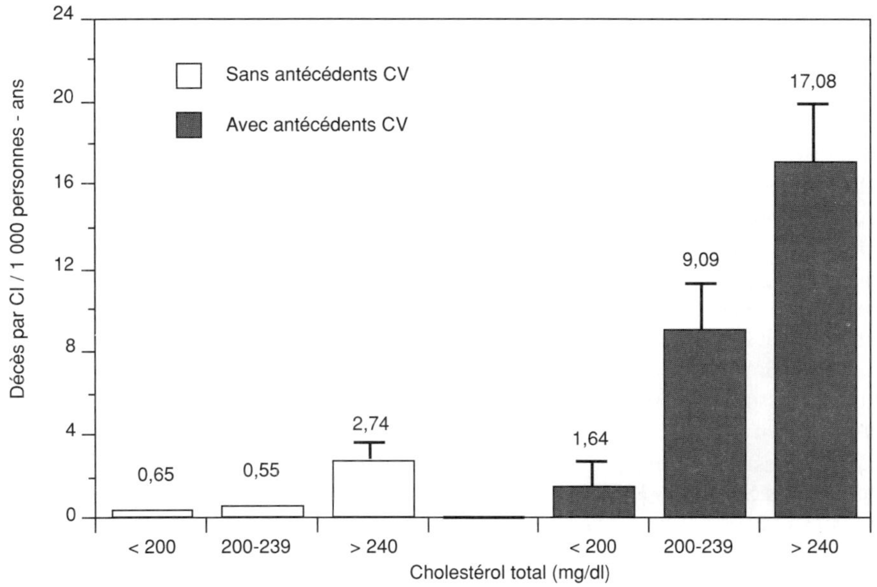

FIG. 5. – *Mortalité par cardiopathie ischémique* (CI) *selon le taux de cholestérol total chez les hommes sans ou avec antécédents cardio-vasculaires* (PEKKANEN).

Le risque relatif de CI est en général moins élevé que chez les sujets sans antécédents de CI [18]. Cependant, l'incidence des accidents coronariens est nettement augmentée chez les patients qui ont déjà présenté un accident coronarien [18]. Le risque absolu d'accident coronarien, qui est le produit du risque relatif par l'incidence, est ainsi nettement accru en cas d'hypercholestérolémie dans cette population.

La sévérité des lésions d'athérosclérose coronaire mesurée à la coronarographie a été comparée au taux de cholestérol total ou de LDL-cholestérol. Dans la majorité des études, il y a une relation significative entre le degré des sténoses coronaires et le taux de cholestérol total ou de LDL-cholestérol [19-26]. Dans certains cas, c'est le rapport HDL-cholestérol/cholestérol total qui est le seul [27, 28] ou le meilleur [20, 22, 26] indice prédictif de lésions.

Études internationales

Les registres de mortalité de l'OMS montrent que la mortalité coronarienne varie de façon importante d'un pays à l'autre. Trois pays de l'Europe du Nord : Irlande du Nord, Écosse, Finlande, ont une mortalité par CI trois fois plus importante que les pays de l'Europe du Sud (fig. 6), huit fois plus importante que celle du Japon [29, 30, 31]. La différence de l'incidence des CI d'un pays à l'autre favorise l'étude de leur relation avec la cholestérolémie.

Knuiman compare le taux de cholestérol mesuré dans des groupes d'adultes mâles tirés de 8 populations différentes aux chiffres nationaux de mortalité par CI fournis par l'OMS. La corrélation est fortement positive (r = 0,86) [32]. En Belgique, les régions du nord et du sud ont des habitudes alimentaires différentes et le taux sérique de cholestérol est plus élevé dans le sud. Il y a une relation significative entre le taux moyen régional de cholestérol et la mortalité régionale par CI et pour toutes causes [33]. Simons a recueilli les résultats des valeurs lipidiques obtenus dans des études régionales ou nationales diverses pour 19 pays. Il les a comparé aux taux de mortalité par CI fournis par l'OMS (fig. 7).

Il y a une forte corrélation positive (r = 0,67) chez l'homme entre le taux de cholestérol et la mortalité par CI, la relation n'est pas significative chez la femme [34].

Plusieurs critiques peuvent être formulées contre ce type d'études. Les données lipidiques proviennent le plus souvent d'échantillons très limités et ne reflètent pas avec certitude la cholestérolémie nationale. Elles exposent en outre au risque d'erreur « écologique ». Les patients ayant la cholestérolémie la plus élevée ne sont pas forcément les mêmes que ceux qui décèdent de CI. L'élévation de la cholestérolémie pourrait être associée à un autre facteur qui serait, lui, impliqué dans la mortalité coronarienne.

Les études prospectives sont exemptes de ce type d'erreur. L'étude la plus célèbre est celle des Sept Pays [35]. Elle concerne 16 cohortes d'hommes d'âge moyen issus de 7 pays : Japon, Grèce, Yougoslavie, Italie, Pays-Bas, États-Unis, Finlande, avec une méthodologie rigoureuse.

Elle montre (fig. 8) qu'au bout de 10 ans, la mortalité par CI est très fortement reliée (r = 0,80) au taux de cholestérol [35]. Cette étude démontre en outre, que, quand le taux de cholestérol est bas, la mortalité par CI est basse, même en présence d'autres facteurs de risque. Au Japon, par exemple, le taux de cholestérol est bas et la mortalité par CI est basse alors qu'il y a une forte prévalence d'hypertension artérielle et d'accidents vasculaires cérébraux, de tabagisme et de cancers du poumon

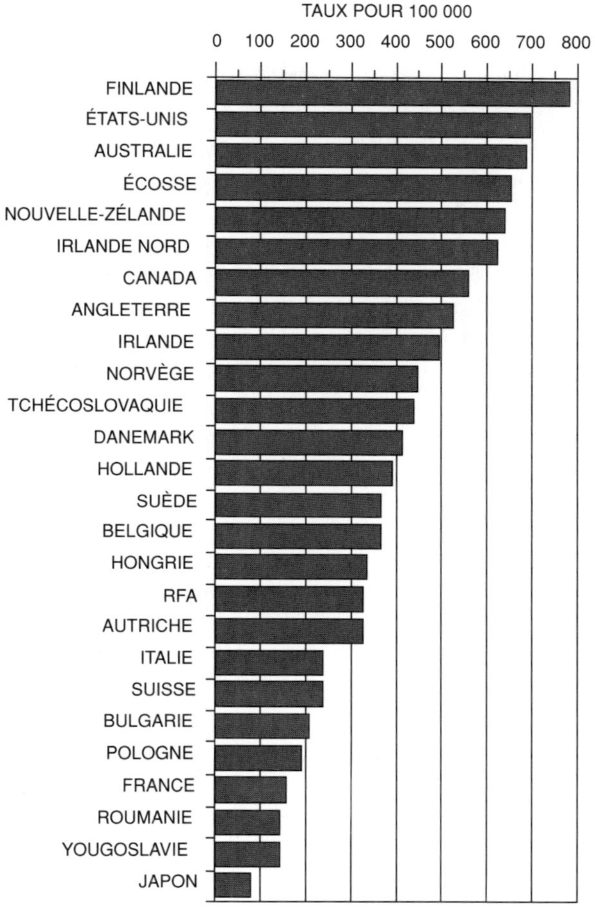

FIG. 6. – *Mortalité par cardiopathie ischémique dans 26 pays, hommes de 40 à 69 ans, 1969-1971* (OMS).

[13]. Ceci confirme le rôle primordial du taux de cholestérol comme facteur de risque des CI.

Études d'émigration

L'étude d'émigration de Ni Hon San a comparé 3 cohortes de sujets d'origine japonaise vivant au Japon, à Hawaï et en Californie [36, 37]. La cholestérolémie est la plus élevée en Californie, intermédiaire à Hawaï, nettement inférieure au Japon [17, 18]. L'incidence (tableau II) des infarctus du myocarde et des décès par CI est 2 fois plus basse au Japon qu'à Hawaï ($p < 0{,}01$). Elle est plus élevée en Californie qu'à Hawaï ($p < 0{,}05$). Cette étude montre que la maladie coronarienne est davantage liée à l'élévation du cholestérol sérique, fonction de facteurs d'environnement, qu'à l'origine ethnique ou à un facteur génétique.

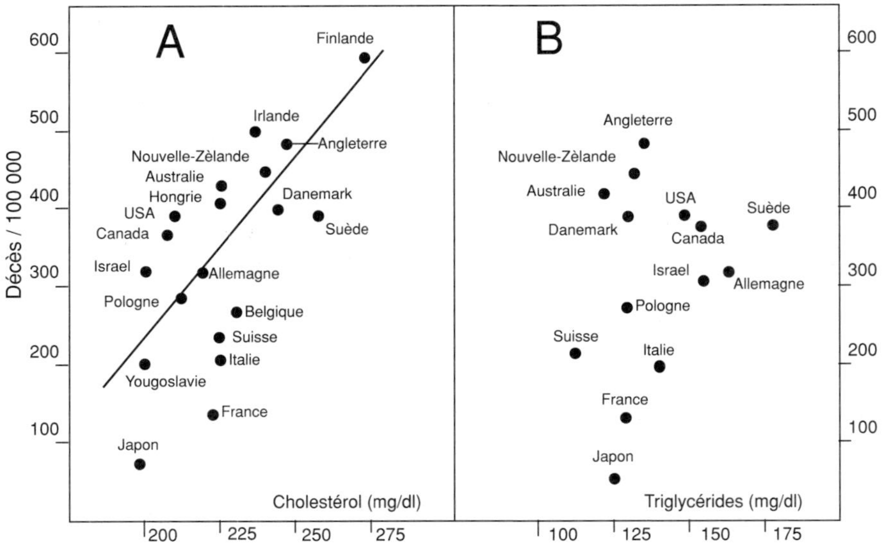

FIG. 7. – *Relation entre la mortalité par cardiopathie ischémique et le taux sérique de cholestérol total* (A) *et de triglycérides* (B) (SIMONS).

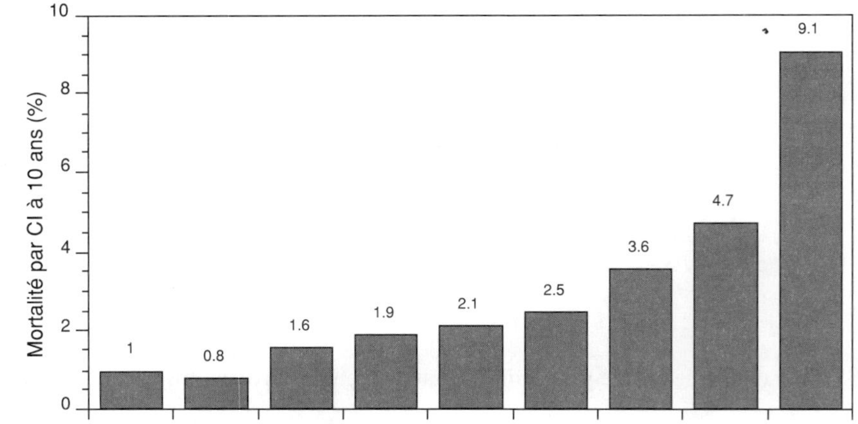

Cholestérol sérique (mg/dl)	< 160	160-179	180-199	200-219	220-239	240-259	260-279	280-299	≥ 300
Événements coronariens	10	9	25	32	31	29	29	26	60
Patients	1007	1157	1525	1682	1480	1181	806	551	662

FIG. 8. – *Relation entre la mortalité par cardiopathie ischémique et le taux initial de cholestérol dans l'étude des Seven Countries* (KEYS).

TABLEAU II. – COMPARAISON DU TAUX SÉRIQUE DE CHOLESTÉROL TOTAL ET DE LA MORTALITÉ ANNUELLE PAR CARDIOPATHIES ISCHÉMIQUES DANS L'ÉTUDE NI HON SAN (KAGAN)

	Japon	*Hawaï*	*Californie*
Cholestérol total (g/l)	1,81	2,18	2,28
Mortalité annuelle par CI, pour 1 000	1,3	2,2	3,7

Études anatomiques

Des résultats analogues sont retrouvés dans les études anatomiques. L'International Atherosclerosis Project a comparé l'étendue des lésions d'athérosclérose aortique et coronarienne à partir d'autopsies effectuées dans 12 pays ou villes au taux de cholestérol moyen mesuré dans les mêmes sites. La relation est positive et significative [38]. L'étude de Bogulasa a mis en évidence une forte relation entre l'étendue des stries graisseuses aortiques et le taux de cholestérol total et de LDL-cholestérol [39]. Solberg rapporte les résultats de cinq études épidémiologiques prospectives comparant des données autopsiques. Elles montrent toutes une relation entre le taux de cholestérol et l'étendue des lésions coronaires, en dehors de l'étude menée chez des femmes [40].

Études chez la femme

Les études épidémiologiques jusqu'ici envisagées portent surtout chez l'homme, la mortalité par CI prédominant largement chez l'homme au-dessous de l'âge de 60 ans. Au-delà de cet âge, la différence entre les deux sexes diminue nettement et les CI sont la première cause de mortalité chez la femme [41].

Cette évolution peut être en partie expliquée par les variations des lipides sanguins selon l'âge [13]. Le taux de LDL-cholestérol chez la femme jeune est plus bas que chez l'homme, il augmente rapidement au-delà de 40 ans et dépasse le taux chez l'homme entre 50 et 55 ans [42]. Le taux de VLDL-cholestérol de la femme devient supérieur à celui de l'homme au-delà de 65 ans, par contre elle conserve un taux de HDL-cholestérol plus élevé que l'homme [42].

Les facteurs de risque de CI chez la femme sont les mêmes que chez l'homme [13]. Une revue récente rapporte 9 études épidémiologiques chez la femme [41]. La plupart montrent une relation significative entre le taux de cholestérol et les CI. Certaines démontrent que la femme tend à développer une CI pour des valeurs de cholestérol plus élevées que chez l'homme : 2,65 g/l dans l'étude de Framingham et de Donolo-Tel-Aviv [42, 43], 2,35 g/l dans l'étude des Lipid Research Clinics [44]. Cette différence est peut-être due au fait que chez la femme, une plus grande proportion du cholestérol total provient des HDL.

Études chez le sujet âgé

L'incidence des CI augmente de façon importante avec l'âge et de ce fait une faible modification du risque relatif pourrait aboutir à une baisse sensible de la mortalité par CI. Les premières études épidémiologiques ont montré que l'élévation du taux de cholestérol n'est plus un facteur de risque chez les personnes âgées [45, 46]. Les études plus récentes, à l'inverse, sont en faveur de la persistance du rôle de l'élévation du taux de cholestérol chez la personne âgée [4, 47-49]. Dans l'étude de Whitehall (fig. 9) le risque relatif de CI en cas d'élévation du taux de cholestérol diminue avec l'âge, tout en demeurant significatif [49], résultat retrouvé dans d'autres études [3, 4, 50]. La prévalence des CI augmentant avec l'âge, le « risque attribuable » à l'élévation du taux de cholestérol s'accroît de façon significative chez la personne âgée [51].

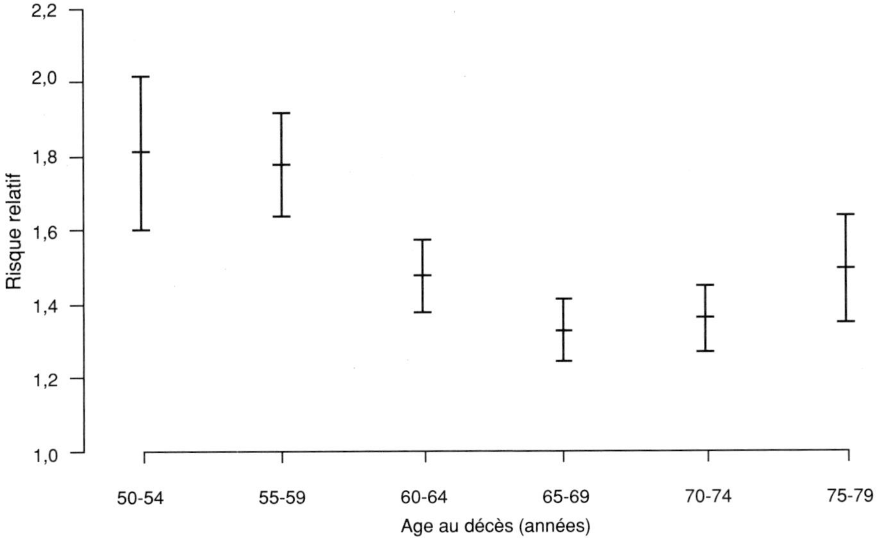

FIG. 9. – *Risque relatif de décès par cardiopathie ischémique pour une élévation de la cholestérolémie de 2 mmol/l selon l'âge* (SHIPLEY).

HDL-CHOLESTÉROL ET MALADIES CORONARIENNES

De nombreuses études cas-contrôles et prospectives montrent qu'il y a une relation inverse entre le taux de HDL-cholestérol et la mortalité par CI [52-62]. Dans l'étude de Framingham, la relation est retrouvée chez l'homme et chez la femme, persiste chez le sujet âgé [52, 53]. La relation est indépendante des autres facteurs de risque dont le taux de cholestérol total [43, 52], elle est continue, sans valeur seuil [55]. Il n'y a par contre pas de relation entre le taux de HDL-cholestérol et la mortalité non cardio-vasculaire [54, 55, 56, 57]. Gordon rapporte les résultats de quatre études prospectives américaines (fig. 10) : Framingham (FHS), Lipid Research Prevalence Study (LRCF), Coronary Primary Prevention Trial (CPPT), Multiple Risk Factor Intervention Trial (MRFIT) [57].

Une augmentation de 1 mg/dl du taux de HDL-cholestérol est associée à une diminution significative du risque de CI de 2 % chez l'homme, 3 % chez la femme [57]. Sur l'ensemble des études épidémiologiques revues par Gordon [58], des résultats similaires sont retrouvés dans chacune d'entre elles sauf en Suède [59] et en URSS [60]. Le taux de HDL-cholestérol est apparu dans plusieurs études comme un meilleur facteur prédictif de CI que le taux de cholestérol total [7, 43, 55]. La relation

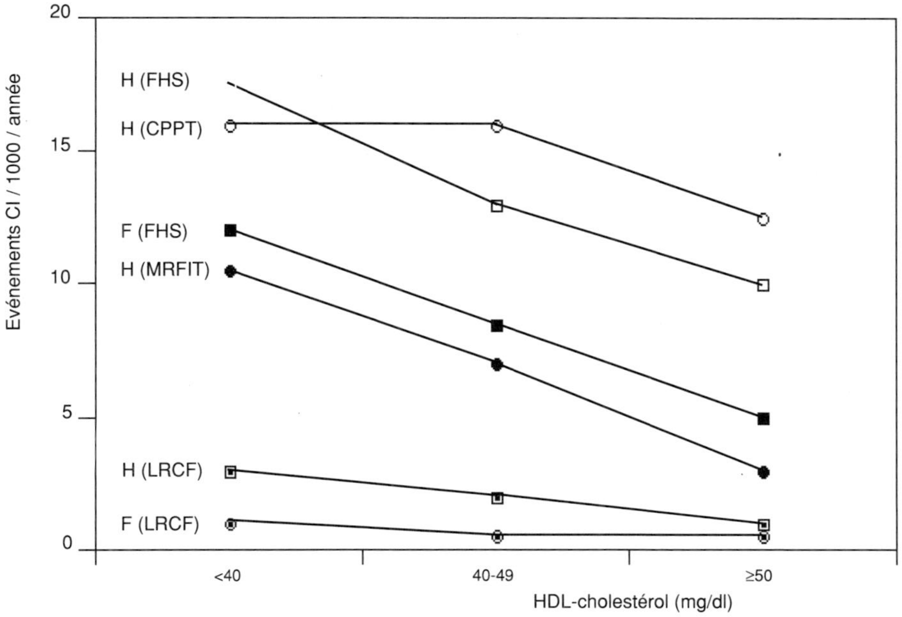

FIG. 10. – *Relation entre l'incidence des événements coronariens et le taux de HDL-cholestérol dans quatre études américaines* (GORDON).

reste significative chez les sujets ayant au départ des signes électrocardiographiques d'infarctus ancien [62].

Les études angiographiques ont montré dans l'ensemble qu'il y a une relation inverse entre les sténoses coronaires et le taux de HDL-cholestérol [19, 20, 22, 24, 25, 28, 63-68]. L'absence de relation entre l'atteinte angiographique coronaire et le taux de HDL-cholestérol est plus rarement citée [21, 23, 26].

Le rôle du HDL-cholestérol est bien illustré dans trois études récentes menées chez des patients ayant un taux de cholestérol total inférieur à 2 g/l [28, 63, 69]. Chez l'homme, en analyse multivariée, le taux de HDL-cholestérol est la seule variable reliée à la présence et à la sévérité des lésions chez Romm [28], associée à l'hypertension et à l'âge chez Miller [69]. Chez la femme, les variables les plus significatives sont le taux de VLDL-cholestérol [69], le rapport cholestérol total/HDL-cholestérol [63]. Ces résultats sont importants. Ils signifient qu'un faible taux de cholestérol total ne correspond pas forcément à un risque faible de CI, qu'il est nécessaire de doser le HDL-cholestérol s'il y a des facteurs de risque associés.

Le rôle des sous fractions HDL 2-cholestérol et HDL 3-cholestérol du HDL-cholestérol a été revu par Miller en 1987 [64]. Il conclut que chez les patients ayant une insuffisance coronarienne, la diminution des HDL 2 tend à être plus importante que celle des HDL 3, mais ces résultats ne permettent pas d'affirmer quelle est la sous fraction qui prédit le mieux le risque de CI [64]. Deux études prospectives ne sont pas concluantes et ne confirment pas le rôle bénéfique généralement attribué aux HDL 2 [70, 71]. Par contre, une 3e étude prospective montre qu'en analyse multivariée, en tenant compte des autres facteurs de risque, la relation inverse avec le risque d'infarctus n'est retrouvée que pour le taux de HDL-cholestérol total et de HDL 2-cholestérol [72]. Une dernière étude très récente retrouve une relation inverse très significative à la fois pour le HDL 2-cholestérol et pour le HDL 3-cholestérol [138].

La relation négative entre HDL et CI n'a pas toujours été mise en évidence dans les études comparant plusieurs pays [73]. Dans les pays peu industrialisés, le taux de cholestérol total est bas et le risque de CI est diminué, même s'il existe d'autres facteurs de risque (dont la diminution du taux de HDL-cholestérol). Par ailleurs, le faible écart du taux moyen de HDL-cholestérol entre les populations ne favorise pas ce type d'études. Il y a en outre une intrication entre le taux de HDL-cholestérol et d'autres facteurs de risque, en particulier le tabac, l'obésité et le manque d'exercice, et il est parfois difficile d'éliminer le rôle de ces facteurs confondants.

Un mécanisme biochimique est invoqué pour expliquer l'effet antiathérogène des HDL, c'est le « transport reverse » du cholestérol proposé par Glomset en 1968 [74]. Ce mécanisme permet d'expliquer l'efflux de cholestérol des cellules périphériques et son transport vers le foie, s'opposant ainsi à l'accumulation du cholestérol dans les sites vasculaires. La première phase est une captation du cholestérol des cellules et son incorporation dans des particules de HDL, qui seraient des petites particules d'HDL 3 contenant seulement des Apo AI [75]. Le cholestérol des petites particules HDL 3 est ensuite estérifié, transféré dans des VLDL en échange de triglycérides, aboutissant à des larges particules HDL 2 enrichies en triglycérides et appauvries en cholestérol estérifié, qui seront hydrolysées par la lipase hépatique [74]. Ce mécanisme n'a cependant pas été démontré in vivo [76] et son rôle direct est contesté [77].

TRIGLYCÉRIDES ET MALADIES CORONARIENNES

La relation entre triglycérides et CI est complexe, les triglycérides se situant à un véritable carrefour du métabolisme des lipides; leur analyse isolée est difficile.

Austin, dans sa revue, rapporte 17 études cas-contrôles chez l'homme. En analyse univariée, elles montrent toutes, sauf une, une relation positive entre le taux des triglycérides et les CI [78]. Dans les quatre études qui prennent en compte le taux de HDL-cholestérol, la relation persiste dans 3 [79, 81], disparaît dans une [82].

Chez l'homme, sur les 18 études prospectives rapportées, 10 retrouvent une relation positive en analyse univariée [78]. Le risque relatif est entre 1,2 et 1,6 [78]. Sur les 5 études qui tiennent compte du taux de HDL-cholestérol, une seule montre que la relation persiste [83]. Il s'agit d'un rapport récent des Lipid Research Clinics. En analyse multivariée, le risque de CI est augmenté de 53 % chez l'homme, 67 % chez la femme quand le taux de triglycérides dépasse 1,8 g/l [83]. Dans l'étude Parisienne, la relation entre triglycérides et CI est significative (risque relatif 1,8) chez les sujets ayant un taux de cholestérol au-dessous de 2,2 g/l, elle ne l'est pas chez les sujets avec un taux élevé de cholestérol [84]. L'étude de Stockholm a un suivi de 19 ans [85]. Elle montre que la mortalité par CI augmente avec le taux de triglycérides, la relation reste positive en tenant compte des autres facteurs de risque [85].

Chez la femme, plusieurs études Scandinaves ont retrouvé une relation positive forte entre le taux de triglycérides et l'infarctus du myocarde [78]. La relation est positive dans l'étude de Framingham pour un suivi de 14 ans, mais elle disparaît si l'on tient compte du taux de HDL-cholestérol [86].

Sur les 18 études angiographiques, 14 retrouvent une relation positive en analyse univariée [78], 6 études tiennent compte du taux de HDL-cholestérol, 3 d'entre elles montrent que la relation persiste [23, 25, 87]. Une étude anatomique a montré une relation étroite entre le taux de triglycérides et l'importance des sténoses coronaires [88].

La synthèse de tous ces travaux fait apparaître qu'il y a une relation positive entre le taux de triglycérides et les CI, que cette relation disparaît souvent quand on tient compte du taux de HDL-cholestérol. Il y a une relation inverse entre le taux de HDL-cholestérol et le taux de triglycérides; plus élevé est le taux de triglycérides, plus bas est le taux de HDL-cholestérol [77, 78]. Le rôle des HDL dans la maladie coronarienne ayant été clairement établi, cela a conduit à conclure que les triglycérides n'étaient pas un facteur de risque indépendant de CI. Il faut cependant considérer que le taux de triglycérides est très variable chez le même individu [89], que les études épidémiologiques ne comportent souvent qu'un seul dosage, et cette variabilité tend à diminuer la force de la relation [78]. Cette variabilité intervient de la même façon dans l'analyse multivariée pour sous-estimer le rôle des triglycérides [78].

Les triglycérides peuvent intervenir dans la maladie coronarienne par d'autres mécanismes, en particulier par des modifications de l'hémostase. Il a ainsi été mis en évidence une corrélation entre le taux de triglycérides et le facteur VII antigénique, le facteur VII coagulant [90], une relation avec l'inhibiteur de l'activateur du plasminogène [91]. Ces résultats sont à rapprocher de l'étude d'Uppsala où le taux de triglycérides est relié à la fréquence des infarctus du myocarde mais non à l'angine de poitrine [92].

Des études *in vitro* ont montré que des VLDL et des chylomicrons provenant de sujets hypertriglycéridémiques sont capables de transformer rapidement des macrophages en cellules spumeuses [93]. Il s'agit de larges VLDL structurellement et fonctionnellement anormales, contenant davantage de cholestérol que les LDL, capables de se lier à des récepteurs situés à la surface des macrophages et des cellules endothéliales, récepteurs différents des récepteurs des LDL et des acétyl LDL [93].

Le rôle dans l'athérogénèse de l'hyperlipidémie post-prandiale, évoqué par Zilversmit [94] a suscité de nombreux travaux récemment. Zilversmit a avancé l'idée que l'augmentation de la lipémie post-prandiale peut entraîner une pénétration intracellulaire de remnants riches en triglycérides et la formation de cellules spumeuses [94]. L'importance de la lipémie post-prandiale est sous la dépendance de la lipoprotéine-lipase [95]. Quand son activité est élevée, la lipolyse des chylomicrons riches en triglycérides est rapide et le taux de HDL 2-cholestérol est élevé. En effet, un bas niveau de lipoprotéines riches en triglycérides ne permet pas un transfert excessif des esters de cholestérol des HDL vers les lipoprotéines riches en triglycérides [95]. C'est l'inverse quand l'activité de la lipoprotéine-lipase est basse. Ces notions sont à la base d'une théorie « non causale » du rôle protecteur des HDL dans l'athérogenèse : l'effet protecteur des HDL ne serait pas uniquement dû à leur effet direct dans le « transport reverse » du cholestérol; le niveau des HDL serait le reflet de l'importance du catabolisme des lipoprotéines riches en triglycérides. Deux études récentes seraient en faveur de cette conception [96, 97]. Deux groupes de patients, l'un avec une atteinte coronarienne angiographique et l'autre sans sténose coronarographique, ont été soumis à un repas enrichi en graisses [96]. L'importance de l'élévation post-prandiale des triglycérides est le meilleur facteur discriminant entre les patients ayant une CI et les contrôles [96]. Des résultats comparables sont fournis par une autre équipe [97]. Ces études sont importantes car elles suggèrent qu'une simple mesure des triglycérides 6 à 8 heures après un repas enrichi en graisses serait un bon indice prédictif de CI.

LIPOPROTÉINE (a) ET MALADIES CORONARIENNES

Depuis sa découverte par Berg en 1963 [98], de nombreuses études cas-contrôles ont montré que l'élévation du taux de lipoprotéine (a)(Lp(a)) est associée à une augmentation du risque de CI [99, 102].

La lipoprotéine (a) est une lipoprotéine dont la fraction protéique est une apo B liée de façon covalente à l'apo (a). L'apo (a) a une structure originale comportant de nombreuses séances répétitives appelées « kringles », leur structure secondaire rappelant le gâteau danois (fig. 11).

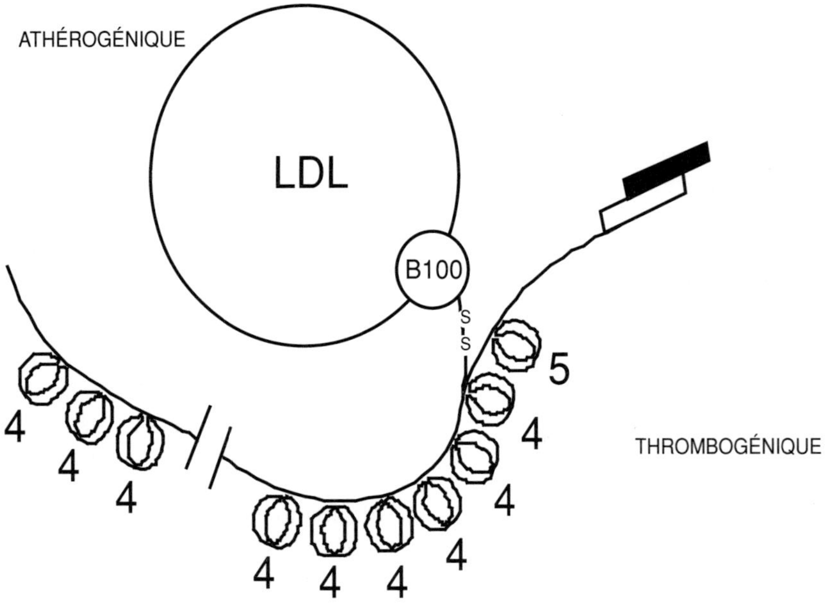

FIG. 11. – *Structure schématique de la lipoprotéine* (a) (SCANU).

Ces kringles sont analogues au kringle 4 du plasminogène et il y a une analogie entre l'apo(a) et le plasminogène [103]. Plusieurs isomorphes de l'apo(a) ont été décrits, les formes les plus légères étant associées aux concentrations de Lp(a) les plus élevées [103].

Les patients ayant présenté un infarctus du myocarde ont un taux de Lp(a) plus élevé que les sujets normaux [99, 100, 102], le risque d'infarctus du myocarde est multiplié par 1,75 pour un taux de Lp(a) supérieur à 0,3 g/l [104]. Les études familiales montrent que le taux de Lp(a) est fortement déterminé génétiquement [105], les parents de garçons ayant un taux de Lp(a) supérieur à 0,25 g/l ont une incidence d'infarctus du myocarde multipliée par 2,5 [106]. Une étude cas-contrôles récente, tirée de l'essai d'Helsinki, n'a cependant pas retrouvé de relation entre le taux de Lp(a) et le risque de CI [106].

Le taux de Lp(a) est relié de façon indépendante en analyse multivariée à la présence de sténoses coronariennes, la relation tend à être positive avec le score lésionnel [104]. C'est le meilleur facteur prédictif de sténoses coronariennes avec le rapport HDL-cholestérol/cholestérol total [107], résultat retrouvé aussi dans l'hypercholestérolémie familiale [108]. Il est associé de façon significative à la sténose de greffons veineux saphènes [109].

Le taux moyen de Lp(a) est élevé en cas de dyslipidémie, il n'y a pas de différence selon le type de la dyslipidémie [110]. Le taux n'est pas influencé par le sexe, l'âge, les hypolipidémiants habituels [110]

Les études prospectives sont jusqu'à maintenant très rares [111, 112]. Une étude menée pendant 6 ans chez 776 hommes a montré que le taux de Lp(a) est un facteur de risque indépendant de CI [112].

Deux mécanismes d'action ont été évoqués pour expliquer le rôle de la Lp(a) dans les CI. Le rôle athérogène de la Lp(a) est basé sur le fait qu'elle se lie mal aux récepteurs des LDL, sa dégradation n'est pas régulée, conduisant à une accumulation dans la paroi artérielle et à la formation de cellules spumeuses [103]. Le rôle prothrombotique de la Lp(a) est suspecté du fait de l'étroite similitude entre l'apo(a) et le plasminogène. Des études *in vitro* et *ex vivo* ont montré que la Lp(a) peut se lier au fibrinogène, entrer en compétition avec le plasminogène sur ses sites de liaison [103]. Dans l'équilibre instable permanent entre thrombose et fibrinolyse locales, cette action pourrait favoriser la thrombose. Des études supplémentaires restent nécessaires pour préciser quel est exactement le rôle pathogène de la Lp(a) et son mécanisme d'action.

ESSAIS DE RÉDUCTION DU CHOLESTÉROL SÉRIQUE

Les études épidémiologiques ont montré que le risque de CI est fonction du taux du cholestérol sérique. Il reste à démontrer qu'une diminution du taux de cholestérol est capable d'abaisser la fréquence des infarctus du myocarde et la mortalité par CI, de freiner la progression des lésions coronaires.

ÉVOLUTION DES CARDIOPATHIES ISCHÉMIQUES ET DE LA MORTALITÉ GLOBALE

Les essais de réduction du cholestérol utilisent, soit un régime pauvre en graisses saturées, soit des hypolipidémiants. Les résultats des essais basés sur le régime seront envisagés dans un autre chapitre, nous ne détaillerons que les principaux essais médicamenteux.

L'essai de l'OMS a utilisé le clofibrate, 15 745 hommes ont été suivis pendant 5,3 ans [113]. Le taux de cholestérol diminue en moyenne de 9 %, l'incidence des infarctus non mortels diminue de 25 %. Il n'y a pas de variation de la mortalité par CI. La mortalité globale est augmentée dans le groupe clofibrate [113].

L'essai LRCCPPT est un essai randomisé qui a étudié l'effet de la cholestyramine chez 3 806 hommes d'âge moyen ayant une hypercholestérolémie. Le taux de cholestérol total diminue de 13,4 %, le taux de LDL-cholestérol diminue de 20,4 % [114]. L'incidence des cardiopathies ischémiques diminue de 19 % en moyenne. La diminution des CI est fonction de la baisse du cholestérol total et du HDL-cholestérol. Les sujets dont la réduction a été respectivement de 25 % et 35 % ont une diminution de moitié de l'incidence des CI [115]. Cet essai a introduit la notion, maintenant bien connue, qu'une diminution de 1 % du taux de cholestérol sérique abaisse la mortalité cardiovasculaire de 2 %. Une élévation modérée du taux de HDL-cholestérol est observée qui contribue à la diminution de l'incidence des CI [116]. La mortalité globale n'est pas modifiée de façon significative dans le groupe sous cholestyramine [114].

L'essai randomisé d'Helsinki a porté sur l'effet du gemfibrozil chez 4081 hommes d'âge moyen asymptomatiques ayant une hyperlipidémie primaire [117]. Le taux de cholestérol total diminue de 10 %, de LDL-cholestérol de 11 %, des triglycérides de 35 % et le taux de HDL-cholestérol augmente de 11 %. L'incidence des CI diminue de 34 %, cette baisse est reliée de façon significative à la diminution du LDL-cholestérol et à l'élévation du HDL-cholestérol. L'effet de la baisse des triglycérides est considéré comme non significatif, mais il est difficile d'analyser le rôle propre des triglycérides, la plupart des patients ayant simultanément une élévation du HDL-cholestérol et une baisse des triglycérides [118]. La mortalité globale ne varie pas de façon significative [117].

L'essai Posch a été mené chez 838 patients ayant eu un infarctus du myocarde, 421 ont eu une dérivation partielle iléale chirurgicale, 417 patients forment le groupe contrôle. Le taux de cholestérol total diminue de 23,3 %, de LDL-cholestérol de 37 %, le taux de HDL-cholestérol augmente de 4,3 % dans le groupe opéré. La fréquence des infarctus non mortels et des décès par CI diminue de 35 % dans le groupe opéré, le nombre des pontages aorto-coronariens diminue de 62 % [119].

L'essai de Stockholm a utilisé une combinaison d'acide nicotinique et de clofibrate chez 555 patients ayant présenté un accident coronarien. Au départ de l'étude, une hypertriglycéridémie est retrouvée chez 50 % des patients, une hypercholestérolémie chez 13 % des patients. Sous traitement, le taux de cholestérol diminue de 13 %, les triglycérides de 19 %. La mortalité par CI diminue en moyenne de 36 %, le bénéfice est retrouvé chez les sujets ayant un taux de triglycérides supérieur à 1,5 mmol/l. La baisse de la mortalité par CI atteint 60 % quand la diminution des triglycérides est de 30 % [120]. La formule 1 % de baisse du taux de cholestérol = 2 % de baisse des CI est donc peut-être valable aussi pour les triglycérides.

La critique qui est souvent formulée sur ces essais est que si l'incidence des CI diminue effectivement quand le taux de cholestérol est abaissé, la mortalité globale, par contre, n'est pas modifiée [113, 114, 117]. La réponse généralement fournie est que ces essais ont été construits pour rechercher une variation de l'incidence des CI et non une diminution de la mortalité globale, ce qui nécessite des essais plus longs et plus étendus [41]. Une réduction de la mortalité globale a par ailleurs été mise en évidence dans trois essais. Le Coronary Drug Project a été mené entre 1966 et 1975. A la fin de la période de traitement, le groupe recevant de l'acide nicotinique a une baisse significative du taux de cholestérol, de LDL-cholestérol, des triglycérides, une élévation du HDL-cholestérol et les CI ont diminué de 29 %. Une étude du suivi menée 9 ans plus tard, montre que la mortalité globale a diminué de 11 %, de façon significative dans le groupe traité [121]. Dans l'essai de Stockholm avec l'association acide nicotinique-clofibrate, la mortalité globale diminue de 26 % dans le groupe traité

[120]. Dans l'essai POSCH, le groupe opéré d'une dérivation iléale partielle a une diminution de la mortalité globale de 21,7 % non significative. Dans le groupe ayant une fraction d'éjection supérieure à 0,50, la diminution de la mortalité globale est significative à 36,1 % [119].

RÉGRESSION DES LÉSIONS CORONARIENNES

Les contrôles coronarographiques au cours des essais de réduction du cholestérol sérique ont permis de mesurer l'évolution des sténoses coronariennes sous hypolipémiants et leur relation avec la baisse du taux de cholestérol.

L'étude du NHLBI (National Heart Lung and Blood Institute) a porté sur des sujets ayant une hypercholestérolémie de type II, 59 patients ont reçu de la cholestyramine, 57 patients un placebo. La progression des lésions est moins importante dans le groupe traité, différence non significative (tableau III). Si l'on ne considère que les sténoses supérieures à 50 %, 33 % des sujets sous placebo ont une progression contre 12 % sous cholestyramine (p 0,05) [122]. L'évolution des lésions est reliée de façon significative à l'élévation du HDL-cholestérol et à la baisse du LDL-cholestérol [123].

TABLEAU III. – ÉVOLUTION DES LÉSIONS CORONARIENNES LORS DES ESSAIS MÉDICAMENTEUX DE RÉDUCTION DU CHOLESTÉROL SÉRIQUE

Étude	*Traitement*	*Variation du cholestérol sérique %*	*Régression des lésions (% de patients)*	*Progression des lésions (% de patients)*
Nhlbi (1984)	Cholestyramine : 59 pts	– 17	3,4	25,4
	Placebo : 57 pts	– 1	1,8	35,1
Clas I (1987)	Colestipol + Niacine : 80 pts	– 26	16,2	38,8
	Contrôle : 82pts	– 5	3,6	61
Clas II (1990)	Colestipol + Niacine : 56 pts	– 25	18	48,2
	Placebo : 45 pts	– 6	6,6	86,6
Fats (1990)	Lovastatine + Colestipol : 38 pts	– 34	32	21
	Niacine+Colestipol : 36 pts	– 23	39	25
	Traitement conventionnel : 46 pts	– 3,5	11	46
Posch (1990)	Opérés : 95 pts	– 22	6,4	54,8
	Contrôle : 80 pts	– 3,9	3,8	85
San Francisco (1990)	Traitement : 40 pts	– 31	32,5	20
	Contrôle : 32 pts	– 8,6	12,5	40,6

L'étude CLAS I (Cholesterol Lowering Atherosclerosis Study) a porté sur 162 patients ayant tous eu un ou plusieurs pontages aorto-coronariens, 80 sujets reçoivent une association colestipol-niacine, 82 sujets reçoivent un placebo. Sous traitement, la progression des sténoses diminue significativement ($p < 0,03$) et une régression des sténoses est observée chez 16,2 % des patients traités contre 3,6 % pour le groupe sous placebo ($p = 0,007$) [124]. L'étude CLAS II montre que ces résultats satisfaisants persistent avec un suivi de 4 ans [125].

L'étude FATS (Familial Atherosclerosis Treatment Study) a assigné 146 sujets ayant une élévation du taux d'apo B à 3 types de traitement : lovastatine-colestipol, niacine-colestipol, placebo. Les sujets traités ont une progression des sténoses significativement inférieure à celle du groupe placebo, c'est l'inverse pour la régression des lésions. L'évolution des sténoses est reliée de façon indépendante à la baisse du taux d'apo B ou de LDL-cholestérol, à l'élévation du taux d'HDL-cholestérol [126].

L'étude Posch a comporté des coronarographies au départ et à 3, 5, 7 et 10 ans. L'aggravation des sténoses est significativement moindre dans le groupe opéré par rapport au groupe contrôle [119].

L'étude de San Francisco a concerné 72 patients ayant une hypercholestérolémie familiale. Le groupe traité a en moyenne une diminution de la surface des sténoses. Dans le groupe contrôle, c'est au contraire, en moyenne une aggravation des sténoses qui est observée. Il y a une relation positive significative entre l'évolution des sténoses et le taux de LDL-cholestérol [127].

Ces études, qui sont pour la plupart très récentes, confirment que la baisse du taux de cholestérol total et de LDL-cholestérol entraînée par différents types d'hypolipidémiants s'accompagne d'une diminution de la progression des sténoses coronariennes, dans certains cas d'une régression de celles-ci. L'efficacité de la baisse du cholestérol dépend du siège des lésions. Dans une étude menée chez des sujets jeunes ayant une hypercholestérolémie familiale homozygote, une baisse importante du taux de cholestérol s'accompagne d'une régression des sténoses coronariennes portant sur les gros troncs, les sténoses distales ne sont par contre pas modifiées [128].

ANOMALIES GÉNÉTIQUES DES LIPOPROTÉINES ET MALADIES CORONARIENNES

L'étude de trois types d'hyperlipidémie génétique permet de mieux comprendre comment l'élévation du taux de cholestérol peut favoriser l'athérosclérose.

HYPERCHOLESTÉROLÉMIE FAMILIALE

Dans la forme homozygote les patients ont un taux de LDL-cholestérol environ 6 fois supérieur à la normale, ils font un infarctus du myocarde parfois avant l'âge de 2 ans, le plus souvent avant l'âge de 20 ans. La fréquence de la maladie est de 1 sur 1 000 000. La forme hétérozygote est beaucoup plus fréquente, 1 sur 500. Les sujets atteints ont un taux de LDL-cholestérol deux fois supérieur à la normale (même avant la naissance) et ils commencent à faire des infarctus du myocarde à 35 ans [129].

Brown et Goldstein ont montré que cette maladie est due à un défaut en récepteurs B/E des LDL présents à la surface des cellules, défaut empêchant la captation et le catabolisme des LDL [129]. Le gène pour le LDL récepteur est situé sur le chromosome 19. Selon le site modifié, le gène mutant ne synthétise aucun récepteur ou synthétise des récepteurs non fonctionnels [130].

L'absence de récepteurs des LDL explique l'élévation du taux plasmatique de celles-ci, mais rend difficilement compte de l'accumulation des lipides dans les cellules spumeuses des stries lipidiques, considérées comme le premier stade des lésions athéroscléreuses [38]. Les cellules spumeuses sont essentiellement constituées de macrophages provenant de monocytes circulants qui quittent le sang, pénètrent dans l'espace sous-endothélial par diapédèse et se différencient en macrophages [131]. Les études *in vitro* ont montré que les macrophages ne peuvent pas être transformés en cellules spumeuses par incubation, en présence de LDL natives, même à très forte concentration [132]. Cette situation paradoxale a conduit Goldstein à imaginer une seconde voie d'épuration des LDL. Des LDL modifiées sont reconnues par un récepteur spécifique des macrophages, le récepteur « scavenger », non soumis à un feedback négatif comme le récepteur des LDL non modifiées [132]. *In vivo*, l'élévation du taux de LDL augmente leur afflux au niveau des cellules, leur temps de contact, ce qui favorise leur modification. Une fois modifiées les LDL pourront être captées et s'accumuler dans les macrophages.

Plusieurs types de modifications des LDL sont possibles. Elles peuvent se lier aux protéoglycanes de l'intima, augmenter leur taille, modifier leur structure et être captées de façon non spécifique par phagocytose [133]. De nombreux travaux ont porté sur la modification des LDL par oxydation. Les LDL oxydées sont reconnues par le récepteur « scavenger » des macrophages. Leur action chimiotactique facilite le recrutement des monocytes circulants qui vont pénétrer dans l'intima, elles ont en même temps un rôle inhibiteur sur la mobilité des macrophages résidents qui restent piégés dans l'espace sous endothélial. Elles ont de plus une action cytotoxique pouvant aggraver les lésions endothéliales qui jouent un rôle important dans l'athérogenèse [134]. L'utilisation d'antioxydants (probucol, vitamine E) protège les LDL de l'oxydation et diminue leur captation par les macrophages [135].

ANOMALIE FAMILIALE DE L'APO B

C'est une anomalie génétique entraînant une élévation des LDL et une hypercholestérolémie modérée (2,5-3 g/l). Elle n'est pas due à une anomalie des récepteurs des LDL qui sont normaux mais à une anomalie de la structure de l'apo B (changement du 3 500e acide aminé) secondaire à une mutation du gène codant l'apo B. Sa fréquence est encore mal précisée, mais elle pourrait constituer 1-3 % des hypercholestérolémies, sa fréquence dans la population générale serait autour de 1 sur 500 [136].

HYPERLIPOPROTÉINÉMIE DE TYPE III

Elle se traduit par une élévation du taux de cholestérol et des triglycérides, est caractérisée par une accumulation dans le plasma de lipoprotéines anormales, enrichies en cholestérol appelées bêta-VLDL qui sont des remnants de chylomicrons et de VLDL. Elle est responsable d'une CI précoce associée à une artériopathie des membres inférieurs. Le mécanisme génétique est une anomalie de l'apo E. Chez le sujet normal, l'allèle E 3 est le plus fréquent, 80 % des sujets possèdent 1 ou 2 allèles apo E 3. Dans l'hyperlipoprotéinémie de type III, le génotype est E2/2. La maladie nécessite pour s'exprimer, outre le génotype E 2/2, des anomalies alimentaires, métaboliques ou endocriniennes.

L'apo E 2 se lie mal aux récepteurs, ce qui entraîne l'élévation dans le plasma des bêta-VLDL. La voie alternative d'épuration est celle des récepteurs « scavenger », des macrophages aboutissant à la production de cellules spumeuses [76].

De telles anomalies génétiques du métabolisme du cholestérol, si elles ont fait avancer nos connaissances sur les mécanismes de l'athérosclérose, ne rendent cependant compte que d'une partie des maladies coronariennes en général. Dans la population générale, une élévation plus modérée du taux de cholestérol, secondaire à une alimentation riche en graisses et/ou à des facteurs génétiques délétères pourrait mettre en jeu des mécanismes comparables [76].

CONCLUSION

Les études épidémiologiques, anatomiques, génétiques, expérimentales animales montrent que l'élévation du taux de cholestérol sérique est associée à l'athérosclérose coronaire et à une augmentation du risque de CI. Il existe cependant des importantes variations dans l'incidence des CI chez des populations ayant des taux de cholestérol comparables [29]. Par ailleurs, la moitié des CI [6] survient chez des sujets ayant des taux de cholestérol modérément élevés, habituels dans les pays occidentaux. Le pouvoir prédictif de CI à l'échelon individuel du taux sérique de cholestérol est donc insuffisant. Le pouvoir prédictif de CI est augmenté par la mesure du taux de HDL-cholestérol, de l'apolipoprotéine B [137], des apolipoprotéines A-I et A-II [138], de la lipoprotéine (a). Le rôle des triglycérides comme facteur de risque indépendant est actuellement souligné, en particulier, la mesure 6 à 8 heures après un repas [96].

La plupart de ces dosages peut être effectuée en pratique médicale courante. Des travaux de recherche restent nécessaires pour mieux comprendre la relation entre lipoprotéines et CI et isoler des marqueurs plus spécifiques. Des anomalies du métabolisme des lipoprotéines ont été mises en évidence chez les patients développant une CI en l'absence d'hypercholestérolémie. Ils ont une augmentation du catabolisme des LDL et une modification de leur composition, leurs particules de LDL contiennent moins d'esters de cholestérol que celles de sujets contrôles [139]. Les études expérimentales ont montré le rôle des LDL oxydées dans l'athérogenèse, et plusieurs études ont été publiées très récemment chez l'homme. Des anticorps contre les LDL oxydées ont été retrouvés chez des sujets ayant une athérosclérose carotidienne [140]. Les LDL de patients ayant une CI ont une susceptibilité *in vitro* à l'oxydation proportionnelle au score lésionnel coronaire [141]. Une étude cas-contrôle montre que les LDL de sujets ayant une CI contiennent d'avantage de cholestérol oxydé et sont d'avantage susceptibles à la péroxydation [142]. Cette dernière voie de recherche apparaît prometteuse et pourrait déboucher sur un essai de prévention de l'athérosclérose par les antioxydants naturels, en particulier la vitamine E [143]. Une autre hypothèse sur les mécanismes de l'athérosclérose suscite actuellement de nombreux travaux. Elle ne fait pas intervenir en premier lieu les LDL et suppose que le développement de l'athérosclérose est lié à l'accumulation post-prandiale de remnants de VLDL et de chylomicrons, riches en triglycérides [144].

BIBLIOGRAPHIE

[1] ANDERSON K.M., CASTELLI W.P., LEVY D., Cholesterol and mortality, 30 years of follow-up from the Framingham Study. *J.A.M.A.*, 1987, *257*, 2176-2180.

[2] CASTELLI W.P.., Epidemiology of coronary heart disease : The Framingham Study. *Am. J. med.*, 1984, 76, 4-12.

[3] POOLING PROJECT Research Group, Relationship of blood pressure, serum cholesterol, smoking habit, relative weight and ECG abnormalities to incidence of major coronary events : final report of the Pooling Project. *J. Chron. Dis.,* 1978, *31*, 201-306.

[4] MARTIN M.J., HULLEY S.B., BROWNER W.S., KULLER L.H., WENTWORTH, Serum cholesterol, blood pressure, and mortality : implications from a cohort of 361 662 men. *Lancet*, 1986, 933-936.

[5] RICHARD J.L., DUCIMETIERRE P., BONNAUD G., CLAUDE J.R., LELLOUCH J., SCHWART D., DI MATTEO J., Incidence et évaluation du risque de maladie coronarienne : l'étude Prospective Parisienne. *Arch. Mal. Cœur,* 1977, *5*, 531-540.

[6] ROSE G., SHIPLEY M., Plasma cholesterol concentration and death from coronary heart disease : 10-year results of the Whitehall Study. *Br. Med. J.*, 1986, *293*, 306-307.

[7] ASSMAN G., SCHULTE H., *Procam-Trial Prospective Cardiovascular Munster Trial.* Hedigen Zurich, Panscientia Verlag, 1986.

[8] GOLDBOURT U., YARRI S., Cholesterol and coronary heart disease mortality. A 23-year follow-up study of 9 902 men in Israel. *Arteriosclerosis*, 1990, *10*, 512-519.

[9] PETERSSON B.O., TRELL E., HOOD B., Premature death and associated risk factors in urban middle-aged men. *Am. J. Med.*, 1984, *77*, 418-426.

[10] JENSENEN G., NYBOE J., APPLEYARD M., SCHNOHR P., Risk factors for acute myocardial infarction in Copenhagen II : smoking, alcool intake, physical activity, obesity, oral contraception, diabetes, lipids, and blood pressure. *Eur. Heart J.*, 1991, *12*, 298-308.

[11] STEMMERMANN G.N., CHYOU P.-H., KAGAN A., NOMURA A.M., YANO K., Serum cholesterol and mortality among Japanese-American men. *Arch. Intern. Med.*, 1991, 969-972.

[12] NEATON J.D., KULLER L.H., WENTNORTH D., BORHANI N.O., Total and cardiovascular mortality in relation to cigarette smoking, serum cholesterol concentration and diastolic blood pressure among black and white males follow-up for five years. *Am. Heart J.*, 1984, *108*, 759-769.

[13] CHEN Z., PETO R., COLLINS R., MAC MAHON S., LU J., LI W., Serum cholesterol concentration and coronary heart disease in population with low cholesterol concentrations. *Br. Med. J.*, 1991, *303*, 276-282.

[14] NATIONAL CHOLESTEROL EDUCATION PROGRAM, Report of the Expert Panel on Population Strategies for Blood Cholesterol Reduction. US Department of Health and Human Services; Public Health Service. National Institutes of Health. National Heart, Lung and Blood Institute, NIH Publication n° 90, 3046, 1990.

[15] PHILLIPS A.N., SHAPER A.G., POCOK S.J., WALKER M., MACFARLAN P.W., The role of risk factors in heart attacks ocurring in men with pre-existing ischaemic heart disease. *Br. Heart J.*, 1988, *60*, 404-410.

[16] PEKKANEN J., LINN S., HEISS G., SUCHINDRAN C., LEON A., RIFKIND B.M., TYROLER H.A., Ten-year mortality from cardiovascular disease in relation to cholesterol level among men with and without preexisting cardiovascular disease. *N. Engl. J. Med.*, 1990, *322*, 1700-1707.

[17] Fros P.H., Verter J., Miller D., Serum lipids and lipoproteins after myocardial infarction : associations with cardiovascular mortality and experience in the Aspirin Myocardial Infarction Study. *Am. Heart J.*, 1987, *113*, 1356-1364.

[18] Lewis B., On lowering lipids in the post infarction patient. *J. Int. Med.*, 1991, *229*,483-488.

[19] Fruchart J.C., Bertrand M., Parra H., Gentilini J.L., Boniface B., Boniface M., Lipoprotéines et apolipoprotéines plasmatiques. Intérêt de leur dosage dans le dépistage de l'athérosclérose coronarienne. Comparaison avec les informations fournies par la coronarographie. *Nouv. Presse Med.*, 1982, *11*, 3491-3494.

[20] Hamsten A., Walldius G., Szamosi A., Dahlen G., de Faire U., Relationship of angiographically defined coronary artery disease to serum lipoproteins and apolipoproteins in young survivors of myocardial infarction. *Circulation*, 1986, *73*, 1097-1110.

[21] Holmes D.R., Elveback C.R., Frye R.L., Kottke B.A., Ellefson R.D., Association of risk factors variables and coronary artery disease documented with angiography. *Circulation*, 1981, *63*, 293-299.

[22] Nikkila M., Koivula T., Niemela K., Sisto T., High-density lipoprotein cholesterol and triglycerides as markers of angiographically assessed coronary artery disease. *Br. Heart J.*, 1990, *63*, 78-81.

[23] Reardon M.F., Nestel P.L., Craig I.H., Harper R.W., Lipoproteins predictors of the severity of coronary artery disease in men and women. *Circulation*, 1985, *71*, 881-888.

[24] Tatami R., Mabushi H., Ueda K., Ueda R., Haba T., Kametani T., ito S., Koizumi J., Ohta M., Miyamoto S., Nakayama A., Kanaya H., Oiwake M., Genda A., Takeda R., Intermediate-density lipoprotein and cholesterol-rich very low density lipoprotein in angiographically determined coronary artery disease. *Circulation*, 1981, *64*, 1174-1184.

[25] Barbir M., Wile D., Trayner I., Aber U.R., Thompson G.R., High prevalence of hypertriglyceridemia and apolipoprotein abnormalities in coronary artery disease. *Br. Heart J.*, 1988, *60*, 397-403.

[26] Sedlis S., Schetman K.B., Ludbrook P.A., Sobel B.E., Schonfeld G., Plasma apoproteins and the severity of coronary artery disease. *Circulation*, 1986, *73*, 978-986.

[27] Schmidt S.B., Wasserman A.G., Muesing R.A., Schlesselman S.E., Larosa J.C., Ross A.M., Lipoprotein and apolipoprotein levels in angiographically defined coronary atherosclerosis. *Am. J. Cardiol.*, 1985, *55*, 1459-1462.

[28] Romm P.A., Curtis C.E., Reagan K., Rackley C.E., Relation of serum lipoprotein cholesterol levels to presence and severity of angiographic coronary artery disease. *Am. J. Cardiol.*, 1991, *67*, 479-483.

[29] World health organisation, *World Health statistics annual.* Geneva : World Health Organisation, 1989.

[30] Uemura K., Pisa Z., Recent trends in cardiovascular disease mortality in 27 industrialized countries. *World Health Stat Q*, 1985, *38*, 142-162.

[31] Uemura K., Pisa Z., Trends in cardiovascular disease mortality in industrialized countries since 1950. *World Health Stat Q*, 1988, *41*, 155-178.

[32] Knuiman J.T., West C.E., Bumera J., Serum total and high-density lipoprotein cholesterol concentrations and body mass index in adult men from 13 countries. *Am. J. Epidemiol.*, 1982, *116*, 631-642.

[33] Kesteloot H., Bande J., Pille J., Geboers E., Vertenten E., de Hemptinne J., Van Houte O., Serum lipid distribution and mortality in Belgium. *Eur. Heart J.*, 1984, *5*, 778-783.

[34] Simons L.A., Interrelations of lipids and lipoproteins with coronary artery disease mortality in 19 countries. *Am. J. Cardiol.*, 1986, *57*, 5 G -10 G.

[35] KEYS A., *Seven countries. A multivariate analysis of death and coronary heart disease.* Cambridge, Massachusetts : Harvard University Press, 1980.

[36] KAGAN A., HARRIS B.R., WINKELSTEIN W., JOHNSON K.G., KATO H., SYME S.L., RHOADS G.G., GAY M.L., NICHAMAN M.Z., HAMILTON H.B., TILLOTSON J., Epidemiologic studies of coronary heart disease and stroke in japanese men living in Japan, Hawaï and California : demographic, physical, dietary and biochemical characteristics. *J. Chron. dis.,* 1974, *27*, 345-364.

[37] ROBERTSON T.L., KATO H., RHOADS G.G., KAGAN A., MARMOT M., SYME S.L., GORDON T., WORTH R.M., BELSKY J.L., DOCK D.S., MIYANISHI M., KAWAMOTO S., Epidemiologic studies of coronary heart disease and stroke in japanese men living in Japan, Hawaï and California. Incidence of myocardial infarction and death from coronary heart disease. *Am. J. Cardiol.*, 1977, *39*, 239-243.

[38] MAC GILL H.C. jr, *Geographic pathology of atherosclerosis*, Baltimore, Williams and Wilkins, 1968.

[39] NEWMAN W.P., FREEDMAN D.S., WOORS A.W., GARD P.D., SRINAVASAN S.R., CRESANTA J.L., WILLIAMSON G.D., WEBBER C.S., BERENSON G.S., Relation of serum lipoprotein levels and systolic blood pressure to early atherosclerosis. The Bogulasa Heart Study. *N. Engl. J. Med.*, 1986, *314*, 138-144.

[40] SOLBERG L.A., STRONG J.P., Risk factors and atherosclerotic lesions. A review of autopsy studies. *Arteriosclerosis*, 1983, *3*, 187-198.

[41] Cholesterol Facts. AHA Medical/Scientific statement. Special report. *Circulation*, 1990, *81*, 1721-1733.

[42] KANNEL W.B., Metabolic risk factors for coronary heart disease in women : perspective from the Framingham Study. *Am. Heart J.*, 1987, *114*, 413-415.

[43] BRUNNER D., WEISBORT J., MESHULAM N., SCHWARTZ S., GROSS J., SALTZ-RENNERT H., ALTMAN S., LOEBL K., Relation of serum total cholesterol and high-density lipoprotein cholesterol percentage to the incidence of definite coronary events. Twenty-year follow-up of the Donolo-Tel Aviv prospective coronary artery disease study. *Am. J. Cardiol.*, 1987, *59*, 1271-1276.

[44] BUSH T.L., CRIQUI M.H., COWAN L.D. *et al.*, Cardiovascular disease mortality in women : results from the Lipid Research Clinic Follow-up Study. *In* Eacker E, Packard B, Wenger N et al (eds) : *Coronary Heart disease in Women.* New York City, NY, Haymarket-Doyma, Inc, 1987, 106-111.

[45] CHAPMAN J.M., MASSEY, The interrelationship of serum cholesterol, hypertension, body weight, and risk of coronary disease. Results of the first ten years follow-up in the Los Angeles Heart Study. *J. Chron. dis.*, 1964, *17*, 933-949

[46] CARLSON L.A., BOTTIGER L.E., Ischemic heart disease in relation to fasting values of plasma triglycerides and cholesterol - Stockholm Prospective Study. *Lancet*, 1972, 865-868

[47] BENFANTE R., REED D., Is elevated serum cholesterol level a risk factor for coronary heart disease in the elderly? *J.A.M.A.*, 1990, 263, 393-396.

[48] RUBIN S.M., SIDNEY S., BLACK D.M., BROWNER W.S., HULLEY S.B., CUMMINGS S.R., High blood cholesterol in elderly men and the excess risk for coronary heart disease. *An. Int. Med.*, 1990, *113*, 916-920.

[49] SHIPLEY M.J., POCOCK, MARMOT M.G., Does plasma cholesterol concentration predict mortality from coronary heart disease in elderly people? 18-year follow-up in Whitehall Study. *Br. Med. J.*, 1991, *303*, 89-92.

[50] CASTELLI W.P., WILSON P.W.F., LEVY D., ANDERSON K., Cardiovascular risk factors in the elderly. *Am. J. Cardiol.*, 1989, *63*, 12 H - 19 H.

[51] MALENKA D.J., BARON J.A., Cholesterol and coronary heart disease : the importance of patient-specific attribuable risk. *Arch. Intern. Med.*, 1988, *148*, 2247-2252.

[52] GORDON T., CASTELLI W.P., HJORTLAND M.C., KANNEL W.B., DAWBER T.R., High-density lipoprotein as a protective factor against coronary heart disease. The Framingham Study. *Am. J. Med.*, 1977, *62*, 707-713.

[53] CASTELLI W.P., GARRISON R.J., WILSON P.W.F., ABBOTT R.D., KELOUSDIAN S., KANNEL W.B., Incidence of coronary heart disease and lipoprotein cholesterol levels. The Framingham study. *J.A.M.A.*, 1986, *256*, 2835-2838.

[54] JACOBS D.R., MEBANE I.L., BANGDIWALA S.I., CRIQUI M.H., TYROLER H.A., High-density lipoprotein cholesterol as a predictor of cardiovascular disease mortality in men and women. The follow-up study of the Lipid Research Clinics Prevalence Study. *Am. J. Epidemiol.*, 1990, *131*, 32-47.

[55] GOLDBOURT U., HOLTZMAN E., NEUFELD H.N., Total and high-density lipoprotein cholesterol in the serum and risk of mortality : evidence of a threshold effect. *Br. Med. J.*, 1985, *290*, 1239-1243.

[56] WILSON P.W.F., High-density lipoprotein, low-density lipoprotein and coronary artery disease. *Am. J. Cardiol.,* 1990, *66*, 7A-10A.

[57] GORDON D.L., PROBSTFIELD J.L., GARRISON R.J., NEATON J.D., CASTELLI W.P., KNOCKE J.D., JACOBS D.R., BANGDIWALA S., TYROLER A., High-density lipoprotein cholesterol and cardiovascular disease. Four prospective American studies. *Circulation*, 1989, *79*, 8-15.

[58] GORDON D.J., RIFKIND B.M., High-density lipoproteins. The clinical implications of recent studies. *N. Engl. J. Med.*, 1989, *321*, 1311-1316.

[59] WIKLUND O., WILHEMSEN L., ELMFELDT D., WEDEL H., VALEK J., GUSTAFSON A., Alfa lipoprotein cholesterol concentration in relation to subsequent myocardial infarction in hypercholesterolemic men. *Atherosclerosis,* 1980, *37*, 47-53.

[60] LEVY R.I., KLIMOV A.N., High-density lipoprotein cholesterol (HDL-C) and mortality in USSR and US middle age men : the collaborative US-USSR Mortality Follow-up Study. *Circulation*, 1987, *76*, Supp. IV : IV - 167 Abstr.

[61] POCOCK S.J., SHAPER A.G., PHILLIPS A.N., WALKER M., WHITEHEAD T.P., High-density lipoprotein cholesterol is not a major risk factor for ischaemic heart disease in British men. *Br. Med. J.*, 1986, *292*, 515-519.

[62] RIFKIND B.M., High-density lipoprotein cholesterol and coronary artery disease : survey of the evidence. *Am. J. Cardiol.*, 1990, *66*, 3A - 6A.

[63] HONG M.K., ROMM P.A., REAGAN K., GREEN C.E., RACKLEY C.E., Usefulness of the total cholesterol to high-density lipoprotein cholesterol ratio in predicting angiographic coronary artery disease in women. *Am. J. Cardiol.*, 1991, *68*, 1646-1650.

[64] MILLER N.E., Association of high-density lipoprotein subclasses and apolipoproteins with ischemic heart disease and coronary atherosclerosis. *Am. Heart J.*, 1987, *113*, 589-597.

[65] JENKINS P.J., HARPER R.W., NESTEL P.J., Severity of coronary atherosclerosis related to lipoprotein concentration. *Br. Med. J.*, 1978, 388-391.

[66] MACIEJKO J.J., HOLMES D.R., KOTTKE B.A., ZINSMEISTER A.R., DINH D.M., MAO S.J.T., Apolipoprotein A-I as a marker of angiographically assessed coronary artery disease. *N. Engl. J. Med.*, 1983, *309*, 385-389.

[67] PEARSON T.A., BUCKLEY B.H., ASHUFF S.C., KWITE-ROVICH P.O., GORDIS L., The association of low levels of HDL- cholesterol and arteriographically defined coronary artery disease. *Am. J. Epidemiol.*, 1979, *109*, 289-295.

[68] SWANSON J.O., PIERPONT G., ADICOFF A., Serum high-density lipoprotein cholesterol correlates with presence but not severity of coronary artery disease. *Am. J. Med.*, 1981, *71*, 235-239.

[69] MILLER M., MEAD L.A., KWITEROVICH P.O., PEARSON T.A., Dyslipidemias with desirable plasma total cholesterol levels and angiographically demonstrated coronary artery disease. *Am. J. Cardiol.*, 1990, *65*, 1-5.

[70] GOFMAN J.W., YOUNG W., TANDY R., Ischemic heart disease, atherosclerosis, and longevity. *Circulation*, 1966, *34*, 679-697.

[71] STAMPFER M.J., SACKS F.M., SALVINI S., WILLETT W.C., HENNEKENS C.A., A prospective study of cholesterol, apolipoproteins, and the risk of myocardial infarction. *N. Engl. J. Med.*, 1991, *325*, 373-381.

[72] SALONEN J.T., SALONEN R., SEPPANEN K., RAURAMAA R., TUDMILEHTO J., HDL, HDL 2 and HDL 3 subfractions and the risk of acute myocardial infarction. A prospective population study in Eastern Finish men. *Circulation*, 1991, *84*, 129-139.

[73] KNUIMAN J.T., WEST C.E., HDL-cholesterol in men from thirteen countries. *Lancet*, 1981, 367-368.

[74] GLOMSET J.A., The plasma lecithin-cholesterol acyltransferase reaction. *J. Lipid. Res.*, 1968, *9*, 155-167.

[75] BARBARAS R., PUCHOIS P., FRUCHART J.C., AILHAUD G., Cholesterol efflux from cultured adipose cells is mediated by Lp AI particles but not by Lp AI-AII particles. *Biochem. Biophys. Res. Commun.*, 1987, *63*, 147.

[76] STEINBERG D., CAREW T.E., FIELDING C., FOGELMAN A.M., MAHLEY R.W., SNIDERMAN A.D., ZILVERSMIT D.B., Workshop I-Lipoproteins and the pathogenesis of atherosclerosis. *Circulation*, 1989, *80*, 719-723.

[77] LEICHLEITNER M., MIESENBOCK G., PATSCH J.R., HDL-cholesterol, triglycerides and coronary heart disease. *Cur. Op. Lipid.*, 1990, *1*, 330-333.

[78] AUSTIN M.A., Plasma triglycerides and coronary heart disease. *Art. Thromb.*, 1991, *11*, 2-14.

[79] FABAR G., WIKLUND O., OLOFSSON S.O., WILHEMSEN L., BONDJERS G., Multivariate analyses of serum apolipoproteins and risk factors in relation to acute myocardial infarction. *Arteriosclerosis*, 1981, *1*, 273-279.

[80] HAMSTEN A., WALLDIUS G., DAHLEN G., JOHANSSON B., DE FAIRE U., Serum lipoproteins and apolipoproteins in young male survivors of myocardial infarction. *Atherosclerosis*, 1986, *59*, 223-235.

[81] AL-MUHTASEB N., HAYAT N., AL-KHAFAJ M., Lipoproteins and apolipoproteins in young male survivors of myocardial infarction. *Atherosclerosis*, 1989, *77*, 131-138.

[82] CASTELLI W.P., DOYLE J.T., GORDON T., HDL-cholesterol and other lipids in coronary heart disease : The Cooperative lipoprotein phenotyping study. *Circulation*, 1977, *55*, 767-772.

[83] CRIQUI M.H., HEISS G., COHN R., COWAN L.D., SUCHINDRAN C.M., BAGDIWALA S., Triglycerides and coronary heart disease mortality : the Lipid Research Clinics Follow-up Study. *CVD Epidemiol. Newsletter*, 1987, *41*, 13 (abstr).

[84] CAMBIEN F., JACQUESON A., RICHARD J.L., WARNET J.M., DUCIMETIERE P., CLAUDE J.R., Is the level of serum triglyceride a significant predictor of coronary death in « normocholesterolemic » subjects? The Paris Prospective Study. *Am. J. Epidemiol.*, 1986, *124*, 624-632.

[85] CARLSON L.A., BOTTIGER L.E., Risk factors for ischaemic heart disease in men and women - Results of the 19-year follow-up of the Stockholm Prospective Study. *Acta Medica Scand.*, 1985, *218*, 207-211.

[86] WILSON P.F., The impact of triglycerides on coronary heart disease : The Framingham Study. *Atherosclerosis Rev.* (in press).

[87] KUKITA H., IMAMURA Y., HAMADA M., TADAFUMI J., KOKUBU T., Plasma lipids and lipoproteins in japanese male patients with coronary artery disease and in their relatives. *Atherosclerosis*, 1982, *42*, 21-29.

[88] CABIN H.S., ROBERTS W.C., Relation of serum total cholesterol and triglyceride levels to the amount and extent of coronary arterial narrowing by atherosclerotic plaque in coronary heart disease. *Am. J. Med.*, 1982, *73*, 227-234.

[89] BRENNER H., HEISS G., The intraindividual variability of fasting triglycerides - a challenge for further standardization. *Eur. Heart J.*, 1990, *11*, 1054-1058.

[90] BRUCKERT E., CARVALHO DE SOUSA J.C., GIRAL P., SORIA C., CHAPMAN M.J.., CAEN J., DE GENNES J.L., Interrelationships of plasma triglyceride and coagulant factor VII levels in normotriglyceridemic hypercholesterolemia. *Atherosclerosis*, 1989, *75*, 129-134.

[91] HAMSTEN A., DE FAIRE U., WALLDIUS G., DAHLEN G., SZAMOSI A., LANDOU C., BLOMBACK M., Plasminogen activator inhibitor in plasma : risk factor for recurrent myocardial infarction. *Lancet*, 1987, 3-9.

[92] ABERG H., LITHELL H., SELINUS I., HELDSTRAND H., Serum triglycerides as a risk factor for myocardial infarction but not for angina pectoris : results from a 10-year follow-up of Uppsala Primary Preventive Study. *Atherosclerosis*, 1985, *54*, 89-97.

[93] GIANTURCO S.H., BRADLEY W.A., Lipoprotein-mediated cellular mechanism for atherogenesis in hypertriglyceridemia. *Semin. Thromb. Hemost.*, 1988, *14*, 165-169.

[94] ZILVERSMIT D.B., Atherogenesis : a postprandial phenomenon. *Circulation*, 1979, *60*, 473-485.

[95] GOTTO A.M., PATSCH J., YAMAMOTO A., Postprandial hyperlipemia. *Am. J. Cardiol.*, 1991, *68*, 11A-12A.

[96] PATSCH J.R., PRASAD S., GOTTO A.M., PATSCH W., High-density lipoprotein. 2. relationship of the plasma levels of this lipoprotein species to its composition, to the magnitude of postprandial lipemia and to the activities of lipoprotein lipase and hepatic lipase. *J. Clin. Invest.*, 1987, *80*, 341-347.

[97] KRAUSS X.H., GROOT P., VAN RAMSHORST E., VAN STIPTHOUT W.A., CHIN O.N.S., VAN TOL A., Chylomicron metabolism in coronary atherosclerosis. *Arteriosclerosis*, 1988, *7*, 531a.

[98] BERG K., A new serum type system in man- the Lp system. *Acta Pathol. Microbiol. Scand.*, 1963, *59*, 369-382.

[99] ALBERS J.J., ADOLPHSON J.L., HAZZARD W.R., Radioimmunoassay of human plasma Lp(a) lipoprotein. *J. Lipid. Res.*, 1977, *18*, 331-338.

[100] MURAI A., MYAHARA T., FUJIMOTO N., MATSUDA M., KAMEYAMA M., Lp(a) lipoprotein as a risk factor for coronary heart disease and cerebral infarction. *Atherosclerosis*, 1986, *59*, 199-204.

[101] RHOADS G.G., DAHLEN G., BERG K., MORTON N.E., DANNENBERG A.L., Lp(a) lipoprotein as a risk factor for myocardial infarction. *J.A.M.A.*, 1986, *256*, 2540-2544.

[102] KOSTNER G.M., AUOGARA P., CAZZOLATO G., MARTH E., BITTOLO-BON G., QUNICI G., Lipoprotein Lp(a) and the risk factor for myocardial infarction. *Atherosclerosis*, 1981, *38*, 51-61.

[103] SCANU A.M., LAWN R.M., BERG K., Lipoprotein (a) and atherosclerosis. *Ann. Int. Med.*, 1991, *115*, 209-218.

[104] DAHLEN G.H., GUYTON J.R., ATTAR M., FARMER J.A., KAUTZ J.A., GOTTO A.M. jr., Association of levels of lipoprotein Lp(a), plasma lipids, and others lipoproteins with coronary artery disease documented by angiography. *Circulation*, 1986, *74*, 758-765.

[105] GENEST J., JENNER J.L., MC NAMARA J.C., ORDOUAS J.M., ZILBERMAN S.R., WILSON P.W.F., SCHAEFFER E.J., Prevalence of lipoprotein (a) (Lp(a)) exces in coronary artery disease. *Am. J. Cardiol.*, 1991, *67*, 1039-1045.

[106] JAUHIAINEN M., KOSKINEN P., EHNHOLM C., FRICK M.H., MANTTARI M., MANNINEN V., HUTTUNEN J.K., Lipoprotein (a) and coronary heart disease risk : a nested case-control study of the Helsinki Heart Study participants. *Artherosclerosis*, 1991, *89*, 59-67.

[107] HEARN J.A., DE MAIO S.J., ROUBIN G.S., HAMNARSTROM M., SGOUTAS D., Predictive value of lipoprotein (a) and other serum lipoproteins in the angiographic diagnosis of coronary artery disease. *Am. J. Cardiol.*, 1990, *66*, 1176-1180.

[108] SEED M., HOPPICHLER F., REAVELEY D., MC CARTHY S., THOMPSON G.R., BOERWINKLE E., UTERMAN G., Relation of serum lipoprotein (a) concentration and apolipoprotein (a) phenotype to coronary heart disease in patients with familial hypercholesterolemia. *N. Engl. J. Med.*, 1990, *322*, 1494-1499.

[109] HOFF H.F., BECK G.J., SKIBINSKI C.I., JURGENS G., O'NEIL J., KRAMER J., LYTLE B., Serum Lp(a) level as a predictor of vein graft stenosis after coronary bypass surgery in patients. *Circulation*, 1988, *77*, 1238-1244.

[110] BOYER H., DE GENNES J.L., TRUFFERT J., CHATELLIER G., DAIROU F., BRUCKERT E., Lp(a) levels in different types of dylipidemia in the French Population. *Atherosclerosis*, 1990, *85*, 61-69.

[111] DAHLEN G.H., Lipoprotein(a) in relation to atherosclerosis disease. *In* : *Recent Aspects of diagnosis and treatment of lipoprotein disorders. Impact in Prevention of Atherosclerotic Diseases*, A.R Liss, Inc, New York, 1988, 27-36.

[112] ROSENGREN A., WILHEMSEN L., ERIKSSEN E., RISBERG B., WEDEL H., Lipoprotein(a) and coronary heart disease. A prospective case control study in a general population sample of middle aged men. *Br. Med. J.*, 199, *301*, 1248-1251.

[113] COMITTEE OF PRINCIPAL INVESTIGATORS, A cooperative trial in the primary prevention of ischaemic heart disease using clofibrate. *Br. Heart. J.*, 1978, *40*, 1069-1118.

[114] LIPID RESEARCH CLINICS PROGRAM, The Lipid Research Clinics Coronary Primary Prevention Trial results. I. Reduction in incidence of coronary heart disease. *J.A.M.A.*, 1984, *251*, 351-364.

[115] LIPID RESEARCH CLINICS PROGRAM, The Lipid Research Clinics Coronary Primary Prevention Trial Results. II. The relationship of reduction in incidence of coronary heart disease to cholesterol lowering. *J.A.M.A.*, 1984, *251*, 365-374.

[116] GORDON D.J., KNOKE J., PROBSTFIELD J.L., SUPERKO R., TYROLER A., High-density lipoprotein cholesterol and coronary heart disease in hypercholesterolemic men : The Lipid Research Clinics Coronary Primary Prevention Trial. *Circulation*, 1986, *74*, 1217-1225.

[117] FRICK M.H., BLO U., HAAPA K., HEINONEN O.P. *et al.*, Helsinki Heart Study : Primary Prevention with gemfibrozil in middle-age men with dyslipidemia. *N. Engl. J. Med.*, 1987, *317*, 1237-1245.

[118] MANNINEN U., ELO O., FRICK M.H., HAAPA K. *et al.*, Lipid alterations and decline in the incidence of coronary heart disease in the Helsinki Heart Study. *J.A.M.A.*, 1988, *260*, 641-651.

[119] BUCHWALD H., VARCO R.L., MATTS J.P., LONG J.M. *et al.*, Effect of partial ileal bypass surgery on mortality and morbidity from coronary heart disease in patients with hypercholesterolemia. Report of the Program on the Surgical control of the Hyperlipidemia (POSCH). *N. Engl. J. Med.*, 1990, *323*, 946-955.

[120] CARLSON L.A., ROSENHAMMER G., Reduction of mortality in the Stockholm Ischaemic Heart Disease Secondary Prevention Study by combined treatment with clofibrate and nicotinic acid. *Acta Med. Scand.*, 1988, *223*, 405-418.

[121] CANNER P.L., BERGE K.G., WENGER N.K., STAMLER J., FRIEDMAN L., PRINEAS R.J., FRIEDEWALD W., Fifteen-year mortality in Coronary Drug Project patients : long term benefit with niacin. *J.A.C.C.*, 1986, *8*, 1245-1255.

[122] BRENSIKE J.F., LEVY R.I., KELSEY S.F., PASSAMANI E.R. *et al.*, Effects of therapy with cholestyramine on progression fo coronary arteriosclerosis : results of the NHLBI Type II Coronary Intervention Study. *Circulation*, 1984, *69*, 313-324.

[123] LEVY I., BRENSIKE J.F., EPSTEIN S.E., KELSEY S.F. *et al.*, The influence of changes in lipid values induced by cholestyramine and diet on progression of coronary artery disease : results of the NHLBI Type II Coronary intervention Study. *Circulation*, 1984, *69*, 325-337.

[124] BLANKENHORN D.H., NESSIM S.A., JOHNSON R.L., SANMARCO M.E., AZEN S.P., CASHIN-HEMPHILL L., Beneficial effets of combined colestipol-niacin therapy in coronary atherosclerosis and coronary venous bypass grafts. *J.A.M.A.*, 1987, *257*, 3 233-3 240.

[125] CASHIN-HEMPHILL L., MACK W.J., POGODA J.M., SANMARCO M.E., AZEN S.P., BLANKENHORN D.H., Beneficial effects of colestipol-niacin on coronary atherosclerosis. A 4-year follow-up. *J.A.M.A.*, 1990, *264*, 3013-3017.

[126] BROWN G., ALBERS J.J., FISHER L.D., SCHAEFFER S.M., LIN J.T., KAPLAN C., ZHAO X.-Q., BISSON B.D., FITZPATRICK V.F., DODGE H.T., Regression of coronary artery disease as a result of intensive lipid lowering therapy in men with high levels of apolipoprotein B. *N. Engl. J. Med.*, 1990, *323*, 1289-1298.

[127] KANE J.P., MALLOY M.J., PORTS T.A., PHILLIPS N.R., DIEHL J.C., HAVEL R.J., Regression of coronary atherosclerosis during treatment of familial hypercholesterolemia with combined drug regimens. *J.A.M.A.*, 1990, *264*, 3007-3012.

[128] KLEIN J.M., DROBINSKI G., BRUCKERT E., DAIROU F., THOMAS D., DE GENNES J.L., GROSGOGEAT Y., Results of serial coronary angiography in patients with homozygous familial hypercholesterolemia. *Eur. Heart J.*, 1988, *9*, 1067-1073.

[129] BROWN M.S., GOLDSTEIN J.L., How LDL receptors influence cholesterol and atherosclerosis. *Sci Am*, 1984, *251*, 58-66.

[130] BRESLOW J.L., DEEB S., LALOUEL J.M., LEBŒUF R., SCHAEFER E.J., TYROLER H.A., WILSON P., YOUNG S., Workshop II - Genetic susceptibility to atherosclerosis. *Circulation*, 1989, *80*, 724-728.

[131] GERITY R.G., The role of the monocyte in atherogenesis I. Transition of blood-borne monocytes into foam cells in fatty lesions. *Am. J. Pathol.*, 1981, *103*, 181-190.

[132] GOLDSTEIN J.L., HO Y.K., BASU S.K., BROWN M.S., Binding sites on macrophages that mediates uptake and degradation of acetylated low density lipoprotein, producing massive cholesterol deposition. *Proc. Natl. Acad. Sci. USA*, 1979, *76*, 333-337.

[133] KOKKONEN J.O., KOVANEN P.T., The metabolism of low-density lipoproteins by rat serosal mast cells. *Eur. Heart J.*, 1990, *11* (suppl E) : 134-146.

[134] STEINBERG P., PARTHASARATHY S., CAREW T.E., KHOO J.C., WITZTUM J.L., Beyond cholesterol. Modifications of low-density lipoprotein that increase its atherogenicity. *N. Engl. J. Med.*, 1989, *320*, 915-924.

[135] FRUCHART J.C., LDL et athérogénèse : nouveaux concepts. *Sem. Hop. Paris*, 1989, *65*, 91-95.

[136] INNERATY T.L., Familial hypobetalipoproteinemia and familial defective apolipoprotein B 100 : genetic disorders associated with apolipoprotein B. *Cur. Op. Lip.*, 1990, *1*, 104-109.

[137] SNIDERMAN A.D., SILBERBERG.J., Editorial. Is it time to measure apolipoproteins B? *Arteriosclerosis*, 1990, *10*, 665-667.

[138] BURING J.E., O'CONNOR G.T., GOLDHABER S.Z. *et al.*, Decreased HDL 2 and HDL 3 cholesterol, apo A-I and apo A-II, and increased risk of myocardical infarction. *Circulation*, 1992, *85*, 22-29.

[139] SHIF, HURST P.G., MC NAMARA D.J., Increased degradation of low- density lipoproteins by mononuclear leucocytes associated with coronary artery disease. *Atherosclerosis*, 1990, *85*, 127-137.

[140] SALONEN J.T., YLA-HERTTVALAS S., YAMAMOTO R. *et al.*, Autoantibody against oxydised LDL and progression of carotid atherosclerosis. *Lancet*, 1992, *339*, 883-887.

[141] REGNSTROM J., NILSSON J., TORNVAL P., LANDOU C., HAMSTEN A., Susceptibility to low-density lipoprotein oxydation and coronary atherosclerosis in man. *Lancet*, 1992, *339*, 1 183-1 186.

[142] LIU K., CUDDY T.E., PIERCE G.N., Oxydative status of lipoproteins in coronary disease patients. *Am. Heart J.*, 1992, *123*, 285-290.

[143] STEINBERG D., Antioxidants in the prevention of human atherosclerosis. *Circulation*, 1992, *85*, 2338-2344.

[144] SLYPER A.H., A fresh look of the atherogenic remnant hypothesis. *Lancet*, 1992, *340*, 289-291.

2

RELATION ENTRE ALIMENTATION ET CHOLESTÉROL SÉRIQUE

Le taux de cholestérol sérique est un facteur de risque important de CI et en tant que maladie de masse, l'incidence des CI est faible dans les populations qui ont un taux inférieur à 1,8 g/l; elle est élevée dans les populations qui ont un taux supérieur à 2,3 g/l. Le niveau du taux de cholestérol est sous la dépendance de facteurs génétiques et d'environnement, en particulier l'alimentation, ces deux facteurs étant étroitement intriqués. Les populations qui ont un taux bas de cholestérol ont une alimentation différente de celles ayant un taux élevé et il est intéressant d'analyser l'évolution des données lipidiques des groupes qui émigrent d'un pays à l'autre. Les études métaboliques permettent, par ailleurs, d'étudier de façon systématique le rôle des différents facteurs alimentaires.

GRAISSES ALIMENTAIRES ET CHOLESTÉROL SÉRIQUE

ÉTUDES ÉPIDÉMIOLOGIQUES

On peut différencier plusieurs types d'études épidémiologiques : 1. celles comparant des populations ou des régions différentes, 2. celles étudiant des groupes ayant un mode de vie particulier, 3. celles portant sur une population donnée.

Comparaison de populations

De Langen rapporte, dès 1916, que les populations indonésiennes qui consomment peu de graisses saturées ont un taux de cholestérol sérique inférieur à celui des populations occidentales [1].

L'étude des Sept Pays a comparé 16 cohortes dans 7 pays. A l'exception des Japonais dont le régime est très pauvre en graisses, il y a peu de variations dans le pourcentage de calories apportées par les graisses totales entre les différents pays. Les acides gras polyinsaturés (P) sont en pourcentage faible. Par contre, l'apport en graisses saturées (S) varie de façon importante : 21 % en Finlande, 8 % en Grèce, 3 % au Japon (tableau IV).

Il y a une relation très significative entre le taux de cholestérol sérique et l'apport alimentaire en graisses saturées (r = 0,948), entre le taux de cholestérol sérique et le score lipidique 2S-P (r = 0,951). [2].

TABLEAU IV. – TENEUR EN GRAISSES (en % des CALORIES) DE L'ALIMENTATION DANS L'ÉTUDE DES SEPT PAYS (KEYS)

Pays	*Graisses totales*	*Graisses saturées*	*Graisses monoinsa-turées*	*Graisses poly-insaturées*	*Cholestérol sérique g/l*
Finlande	37	21	13	4	2,61
États-Unis	40	18	17	5	2,40
Pays-Bas	40	19	16	5	2,35
Italie	27	10	14	3	2,04
Croatie	32	11	16	5	1,95
Serbie	35	10	21	4	1,80
Grèce	37	8	25	4	2,04
Japon	9	3	3	3	1,48

L'étude B.I.R.N.H. a été menée en Belgique chez 5 485 hommes et 4 856 femmes, issus de 42 régions différentes. Chez l'homme, 17,3 % des calories sont apportées par les graisses saturées, 15,2 % par les graisses monoinsaturées, 7,5 % par les graisses polyinsaturées. L'apport est comparable chez les femmes. Le taux de cholestérol sérique augmente avec l'apport en graisses saturées ($p < 0{,}001$), diminue avec l'apport en graisses polyinsaturées ($P < 0{,}01$). L'apport en graisses saturées élève le HDL-cholestérol ($P < 0{,}001$), les graisses monoinsaturées l'élèvent chez l'homme ($P < 0{,}01$). Le cholestérol alimentaire élève le HDL-cholestérol chez la femme ($P < 0{,}01$). L'apport en graisses saturées est plus élevé dans les régions du Sud, l'apport en graisses polyinsaturées augmente dans les régions du nord [3].

Dans l'armée belge, une étude épidémiologique a été menée chez 10 718 hommes parlant néerlandais (Province du nord), 5 756 hommes parlant français (Province du sud), 1 144 femmes parlant néerlandais et 972 parlant français. Il y a une relation positive très significative ($p < 0{,}001$) entre le taux de cholestérol et l'apport alimentaire en acides gras saturés (S), une relation négative ($p < 0{,}05$) entre l'apport en acides gras polyinsaturés (P), le rapport P/S et le taux de cholestérol. A niveau de consommation égal, la diminution de la cholestérolémie par les acides gras polyinsaturés est deux fois moins importante que l'élévation par les acides gras saturés [4].

Une autre étude dans ce pays a été menée auprès de 1 319 élèves-officiers âgés de moins de 28 ans, venant de 9 provinces; 4 parlant néerlandais, 4 parlant français, l est bilingue. Le taux de cholestérol sérique régional moyen est corrélé de façon significative et positive avec la consommation de beurre, de façon négative avec la consommation de margarine. La consommation d'un kilo de beurre par an et par consommateur élève le taux de cholestérol sérique de 1,1 mg %, la même consommation de margarine diminue le taux de cholestérol sérique de 1,1 mg %. La consommation de margarine est plus élevée dans les régions du nord parlant hollandais, la consommation de beurre est plus forte dans le sud parlant français [5].

L'étude de Ni Hon San a comparé trois populations d'origine japonaise vivant à Hiroshima ou ayant immigré à Hawaï ou en Californie. La teneur en graisses totales, en graisses saturées et en cholestérol alimentaire est très différente dans les trois populations (tableau V).

TABLEAU V. – COMPOSITION DE L'ALIMENTATION DANS L'ÉTUDE NI HON SAN (KATO)

Aliment	*Japon*	*Hawaï*	*Californie*
Calories totales	2 164	2 275	2 226
Graisses (% des calories)	15,1	33,3	37,5
Graisses saturées (g/24h)	16	59,1	66,3
Graisses non saturées (g/24h)	20,6	26	28,5
Cholestérol (mg/24h)	464,1	545,1	533,2
Cholestérol sérique (g/l)	1,81	2,18	2,28

Il y a corrélation positive significative entre le taux de cholestérol sérique et l'apport en graisses saturées dans les 3 populations. Il en est de même entre le cholestérol alimentaire et le taux de cholestérol sérique, la relation n'atteignant pas le niveau de significativité pour la population de Californie, moins nombreuse. La relation entre le taux de cholestérol sérique et l'apport en graisses saturées et en cholestérol alimentaire reste positive et significative en analyse multivariée dans la population vivant au Japon [6].

Ueshima a étudié au Japon 6 populations de zones rurales (Akita et Koshi) et de zones urbaines (Osaka). La population urbaine a le taux de cholestérol sérique le plus élevé (2,02 g/l), la plus forte consommation de graisses : 23 % des calories à Osaka, 14 % à Akita. La corrélation inter-groupes montre une très forte relation (r = 0,901) entre le score lipidique de Keys et le taux de cholestérol sérique (fig. 12). Il est important de noter que la corrélation inter-individuelle est beaucoup plus faible (r = 0,164) et qu'elle n'est significative qu'à Osaka [7].

Trevisan a étudié la relation entre la consommation d'huile d'olive, d'huile végétale et de beurre chez 4 903 hommes et femmes provenant de 9 régions en Italie. Les consommations varient largement d'une région à l'autre. La consommation de beurre est associée de façon significative et positive aux taux de cholestérol chez l'homme; la consommation d'huile d'olive et d'huiles végétales est inversement associée aux taux de cholestérol chez l'homme et chez la femme [8].

Knuiman a mené une série d'études chez des enfants provenant de pays situés en Afrique, en Asie et en Europe. De façon générale, le taux de cholestérol total et de HDL-cholestérol est bas dans les pays dont l'alimentation est pauvre en graisses, riche en hydrates de carbone. Le taux de cholestérol total est relié de façon positive et significative à la teneur en graisses totales et saturées de l'alimentation, de façon négative à la teneur en hydrates de carbone. Le taux de HDL-cholestérol est fortement relié de façon négative à la teneur de l'alimentation en hydrates de carbone [9].

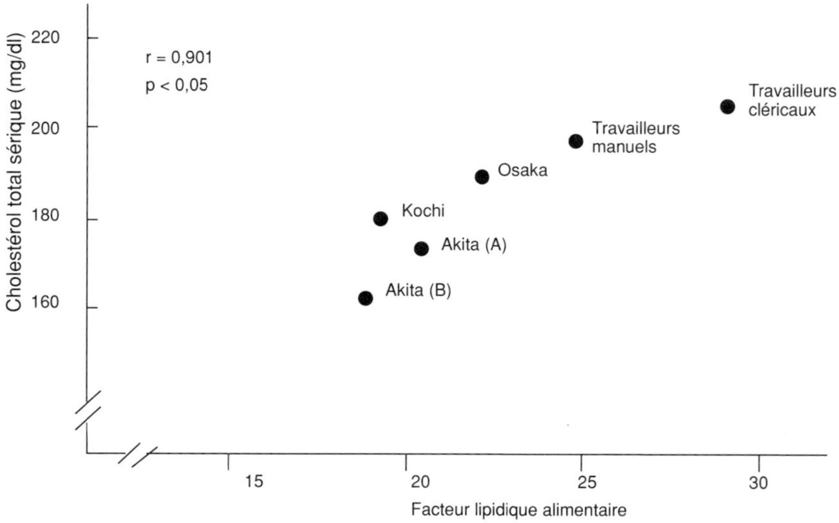

FIG. 12. – *Relation entre le facteur lipidique alimentaire* (d'après l'équation de KEYS) *et le taux sérique de cholestérol total dans différents groupes de population au Japon* (UESHIMA).

Groupes particuliers

Moines trappistes et bénédictins. Leur façon de vivre est comparable, mais les bénédictins ont une alimentation proche de celle de l'alimentation occidentale habituelle, les trappistes sont végétariens avec une alimentation très pauvre en graisses animales saturées. Le taux moyen de cholestérol des bénédictins, 2,59 g/l, est supérieur au taux des trappistes 2,03 g/l [10]. Les moines bouddhistes de Corée sont des végétariens stricts dont l'alimentation ne comporte que 7 % de graisses. Les moines trappistes des États-Unis sont des lacto-végétariens dont l'alimentation comporte 26 % des calories sous forme de graisses. Leur taux de cholestérol sérique est nettement supérieur à celui des moines coréens [11].

Les végétariens ont suscité de nombreuses études. Sacks compare (tableau VI) une communauté de Boston ayant une alimentation macrobiotique à base de céréales, haricots, légumes frais à la population de Framingham. Leur taux de cholestérol et de LDL-cholestérol est inférieur de 31,5 % et 38,1 % [12]. Dans un travail ultérieur, il étudie l'effet des produits du lait sur les lipides sanguins. Les produits du lait sont la source principale de graisses saturées et de cholestérol chez les lactovégétariens. Il y a relation positive entre le taux de cholestérol et de LDL-cholestérol et l'apport en graisses saturées et cholestérol alimentaire. Il n'y a pas de relation significative par contre entre ces aliments et le taux de HDL-cholestérol [13].

Hardinge a mesuré le taux de cholestérol d'un groupe de végétariens purs, un groupe de lacto-ovo-végétariens et un groupe ayant une alimentation américaine habituelle. Les végétariens purs ont un taux de cholestérol sérique inférieur de 29 % aux omnivores, les lacto-ovo-végétariens ont une cholestérolémie 15 % plus basse que les omnivores [14]. Une étude récente a comparé 23 femmes âgées adventistes

TABLEAU VI. – COMPARAISON DES DONNÉES LIPIDIQUES D'UNE POPULATION DE VÉGÉTARIENS À UNE POPULATION STANDARD (SACKS)

Population	*Sujets*	*Cholestérol sérique (g/l)*				*Poids (kg)*
		Total	*LDL*	*VLDL*	*HDL*	
Contrôles	115	1,84	1,18	0,17	0,49	73
Végétariens	115	1,26	0,73	0,12	0,43	58
Différence moyenne en %		– 31,5	– 38,1	– 31,4	– 12,2	– 20,5

Reproduit avec l'autorisation de SACKS FM. *The New England Jounal of Medicine*, 1975, 292, 1 148.

du septième jour à 14 femmes de même âge non végétariennes. Les adventistes ont un taux de cholestérol (5,62 mmol/l) inférieur à celui des non végétariennes (6,46 mmol/l) [15]. Kushi a étudié de façon systématique la relation entre les graisses alimentaires et le taux de cholestérol chez 46 végétariens adultes de Boston, avec des recueils alimentaires pendant 10 jours. Il retrouve une relation positive significative entre le taux de cholestérol sérique et le cholestérol alimentaire (r = 0,53), les acides gras saturés (r = 0,50). Avec un recueil pendant un seul jour, les coefficients de corrélation diminuent à environ 0,3 [16].

Des tribus d'Afrique, les Masais, consomment 5 à 6 litres de lait par jour, avec parfois du sang. Cette alimentation est très riche en graisses saturées, pourtant leur taux de cholestérol sérique reste bas [17]. Ce résultat paradoxal a suscité de nombreuses études métaboliques [18]. Les Masais se seraient adaptés physiologiquement à leur alimentation habituelle et auraient acquis une résistance génétique à l'effet hypercholestérolémiant des graisses saturées et du cholestérol alimentaire [18].

Études à l'intérieur d'une population

Les Indiens Tarahumaras de Mexico ont été étudiés par Connor. Il retrouve une relation très significative (r = 0,898) entre leur taux de cholestérol sérique et l'apport alimentaire en cholestérol [19].

Easty a étudié une expédition de longue durée en Antarctique par des hommes jeunes. Leur taux de cholestérol est relié au pourcentage de graisses de l'alimentation (r = 0,49) [20].

Ward rapporte une étude chez des jeunes enfants de 2 ans 1/2. En analyse multivariée, leur taux de cholestérol est relié au rapport acides gras polyinsaturés/acides gras saturés [21].

L'étude de la Western Electric a le mieux démontré ces dernières années l'influence des graisses alimentaires sur le taux de cholestérol sérique. Elle a porté sur 1 900 hommes d'âge moyen suivis pendant 20 ans. Elle montre une relation significative entre le taux de cholestérol sérique et le score lipidique de Keys, le score de Hegsted, l'apport alimentaire en acides gras saturés, en cholestérol alimentaire. Il y a une tendance à une relation inverse entre le taux de cholestérol sérique et l'apport en acides gras polyinsaturés (tableau VII). Les changements du score alimentaire survenus durant l'étude s'accompagnent d'un changement du taux de cholestérol sérique [22].

TABLEAU VII. – RELATION ENTRE L'APPORT ALIMENTAIRE EN GRAISSES ET LE TAUX DE CHOLESTÉROL SÉRIQUE DANS L'ÉTUDE DE LA WESTERN ELECTRIC (SHEKELLE)

Variables de l'alimentation	*coefficient de régression linéaire*	*P*
Indice de Keys	0,512	< 0,001
Indice de Hegsted	0,511	< 0,001
Acides gras saturés (% calories)	1,104	0,014
Acides gras polyinsaturés (% calories)	– 2,096	0,064
Cholestérol alimentaire (mg/ 1 000 kcal)	0,034	0,044

Reproduit avec l'autorisation de SHEKELLE R.B. *The New England Journal of Medicine*, 1981, 304, 65.

Une étude très récente a confirmé les résultats de la Western Electric. Elle comporte 4 groupes de 52 sujets (26 hommes et 26 femmes) soigneusement appariés pour l'âge, les conditions sociales et ayant une alimentation différente : 52 végétariens stricts, 52 végétariens, 52 sujets mangeurs de poisson, 52 mangeurs de viande. L'enquête alimentaire porte sur 4 jours. Il y a une corrélation très significative entre l'indice de Keys qui tient compte des graisses saturées, polyinsaturées et du cholestérol alimentaire et le taux de cholestérol. La relation est positive et significative entre le cholestérol alimentaire et le taux de cholestérol, elle est négative et significative entre l'apport en graisses polyinsaturées et le taux de cholestérol. Il n'y a pas de relation significative entre les différentes graisses alimentaires et le taux de HDL-cholestérol [23].

D'autres études, par contre, n'ont pas montré de relation entre le taux de cholestérol sérique et les graisses alimentaires, en particulier l'étude de Framingham [24], de Tecumseh [25], l'étude Israélienne [26].

Les résultats différents des études inter-populations et intra-populations

La discordance entre les études inter-populations qui montrent une relation entre le taux de cholestérol sérique et les graisses alimentaires et les études à l'intérieur d'une population où cette relation ne peut parfois être retrouvée, a été expliquée par des raisons méthodologiques [27].

Dans le plus grand nombre de ces travaux, l'enquête alimentaire comporte trop peu de mesures du recueil alimentaire pour une analyse assez précise de l'alimentation. Or, dans une population donnée, la variation intra-individuelle (tableau VIII) de l'apport en graisses alimentaires est supérieure à la variation inter-individuelle, plus de 2 fois plus importante dans l'étude de Liu [28]. Quand il s'agit de populations différentes, par contre, les variations inter-individuelles deviennent plus marquées que les variations intra-individuelles. Un recueil de l'alimentation d'un seul jour est insuffisant. Un recueil de l'alimentation pendant 7 jours permet d'analyser l'alimentation de 50 % de la population étudiée avec une erreur standard de 10 % de la moyenne. [29, 30]. Si l'on tient compte des variations de l'alimentation selon les saisons, il faudrait un recueil de 20 jours [30]. La durée du recueil alimentaire est fonction de l'aliment analysé. Pour analyser 80 % de la population avec un pourcentage de confiance de 95 %, il faut 3 à 7 jours si l'on étudie l'énergie totale, 5 à 9 jours pour les graisses totales, 17 à 18 jours pour le cholestérol alimentaire, 5 à 10 jours pour les fibres alimentaires [31]. Il faut en outre tenir compte des variations de l'alimentation qui peuvent intervenir au cours de l'étude, surtout quand elles sont de longue durée. La mesure du taux de cholestérol sérique nécessite, elle aussi, plusieurs dosages. La déviation standard intra-individuelle de la cholestérolémie est de 20 à 40 mg/dl selon les groupes étudiés [16].

TABLEAU VIII. – RAPPORT DE LA VARIATION INTRA-INDIVIDUELLE SUR LA VARIATION INTER-INDIVIDUELLE DE PLUSIEURS VARIABLES BIOMÉDICALES (LIU)

Variable	*Rapport de la variation intra-individuelle sur la variation inter-individuelle*
Poids (livres)	0,04
Pression systolique (mmHg)	0,34
Pression diastolique (mmHg)	0,47
Cholestérol sérique (mg/dl)	0,38
Calories totales/jour	1,47
Cholestérol alimentaire (mg/jour)	3,00
Graisses saturées (% calories)	2,11
Graisses polyinsaturées (% calories)	4,40

Reproduit avec l'autorisation de LIU K. J. Chron Dis, 1978, 31, 399. Copyright 1978, Pergamon Press, PLC.

Les études menées chez les végétariens ou chez des populations consommant peu de graisses animales ont généralement montré une relation significative entre le cholestérol alimentaire et le taux sérique de cholestérol, cette relation ne pouvant être retrouvé chez les non-végétariens. Cette différence a été attribuée [16] à une influence plus forte dans l'équation de Keys [34] du cholestérol alimentaire sur le taux de cholestérol sérique pour les apports faibles (0-200 mg/jour) par rapport aux apports habituels (300-600 mg/jour). Dans une étude très récente, menée chez 233 familles ayant au départ une alimentation américaine habituelle, il n'y a pas de relation au début de l'étude entre l'alimentation et le taux de cholestérol. Les familles ont été incitées à adopter une alimentation pauvre en graisses et enrichie en hydrates de carbone. Au bout de 5 ans, la relation est devenue significative, la moitié des sujets ayant une alimentation comportant 30 % (en % des calories) ou moins de graisses [32].

ÉTUDES MÉTABOLIQUES

De nombreuses études métaboliques chez des sujets sains ont confirmé le rôle des graisses alimentaires sur le taux de cholestérol sérique. Déjà en 1952, Biggs montre que l'ingestion de cholestérol marqué au tritium permet de retrouver celui-ci au niveau du plasma et dans les plaques d'athérosclérose aortique [33]. Plusieurs séries d'études nutritionnelles ont établi ensuite que la cholestérolémie est fonction de la quantité et de la nature des lipides alimentaires. Les graisses alimentaires sont en grande partie des molécules de triglycérides, chaque molécule comprenant 3 longs acides gras estérifiés avec du glycérol. Les acides gras saturés n'ont que des liaisons simples et des chaînes linéaires qui cristallisent facilement, ce qui fait que le beurre est dur. Les acides gras insaturés contiennent une (monoinsaturée) ou plusieurs (polyinsaturées) doubles liaisons qui entraînent des courbures dans la chaîne carbonée, gênant la cristallisation, ce qui explique leur forme huileuse. Le taux de cholestérol sérique peut être diminué en abaissant l'apport en graisses saturées ou en augmentant l'apport en graisses insaturées. L'effet du cholestérol alimentaire est approximativement proportionnel à la racine carrée de sa concentration. Keys et Hegsted [34-35] ont développé des formules (tableau IX) qui permettent de prévoir la cholestérolémie moyenne d'une population à partir de la teneur alimentaire en acides gras saturés et insaturés. Elles permettent de prédire la variation de la cholestérolémie secondaire à la suppression ou à l'addition de certains aliments.

TABLEAU IX. – FORMULES PRÉDISANT LES EFFETS DE L'ALIMENTATION SUR LE TAUX DE CHOLESTÉROL SÉRIQUE

Formule de Keys : $\triangle$ cholestérol (mg/dl) = 1,35 (2 $\triangle$S – $\triangle$P) + 1,5 $\triangle$Z
Formule de Hegsted : $\triangle$ cholestérol (mg/dl) = 2,16 $\triangle$S – 1,65 $\triangle$P + 0,0677 $\triangle$C
S = acides gras saturés alimentaires en % des calories totales
P = acides gras polyinsaturés alimentaires en % des calories totales
C = cholestérol alimentaire en mg/jour
Z = racine carrée du cholestérol alimentaire en mg par jour/1 000 kcalories

La cholestérolémie théorique d'une population dont la relation 2 S – P est nulle, est égale à 1,52 g/l [36]. Cela correspondrait à la cholestérolémie physiologique, en dehors de tout effet de l'alimentation. La cholestérolémie moyenne d'une population apparaît ainsi comme la somme de deux facteurs :

1. une cholestérolémie basale sous l'influence de facteurs génétiques,

2. une fraction liée à l'alimentation et en particulier à la richesse de celle-ci en acides gras saturés et polyinsaturés [36].

Goldstein et Brown ont recherché s'il y a un taux plasmatique de LDL-cholestérol approprié au fonctionnement optimum des récepteurs LDL et à un apport optimum de cholestérol aux cellules [13]. Les récepteurs LDL sont capables de fournir une quantité de cholestérol suffisante à la croissance et au maintien de l'intégrité cellulaire sans que la cellule ne synthétise du cholestérol, lorsque la concentration de

LDL-cholestérol sérique avoisine 0,25 g/l (0,65 mmol). Ce taux est comparable à celui retrouvé dans de nombreuses espèces animales qui ne développent pas d'athérosclérose spontanée et au taux du nouveau-né [37].

L'effet inverse sur la cholestérolémie des acides gras polyinsaturés (P) et des acides gras saturés (S) a conduit à proposer le rapport P/S pour étudier et comparer l'alimentation d'une population à l'autre. Un rapport P/S bas (par ex. 0,2 en Grande-Bretagne) indique une alimentation riche en acides gras saturés. Un rapport P/S haut (par ex. 1,0 au Japon) indique une alimentation pauvre en acides gras saturés. D'autres indices tiennent davantage compte du rôle du cholestérol alimentaire, comme l'Index Cholestérol-Graisses Saturées = (1,01 × gr graisses saturées) + (0,05 × mg cholestérol alimentaire) [38].

Une étude métabolique récente a précisé les mécanismes de la variation de la cholestérolémie dans 5 populations différentes. La vitesse de production et le catabolisme du LDL-cholestérol ont été étudiés *in vitro* en mesurant la dégradation du LDL marqué par des cellules mononucléaires. Les variations du LDL-cholestérol entre les populations sont expliquées pour 65 % par les différences de vitesse de production, pour 14 % par les différences de vitesse du catabolisme. Une vitesse de production lente et un catabolisme rapide sont retrouvés chez les sujets ayant les taux les plus bas de LDL, peut-être du fait de l'activité forte des récepteurs aux LDL. Il existe une relation directe entre l'apport en acides gras saturés et la vitesse de production des LDL, entre l'apport en acides gras monoinsaturés et la vitesse du catabolisme. Ceci peut expliquer les différences du métabolisme des LDL retrouvées en comparant des populations différentes [39].

LES AUTRES ALIMENTS ET LE CHOLESTÉROL SÉRIQUE

A côté des graisses alimentaires, d'autres aliments peuvent modifier le taux de cholestérol sérique et les lipoprotéines. Ce sont essentiellement les fibres alimentaires et les hydrates de carbone, l'alcool.

FIBRES ALIMENTAIRES ET CHOLESTÉROL SÉRIQUE

Les fibres alimentaires sont des composants des végétaux. Elles constituent des macromolécules très différentes par leurs propriétés physico-chimiques et leur structure biochimique. Elles sont le plus souvent définies comme étant les résidus des cellules végétales résistant à l'hydrolyse par les enzymes alimentaires de l'homme. Cette définition inclut les substances végétales solubles (pectines, gommes, mucilages, alginates), mais exclut les amidons (« non-starch polysaccharides » ou « NSP »). Elles peuvent être classées selon leur hydro-solubilité. Les fibres structurelles (cellulose, lignine, certaines hémicelluloses) sont insolubles. Les fibres formant un gel naturel (pectines, gommes, mucilages et hémicelluloses restantes) sont solubles [40].

De nombreux travaux ont été consacrés ces dernières années à leur effet sur le taux de cholestérol sérique. Dans la plupart des études, les fibres insolubles modifient peu la cholestérolémie [40]. Les fibres solubles diminuent la réponse glycémique à un repas et abaissent le taux de cholestérol sérique [40].

L'effet des pectines, signalé par Keys dès 1961, est fonction de la dose jusqu'à des quantités d'environ 10 g/j [42]. L'adjonction de 3 pommes par jour à l'alimentation, correspondant à environ 2 g de pectines, diminue le taux de cholestérol sérique de 5 % [42].

Le psyllium entraîne une diminution du LDL-cholestérol de 9 % par rapport à un placebo chez des sujets hypercholestérolémiques. Dans ce travail, l'alimentation de base est diminuée en graisses saturées et la teneur en graisses ne varie pas durant l'étude [43].

Dans une étude récente, la gomme d'acacia ne modifie pas le taux de cholestérol sérique. La gomme de guar (10 g/jour) diminue le taux de cholestérol de 9,7 %. La baisse observée de la cholestérolémie est fonction de la dose (5 à 15 g/jour) avec un mélange à base de pectine, de psyllium, de gomme de guar [44].

Le son d'avoine et les flocons d'avoine ont suscité de nombreux travaux. Swain (tableau X) retrouve une baisse du taux de cholestérol sérique de 7,5 % avec 87 g/j de son d'avoine, une baisse de 7,1 % avec 93 g/j de farine de blé raffinée [45]. Ce régime enrichi en fibres est accompagné d'une diminution de la consommation en graisses saturées et d'une augmentation en graisses polyinsaturées. La baisse observée de la cholestérolémie pourrait être attribuée dans cette étude et dans des études comparables aux variations concomitantes de la teneur en graisses de l'alimentation. Anderson (tableau X) a étudié l'effet du son d'avoine et des haricots secs en chambre métabolique et à long terme. Dans la phase en chambre métabolique, la teneur en graisses de l'alimentation est maintenue constante, le taux de cholestérol sérique diminue de 19,3 % avec le son d'avoine, 18,7 % avec les haricots secs [46]. Cette étude a été conduite chez des sujets hypercholestérolémiques. L'importance de la baisse observée de la cholestérolémie est peut-être liée à un effet plus marqué des fibres alimentaires chez ces sujets. Anderson a étudié chez 24 hommes hypercholestérolémiques, l'effet de 120 g de haricots blancs + 107 g de sauce tomate en l ou plusieurs doses, de 162 g de haricots blancs avec 20 g de sauce tomate. La cholestérolémie diminue de 8,7 % à 11,6 % (tableau X) [47].

Plusieurs travaux ont insisté sur le rôle des modifications des apports en graisses qui sont souvent associés à l'enrichissement en fibres alimentaires. Van Horn (tableau X) observe une réduction de 5,2 % du taux de cholestérol sérique avec un régime diminué en graisses. L'adjonction de fibres ne diminue la cholestérolémie que de 3 % [48]. Demark-Wahnefried (tableau X) ne retrouve pas de modification de la cholestérolémie avec un régime pauvre en graisses enrichi ou non en fibres [49]. Des résultats similaires ont été rapportés par Judd et Truswell [50]. Kestin, dans une étude rigoureuse en double aveugle récente a comparé les effets du son d'avoine, du son de riz et du son de blé. Dans cette étude, l'apport calorique total, l'apport en graisses et en hydrates de carbone est le même dans les groupes. Seul, le son d'avoine entraîne une baisse du cholestérol total et du LDL-cholestérol [51]. Davidson a étudié l'effet de 6 doses différentes de Bêta-glucan, qui est la fibre hydrosoluble de l'avoine. Six groupes de sujets ont reçu des doses différentes de flocons d'avoine et de son d'avoine, le 7ᵉ groupe a reçu un placebo. La seule différence de l'apport alimentaire entre les groupes est la dose de Bêta-glucan, tous les groupes ont reçu la même quantité de graisses alimentaires. Sous Bêta-glucan le taux de cholestérol total diminue de 6,9 % à 9,5 % et il y a un effet dose-réponse avec un plateau obtenu pour une dose de 4 g environ de Bêta-glucan par jour [52].

TABLEAU X. – EFFETS DE L'ENRICHISSEMENT DE L'ALIMENTATION EN FIBRES ALIMENTAIRES SUR LE TAUX DE CHOLESTÉROL SÉRIQUE

Étude	*Fibre alimentaire*	*Variation de la cholestérolémie*
Swain (45)	– 87 g de son d'avoine	– 7,5 %
1990	– 93 g de farine de blé	– 7,1 %
Kirby (53)	– 100 g de son d'avoine	– 13 %
1981	vs régime pauvre en fibres	
De Groot (54)	– 140 g de flocons d'avoine	– 11 %
1963	vs régime pauvre en fibres	
Van Horn (48)	– 39 g de son d'avoine ou 35 g de flocons d'avoine+régime pauvre en graisses	– 3 %
1986	vs régime pauvre en graisses	
Demark-Wahnefried (49)	– 50 g de son d'avoine+régime pauvre en graisses	– 13,1 %
1990	– régime pauvre en graisses	– 17,1 %
	– 50 g de son d'avoine	– 12,39 %
	– 42,5 g de son d'avoine pré-paré	– 10,1 %
Judd (50)	– 125 g de flocons d'avoine	– 8 %
1981	vs pauvre en fibres	
Kestin (51)	– 95 g de son d'avoine	– 4,9 %
1990	– 60 g de son de riz	non significative
	– 35 g de son de blé	non significative
Miettinen (55)	– fibres solubles	– 11,2 %
1983	– fibres non solubles	– 2,7 %
Anderson (46)	– 100 g de son d'avoine	– 19,3 %
1987	– 50 g de son d'avoine	– 19,8 %
	– 100 g de haricots secs	– 18,7 %
	– 120 g de haricots blancs	– 14,7 %
Anderson (47)	– 120 g de haricots blancs+107 g de sauce tomate en 1 dose	– 8,7 %
1990	– 120 g de haricots blancs + 107 g de sauce tomate en plusieurs doses	– 11,6 %
	– 162 g de haricots blancs + 20 g de sauce tomate	– 10,3 %

Plusieurs mécanismes ont été proposés pour expliquer la baisse du taux de cholestérol sérique [40].

1) les fibres solubles se lient aux acides biliaires, modifient la formation des micelles dans l'iléon proximal et diminuent l'absorption des acides gras et du cholestérol ;

2) les fibres solubles augmentent l'excrétion fécale des acides gras, diminuent leur pool circulant ce qui favorise la conversion du cholestérol en sels biliaires ;

3) la fermentation des fibres par les bactéries coliques augmente la production d'acides gras à chaîne courte — acétate, propionate et butyrate — qui passent quasi complètement dans la circulation porte et diminuent la synthèse hépatique du cholestérol.

HYDRATES DE CARBONE ET CHOLESTÉROL SÉRIQUE

L'hypothèse d'un rôle du sucre raffiné sur les CI et le taux de cholestérol sérique formulée par Yudkin en 1957 n'a pas été confirmée par les études ultérieures [56]. Le rôle bénéfique des hydrates de carbone a été par contre souligné ces dernières années. Grande montre en 1965, que les légumes diminuent le taux de cholestérol sérique [57]. Dans l'étude de Porto Rico et de Honolulu, il existe une relation inverse significative entre le taux de cholestérol sérique et la consommation d'amidon [58]. Cette relation est significative mais faible.

Les études métaboliques isocaloriques de Keys et Hegsted dans les années 1960 ont montré que les hydrates de carbone ne modifient pas le taux sérique de cholestérol [34, 35]. Les études ultérieures ont confirmé ces résultats [59]. Quand ils remplacent les acides gras saturés dans l'alimentation, les hydrates de carbone diminuent le taux de cholestérol total, de LDL-cholestérol, de HDL-cholestérol, élèvent le taux des triglycérides [59]. Grundy, par exemple, a comparé l'effet de 3 régimes : un régime riche en graisses saturées avec 43 % d'hydrates de carbone, un régime riche en acides gras monoinsaturés, un régime pauvre en graisses et enrichi en hydrates de carbone (63 %). Le régime enrichi en hydrates de carbone diminue le taux de cholestérol total de 8 %, de LDL-cholestérol de 15 %. Il augmente les triglycérides de 32 % et diminue le taux de HDL-cholestérol de 15 % [60]. Des résultats comparables ont été obtenus dans d'autres études [61]. L'effet sur les triglycérides est dû à l'augmentation de la synthèse des VLDL, (lipoprotéines de très basse densité) riches en triglycérides, et à une diminution de leur catabolisme [62]. A long terme, l'élévation des triglycérides peut s'estomper ou persister [61].

On peut rappeler l'étude de Knuiman qui montre dans plusieurs populations la relation inverse entre les hydrates de carbone et le taux de HDL-cholestérol [9].

ALCOOL ET LIPIDES

Les études de comparaison entre populations ou à l'intérieur d'une population sont en faveur d'une relation inverse entre la consommation d'alcool et la mortalité par CI. Le mécanisme de l'effet bénéfique de l'alcool a longtemps été attribué à son effet sur le HDL-cholestérol. La variation des autres lipoprotéines est moins importante.

L'alcool modifie peu le taux de LDL-cholestérol pour des consommations moyennes [63]. Pour des consommations plus élevées, le taux de LDL-cholestérol a tendance a diminuer [64], cette baisse pouvant être attribuée à une diminution de la consommation de graisses alimentaires que l'on rencontre souvent chez les forts buveurs.

L'alcool élève les triglycérides, surtout chez les sujets ayant au départ une hypertriglycéridémie [65].

La grande majorité des études montre que l'alcool élève le taux de HDL-cholestérol [63-66] et dans une étude récente, c'est le seul aliment qui a une relation significative avec le taux de HDL-cholestérol [23]. L'élévation du taux de HDL-cholestérol sous l'effet de l'alcool est mise en évidence à la fois dans les études épidémiologiques [64-67] et dans les études dynamiques d'ingestion de quantités variables d'alcool [66]. Les études de restriction confirment que l'abstinence entraîne une diminution du taux de HDL-cholestérol [66].

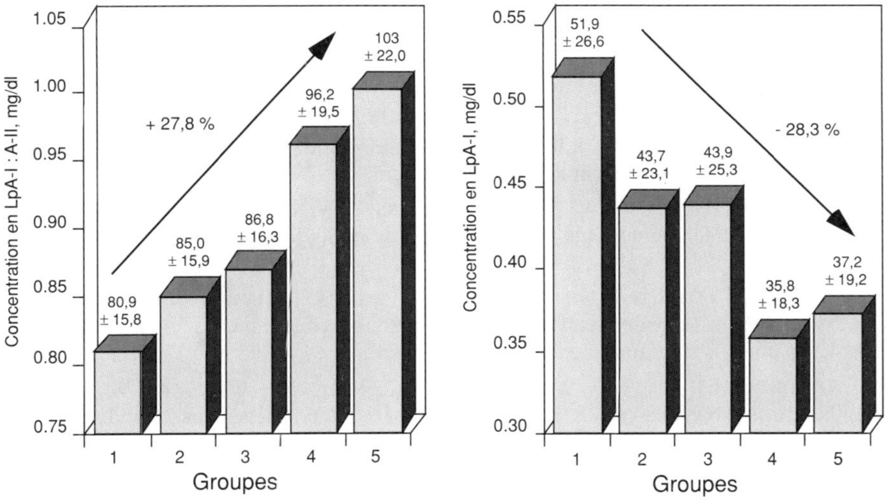

FIG. 13. – *Concentration en apolipoprotéines A-I et A-II et en apolipoprotéine A-I selon la consommation d'alcool cotée de 1 à 5* (PUCOIS).

Les HDL sont des lipoprotéines très hétérogènes au sein desquelles il est important de préciser quelle est la fraction antiathérogène. Deux classifications sont proposées. L'une, basée sur les caractéristiques physico-chimiques, permet d'individualiser les HDL 2, les moins denses, qui auraient un rôle antiathérogène, et les HDL 3, plus denses, qui auraient une relation plus faible avec l'athérosclérose. La deuxième classification est basée sur la composition en apolipoprotéines [68]. Dans cette classification, les LDL sont constituées de 2 types de particules lipoprotéiques, celles qui contiennent à la fois les apo A I et les apo A II (Lp AI-AII) et celles qui contiennent uniquement les apo AI (Lp AI). Certaines études cliniques et *in vitro* sont en faveur d'un effet antiathérogène des Lp AI [69].

Les résultats des études sur l'effet de l'alcool sur les HDL 2 et les HDL 3 sont discordants. Certaines études montrent que l'alcool élève à la fois les HDL 2 et les HDL

3 [70, 71, 72], dans d'autres travaux, l'alcool ne modifie que le taux de HDL 3 [73, 74, 75].

Fruchart a étudié l'effet de l'alcool sur les lipoprotéines (fig. 13) chez 344 hommes répartis en 5 groupes selon leur consommation d'alcool (groupe O : 0 à 200 g/semaine, groupe 5 : plus de 800 g/semaine). Sous l'effet de l'alcool, la Lp A-I–A-II augmente, la LpA-I diminue. Pour l'auteur, l'augmentation des HDL observée chez les buveurs est due à l'élévation de la LpA-I–A-II avec une diminution de la Lp A-I. [76].

BIBLIOGRAPHIE

[1] DE LANGEN C.D., Cholesterol metabolism and racial pathology (dutch). *Geneesh. Tydsch. Ned. Indië.*, 1916, *56*, 1-34.

[2] KEYS A., *Seven countries. A multivariate analysis of death and coronary heart disease.* Cambridge, Massachusetts : Harvard University Press, 1980.

[3] KESTELOOT H., GEBOERS J., JOOSSENS J.V., On the within-population relationship between nutrition and serum lipids : the B.I.R.N.H. Study. *Eur. Heart J.*, 1989, *10*, 196-202.

[4] KESTELOOT H., GEBOERS J., PIETINEN P., On the within population relationship between dietary habits and serum lipid levels in Belgium. *Eur. Heart J.*, 1987, *8*, 821-831.

[5] KESTELOOT H., BANDE J., PILLE J., GEBOERS J., VERTENTEN E., DE HEMPTINNE J., VAN HOUTE O., Serum lipid distribution and mortality in Belgium. *Eur. Heart J.*, 1984, *5*, 778-783.

[6] KATO H., TILLOTSON J., NICHAMAN M.Z., RHOADS G.G., HAMILTON H.P., Epidemiologic studies of coronary heart disease and stroke in japanese men living in Japan, Hawaï and California : serum lipid and diet. *Ann. J. Epidemiol.*, 1973, *97*, 372-385.

[7] UESHIMA H., IDA M., SHIMAMOTO T., KONISHI M., TANIGAKI M., DOI M., NAKANISHI N., TAKAYAMA Y., OZAWA H., KIMACHI Y., Dietary intake and serum total cholesterol level : their relationship to different lifestyles in several Japanese populations. *Circulation*, 1982, *66*, 519-526.

[8] TREVISAN M., KROGH V., FREUPENHEIM J., BLAKE A., MUTI P., PANICO S., FARINARO E., MANCINI M., MENOTTI A., RICCI G., Consumption of olive oil, butter and vegetable oils and coronary heart disease risk factors. *J.A.M.A.*, 1990, *263*, 688-692.

[9] KNUIMAN J.T., WEST C.E., KATAN M.B., HAUTVAST J.G.A.J., Total cholesterol and high-density lipoprotein cholesterol levels in populations differing in fat and carbohydrate intake. *Arteriosclerosis*, 1987, *7*, 612-619.

[10] GROEN J.J., TIJONG K.B., KOSTER M., WILLEBRANDS A. *et al.*, The influence of nutrition and ways of life on blood cholesterol and the prevalence of hypertension and coronary heart disease among Trappist and Benedictine monks. *Am. J. Clin. Nutr.,* 1962, *10*, 456-470.

[11] LEE K.T., KIM D.N., HAN Y.S., GOODALE F., Geographic studies of arteriosclerosis. *Arch Environ Health*, 1962, *4*, 4.

[12] SACKS F.M., CASTELLI W.P., DONNER A., KASS E.H., Plasma-lipid levels and lipoproteins in vegetarians and controls. *N. Engl. J. Med.*, 1975, *292*, 1 148-1 151.

[13] SACKS F.M., ORNISH D., ROSNER B., Mc LANAHAN S., CASTELLI W.P., KASS E.H., Plasma lipoprotein levels in vegetarians. The effect of ingestion of fats from dairy products. *J.A.M.A.*, 1985, *254*, 1 337-1 341.

[14] HARDINGE M.G., STARE F.J., Nutritional studies of vegetarians. 2 : dietary and serum levels of cholesterol. *Am. J. Clin. Nutr.,* 1954, *2*, 83.

[15] NIEMAN D.C., UNDERWOOD B.C., SHERMAN K.M., ARABATZIS K., BARBOSA J., JOHNSON M., SHULTZ T.D., Dietary status of Seventh-day Adventist vegetarian and non vegetarian elderly women. *J. Am. Diet. Assoc.*, 1989, *89*, 1 763-1 769.

[16] KUSHI L.H., SAMONDS K.W., LACEY J.M. *et al.*, The association of dietary fat with serum cholesterol in vegetarians : the effects of dietary assessment on the correlation coefficient. *Am. J. Epidemiol.*,1988, *128*, 1 054-1 064.

[17] MANN F.Y., SERRY A., GRAY M., JARASHOW D., Atherosclerosis in the Masaï. *Am. J. Epidemiol.*, 1971, *95*, 26-37.

[18] Mc GILL H.C., The relationship of dietary cholesterol tо serum cholesterol concentration and to atherosclerosis in man. *Am. J. Clin. Nutr.*, 1979, *32*, 2 664 - 2 702.

[19] CONNOR W.E., CERQUEIRA M.T., CONNOR R.W., WALLACE R.B., MALINOW M.R., CASDORPH H.R., The plasma lipids, lipoproteins and diet of the Tarahumara Indians of Mexico. *Am. J. Clin. Nutr.*, 1978, *31*, 1 131-1 142.

[20] EASTY D.L., The relationships of diet to serum cholesterol levels in young men in Antartica. *Br. J. Nutr.,* 1970, *24*, 307-312.

[21] WARD S.D., MELIN J.R., LLOYD F.P., NORTON J.A. Jr, CHRISTIAN J.C., Determinants of plasma cholesterol in children - a family study. *Am. J. Clin. Nutr.,* 1980, *33*, 63-70.

[22] SHEKELLE R.B., SHRYOCK A., PAUL O., LEPPER M., STAMLER J., LIU S., RAYNOR W.J. Jr., Diet, serum cholesterol and death from coronary heart disease. The Western Electric Study. *N. Engl. J. Med.*, 1981, *304*, 65-70.

[23] THOROGOOD M., ROE L., Mc PHERSON K., MANN J., Dietary intake and plasma lipid levels : lessons from a study of the diet of health conscious groups. *Br. Med.,* 1990, *300*, 1 297-1 301.

[24] GORDON T., The Framingham diet study : diet and the regulation of serum cholesterol. *In* Kannel WB, Gordon T, eds. The Framingham Study : an epidemiological investigation of cardiovascular disease (section 14), Washington DC, *Government printing office*, 1970.

[25] NICHOLS A.B., RAVENSCROFT C., LAMPHIEAR D.E., OSTRANDER L.D. Jr., Independance of serum lipid levels and dietary habits : the Tecumseh study. *J.A.M.A.*, 1976, *236*, 1 948-1 953.

[26] KAHN H.A., MEDALIE J.H., NEUFELD H.N., RISS E., BALOGH M., GROEN J.J., Serum cholesterol : its distribution and association with dietary and others variables in a survey of 10 000 men. *Isr. J. Med. Sci.*, 1969, *5*, 1 117-1 127.

[27] JACOBS D.R., ANDERSON J.T., BALCKBURN H., Diet and serum cholesterol. Do zero correlations negate the relationship. *Am. J. Epidemiol.*, 1979, *110*, 77-87.

[28] LIU K., STAMLER J., DYER A., Mc KEEVER J., Mc KEEVER P., Statistical method to assess and minimise the role of intraindividual variability in obscuring the relationship between dietary lipids and serum cholesterol. *J. Chron. Dis.*, 1978, *31*, 399-418.

[29] MARR J.W., HEADY J.A., Within and between person variation in dietary surveys : number of days needed to classify individuals. *Hum. Nutr. Appl. Nutr.*, 1980, *40*, 347-364.

[30] THOMSON M., ELTON R.A., FULTON M., BROWN S., WOOD D.A., OLIVER M.F., Individual variation in the dietary intake of a group of Scottish men. *Hum. Nutr. Diet.*, 1988, *1*, 47-57.

[31] SIMONS L.A., Dietary fats in the causation of coronary heart disease *Cur. op lipid.*, 1990, *1*, 23-28.

[32] CONNOR S.L., GUSTAFSON J.R., SEXTON G. *et al.*, The Diet Habit Survey : a new method of dietary assessment that relates to plasma cholesterol changes. *J. Am. Diet. Assoc.*, 1992, *92*, 41-47.

[33] BIGGS M.N., KRITCHEVSKY D., COLMAN D. *et al.*, Observations on the fate of ingested cholesterol in man. *Circulation*, 1952, *6*, 359-366.

[34] KEYS A., ANDERSON J.T., GRANDE F., Serum cholesterol response to change in the diet. *Metabolism*, 1965, *14*, 747-787.

[35] HEGSTED D.M., Mc GRANDY R.B., MYERS M.L., STARE F.J., Quantitative effects of dietary fat on serum cholesterol in man. *Am. J. Clin. Nutr.*, 1965, *17*, 281-295.

[36] RICHARD J.L., Nutrition et cardiopathies ischémiques. *Cah. Nutr. Diet.*, 1983, *18*, 17-27.

[37] GOLDSTEIN J.L., BROWN M.S., Insights into the pathogenesis of arteriosclerosis derived from studies of familial hypercholesterolemia. *In* Carlson LA, Pernow B, eds. *Metabolic risk factors in ischemic cardiovascular disease*, New York : Raven Press, 1982, 17-34.

[38] CONNOR S.L., ARTAUD-WILD S.M., CLASSICK-KOHN C.J., GUSTAFSON J.R., FLAVELL D.P., HATCHER L.F., CONNOR W.E., The cholesterol saturated-fat index : an indication of the hypercholesterolaemic and atherogenic potential of food. *Lancet*, 1986, 1229-1232.

[39] INTERNATIONAL COLLABORATIVE STUDY GROUP., Metabolic epidemiology of plasma cholesterol. Mechanisms of variation of plasma cholesterol within populations and between populations. *Lancet*, 1986, 991-996.

[40] COUNCIL on SCIENTIFIC AFFAIRS, Am Diet Ass., Chicago Ill., Dietary fiber and health. *J.A.M.A.*, 1989, *262*, 542-546.

[41] PALMER G.H., DIXON D.G., Effect of pectin dose on serum cholesterol levels. *Am. J. Clin. Nutr.*, 1966, *18*, 437-442.

[42] GIRAULT A., BLED F., BOUVIER J.M., CORNET D., GIRAULT M., Effets bénéfiques de la consommation de pommes sur le métabolisme lipidique chez l'homme. *Entretiens de Bichat Therapeutique*, Expansion Scientifique Française, Paris, 1988, 76-79.

[43] ANDERSON J.W., FLOORE T.L., GEIL P.B., O'NEAL D.S., BALM T.K., Hypocholesterolemic effects of different bulkforming hydrophilic fibers as adjuncts to dietary therapy in mild to moderate hypercholesterolemia. *Arch. Intern. Med.*, 1991, *151*, 1597-1602.

[44] HASKELL W.L., SPILLER G.A., JENSEN C.D. *et al.*, Role of water-soluble dietary fiber in the management of elevated plasma cholesterol in healthy subjects. *Am. J. Cardiol.*, 1992, *69*, 433-439.

[45] SWAIN J.F., ROUSE I.L., CURLEY C.B., SACKS F.M., Comparison of the effets of oat bran and low-fiber wheat on serum lipoprotein levels and blood pressure. *N. Engl. J. Med.*, 1990, *322*, 147-152.

[46] ANDERSON J.W., Dietary fiber, lipids and atherosclerosis. *Am J. Cardiol*, 1987, *60*, 17G-22G.

[47] ANDERSON J.W., GUSTAFSON N.J., SPENCE D.B., TIETYEN J., BRYANT C.A., Serum lipid response of hypercholesterolemic men to single and divided doses of canned beans. *Am. J. Clin. Nutr.*, 1990, *51*, 1013-1019.

[48] VAN HORN L.V., LIU K., PARKER D. *et al.*, Serum lipid response to oat product intake with a fat-modified diet. *J. Am. Diet. Assoc.*, 1986, *86*, 756-764.

[49] DEMARK-WAHNEFRIED W., BOWERING J., COHEN P.S., Reduced serum cholesterol with dietary change using fat-modified and oat bran supplemented diets. *J. Am. Diet. Assoc.*, 1990, *90*, 223-229.

[50] JUDD P.A., TRUSWELL A.S., The effect of rolled oats on blood lipids and feed steroid excretion in man. *Am. J. Clin. Nutr.*, 1981, *34*, 2 061-2 067.

[51] KESTIN M., MOSS R., CLIFTON P.M., NESTEL P.J., Comparative effects of three cereal brans on plasma lipids blood pressure, and glucose metabolism in mildly hypercholesterolemic men. *Am. J. Clin. Nutr.*, 1990, *52*, 661-666.

[52] DAVIDSON M.H., DUGAN L.D., BURNS J.H., BOVA J., STORY K., DRENNAN K.B., The hypocholesterolemic effects of Beta-glucan in oatmeal and oat bran. A dose controlled study. *J.A.M.A.*, 1991, *265*, 1 833-1 839.

[53] KIRBY R.W., ANDERSON J.W., SIELING B. *et al.*, Oat-bran intake selectively lowers serum low-density lipoprotein cholesterol concentrations of hypercholesterolemic men. *Am. J. Clin. Nutr.*, 1981, *34*, 824-829.

[54] DE GROOT A.P., LUYKEN R., PIKAAR N.A., Cholesterol-lowering effect of rolled oats. *Lancet*, 1963, *2*, 303-304.

[55] MIETTINEN T.A., Dietary fiber and lipids. *Am. J. Clin. Nutr.*, 1987, *45*, 1 237-1 242 (suppl).

[56] GRANDE F., Sugars in cardiovascular disease *in Sugars in nutrition*, Sipple Hl and Mc Nutt KW eds, Academic Press New York, 1974, 402-437.

[57] GRANDE F., ANDERSON J.T., KEYS A., Effect of carbohydrates of leguminares seeds, wheat and potatoes on serum cholesterol level in man. *Am. J. Clin. Nutr.*, 1965, *86*, 313.

[58] GORDON T., KAGAN A., GARCIA-PALMIERI M., KANNEL W.B., ZUKEL W.J., TILLOTSON J., SORLIE P., HJORTLAND M., Diet and its relation to coronary heart disease and death in three populations. *Circulation*, 1981, *63*, 500-515.

[59] GRUNDY S.M., DENKE M.A., Dietary influences on serum lipids and lipoproteins. *J. Lipid Res.*, 1990, *31*, 1 149-1 172.

[60] GRUNDY S.M., Comparison of monounsatured fatty acids and carbohydrates for lowering plasma cholesterol. *N. Engl. J. Med.*, 1986, *314*, 745-748.

[61] BRUSSAARD J.H., KATAN M.B., GROOT P.H., HAVEKES L.M., HAUTVAST J.G., Serum lipoproteins of healthy persons fed a low fat diet or a polyunsatured fat for three months. A comparaison of two cholesterol-lowering diet. *Atherosclerosis*, 1982, *42*, 205-219.

[62] HUFF M.W., NESTEL P.J., Metabolism of apolipoproteins CII, CIII1, CIII2, and VLDL Beta in human subjects consuming high carbohydrate diets. *Metabolism*, 1982, *31*, 493.

[63] STEINBERG P., PEARSON T.A., KULLER L.E., Alcool and atherosclerosis. *Ann. Intern. Med.*, 1991, *114*, 967-976.

[64] HULLEY S.B., GORDON S., Alcool and high-density lipoprotein cholesterol. Causal inference from diverse study designs. *Circulation*, 1981, *64* (suppl. III), 57-63.

[65] GINSBERG H., OLEFSKY J., FARQUMAR J.W., TREAVEN G.M., Moderate ethanol ingestion and plasma triglyceride levels. *Ann. Intern. Med.*, 1974, *80*, 143-149.

[66] GHALIM M., HUGOT-PUCHOIS A., PUCHOIS P., PARRA H.J., FRUCHART J.C., Influences de l'alcool sur les lipides plasmatiques et l'athérogénèse. Aspects épidémiologiques et biochimiques. *Presse Méd.*, 1991, *20*, 507-512.

[67] ERNST N., FISHER M., SMITH W. *et al.*, The association of plasma high-density lipoprotein cholesterol with dietary intake and alcohol consumption. *Circulation*, 1980, *62* (Suppl. IV), 41-52.

[68] PUCHOIS P., FRUCHART J.C., ALAUPOVIC P., Mise au point sur les classifications des lipoprotéines plasmatiques. *Ann. Biol. Clin.*, 1985, *43*, 831-840.

[69] FRUCHART J.C., Lipoproteines de haute densité (HDL) et transfert reverse du cholestérol. *Sang Thromboses Vaisseaux*, 1989, *1*, 24-29.

[70] MASAREI J.R.L., PUDDEY I.B., ROUSE I.L., LYNCH W.J., VANDONGEN R., BEILIN L.J., Effects of alcohol consumption on serum lipoprotein lipid and apolipoprotein concentrations. *Atherosclerosis*, 1986, *60*, 79-87.

[71] TASKINEN M.R., VALIMÄKI M., NIKKILÄ E.A., KUUSI T., EHNHOLM C., YLIKAHRI R., High-density lipoprotein subfractions and postheparin plasma lipases in alcoholic men before and after ethanol withdrawal. *Metabolism*, 1982, *31*, 1168-1174.

[72] VÄLIMARKI M., NIKKILÄ E.A., TASKINEN M.R., YLIKAHRI R., Rapid decrease in high-density lipoprotein subfractions and postheparin plasma lipase activities after cessation of chronic alcohol intake. *Atherosclerosis*, 1986, *59*, 147-153.

[73] HASKELL W.L., CAMARGO C. Jr, WILLIAMS P.T., VRANIZAN K.M., KRAUSS R.M., LINDGREN F.T., WOOD P.D., The effect of cessation and resumption of moderate alcohol

intake on serum high-density lipoprotein subfractions. *N. Engl. J. Med.*, 1984, *310*, 805-810.

[74] Williams P.J., Krauss R.M., Wood P.D., Albers J.J., Dreaon D., Ellsworth D., Association of diet and alcohol intake with high-density lipoprotein subclasses. *Metabolism*, 1985, *34*, 524-530.

[75] Robinson D., Ferns G.A.A., Bevan E.A., Stocks J., Williams P.T., Galton D.J., High -density lipoprotein subfractions and coronary risk factors in normal men. *Arteriosclerosis*, 1987, *7*, 341-346.

[76] Puchois P., Ghalim N., Zylbergerg G., Fievet P., Demarquilly C., Fruchart J.C., Effect of alcohol intake on human apolipoprotein A-I containing lipoprotein subfractions. *Arch. Intern. Med.*, 1990, *150*, 1 638-1 641.

3

RELATION ENTRE GRAISSES ALIMENTAIRES ET MALADIES CORONARIENNES

Les études expérimentales animales ont les premières montré qu'il y a une relation entre les graisses alimentaires et l'athérosclérose, par le biais d'une hypercholestérolémie. Les études anatomiques ont apporté d'autres arguments. Pour démontrer la relation entre graisses alimentaires et CI, l'idéal serait un essai de Prévention Primaire par le Régime. Cet essai a été entrepris, puis abandonné pour des raisons de faisabilité et économiques [l]. L'intérêt des études épidémiologiques est qu'elles portent sur des échantillons très vastes de sujets recevant la même alimentation depuis une longue période, ce qui permet de diminuer les effets des facteurs confondants, sans qu'il soit possible cependant de les éliminer. Les importantes variations de la teneur en graisses de l'alimentation d'une population à l'autre favorisent l'étude de l'influence de celle-ci sur l'incidence des CI; celle-ci est à l'inverse moins aisée à l'intérieur d'une population.

ÉTUDES EXPÉRIMENTALES ANIMALES

Ignatowski en 1908 montre que des lapins nourris avec de la viande crue ou avec du lait et des jaunes d'œuf développent une athérosclérose [2].

Anitschkow en 1913 provoque chez le lapin une athérosclérose avec un régime enrichi en cholestérol. [3]. Ces études initiales chez le lapin ont longtemps été oubliées et critiquées. Il est vrai que les régimes utilisés étaient excessifs, entraînant des cholestérolémies dépassant 10 g/l. Depuis ces premiers travaux des régimes moins riches en cholestérol, maintenus plus longtemps, ont été utilisés. Ils entraînent une athérosclérose chez le lapin avec une cholestérolémie entre 2 et 3 g/l [4]. Une athérosclérose expérimentale a pu être induite chez la plupart des espèces animales, en particulier chez le primate [5].

Faggiato a mené une série d'études chez le macaque qui établit pour la première fois la progression des lésions de la strie graisseuse à la plaque fibreuse. La cholestérolémie des primates est de 0,5 à 10 g/l. Au bout de 12 jours d'hyperlipidémie, l'adhésion des monocytes aux cellules intimales est visible. Le troisième mois, on observe des défauts dans la couche endothéliale exposant les cellules spumeuses sous-jacentes au flux circulatoire. Des cellules spumeuses sont retrouvées dans des frottis sanguins, témoignant de la possibilité d'émigration des macrophages surchargés en lipides. Au bout de quatre mois, on observe des défauts endothéliaux avec une adhésion des plaquettes et des microthombi. A 13 mois, on retrouve la plaque fibreuse avec des zones nécrotiques [5]

Les différentes séquences qui conduisent à la plaque fibreuse ont pu être détaillées dans une étude de Rogers, chez le rat recevant un régime enrichi en cholestérol, avec une cholestérolémie multipliée par 3 ou 4. L'adhérence des macrophages aux cellules endothéliales et aux cellules musculaires lisses est augmentée de 50 à 80 %. La production de substances chémotactiques est mise en évidence par une multiplication par 6 ou 7 de la migration des cellules musculaires lisses. La croissance des cellules musculaires lisses est multipliée par 5 [6].

Des études menées chez le singe Rhésus ont permis d'analyser la sévérité des lésions athéroscléreuses selon le régime alimentaire. Un régime athérogène (0,5 % de cholestérol) pendant 19 mois entraîne une athérosclérose modérée comparable à celle de l'homme de 35 ans. Le maintien du régime pendant 38 mois conduit à une athérosclérose comparable à celle de l'homme de 50 ans [7].

ÉTUDES ANATOMIQUES

L'*International Atherosclerosis Project* a étudié à l'autopsie l'étendue des lésions athéroscléreuses aortiques et coronariennes chez 31 000 sujets âgés de 10 à 69 ans, décédés entre 1960 et 1965. L'étude a porté sur 15 pays répartis dans le monde, avec 2 villes industrielles : La Nouvelle-Orléans et Oslo et des pays non industrialisés. Il y a une forte corrélation entre l'étendue des lésions athéroscléreuses et le pourcentage dans l'alimentation des graisses totales ($r = 0,668$, $p < 0,01$). L'étude ne précise pas le pourcentage en calories apporté par les graisses saturées et le cholestérol alimentaire. Des études complémentaires ont montré que les stries graisseuses sur les artères coronaires, constatées entre 10 et 39 ans sont significativement reliées à la fréquence des lésions fibreuses coronariennes constatées plusieurs décades plus tard [8].

Moore a reconstitué la consommation alimentaire de 253 hommes âgés de 20 à 60 ans décédés à la Nouvelle-Orléans. Leur consommation alimentaire a été appréciée par l'interrogatoire des épouses, par un questionnaire détaillé sur l'alimentation de leurs maris, pendant 28 jours lors de leur dernière année de vie. Quand les résultats sont analysés sur la base du rapport aliment/calorie, les protéines d'origine animale et les graisses sont associées à l'étendue des lésions athéroscléreuses coronaires appréciées à l'examen anatomique [40].

ÉTUDES ÉPIDÉMIOLOGIQUES COMPARANT DES INDICES DE MORTALITÉ CORONARIENNE ET DE CONSOMMATION ALIMENTAIRE

Ces études comparent des indices globaux de consommation alimentaire établis par la FAO (Food and Agriculture Organisation) de l'ONU aux chiffres de la mortalité par CI établis par l'OMS.

LES DIFFÉRENTES ÉTUDES

Keys publie la première étude en 1953 portant sur 6 pays, Yerushalmy rapporte en 1957 une étude sur 22 pays [9, 10]. Elles montrent une association significative entre les composants alimentaires et la mortalité par CI.

Jolliffe dans une étude portant sur 20 pays développés retrouve une forte corrélation entre la mortalité par CI et la consommation de graisses saturées. Il souligne la prudence nécessaire dans l'interprétation de ces études sur des grands groupes. Plusieurs facteurs alimentaires ont des relations entre eux et ils pourraient être considérés comme indépendants [11].

Connor compare la mortalité par CI dans 24 pays à l'apport en cholestérol alimentaire. La corrélation est positive et forte entre les 2 variables r = 0,828 [12].

Lopez compare la mortalité par CI de 15 pays européens à leur consommation alimentaire. Il y a une forte corrélation entre la mortalité par CI et la consommation de graisses totales et de graisses saturées [13].

Masironi retrouve les mêmes résultats dans une étude portant sur 37 pays. Cependant les modifications de la mortalité coronarienne ne sont pas associées à des modifications de l'alimentation [14].

Eskin a étudié la relation entre la consommation d'œufs et la mortalité par CI au Royaume-Uni pour 3 groupes d'âge, de 25 à 44 ans, 45 à 64 ans, 65 à 74 ans. L'étude a porté sur la période de 1920 à 1966. Si l'on met à part la période de la Deuxième Guerre mondiale, il y a un parallélisme étroit entre l'augmentation de la consommation d'œufs et l'augmentation de la mortalité par CI, ce qui souligne le rôle du cholestérol alimentaire [15].

Stamler rapporte en 1970 une étude sur 22 pays. En analyse univariée, il y a une corrélation significative entre la mortalité par CI des hommes d'âge moyen et la consommation de graisses totales, de cholestérol alimentaire, de graisses saturées, de protéines d'origine animale et de saccharose [16].

Armstrong a analysé la mortalité par CI et la consommation alimentaire de 30 pays disposant de statistiques de mortalité spécifique par cause fiables (moins de 15 % de décès attribués à la sénilité ou à des causes mal définies). Ces 30 pays comportent des pays industrialisés et des pays peu développés. Les aliments qui ont une corrélation positive significative avec la mortalité par CI sont les graisses totales, les graisses saturées, les protéines animales, les protéines totales, la ration calorique totale, la viande, les œufs, le lait, le sucre, le thé et le café. Une corrélation négative est retrouvée pour les céréales et les produits végétaux [17].

Stamler dans une étude portant sur 20 pays retrouve une corrélation positive entre la mortalité par CI et la consommation de graisses totales et saturées, de cholestérol alimentaire, de protéines totales, la ration calorique totale, les œufs, la viande, les volailles, les produits laitiers, les sucres et les sirops (tableau XI). Il y a une corrélation négative pour les végétaux à base d'amidon et les céréales. D'autres indices qui reflètent le mode de vie des pays industrialisés comme le Produit National Brut par habitant, le nombre de voitures pour 100 personnes, ont aussi une corrélation positive [18].

Wen et Gershoff ont comparé l'évolution de la mortalité par CI au Japon entre 1950 et 1968 aux modifications de l'alimentation. Durant cette période, la mortalité par CI a augmenté de 33,2 pour 100 000 à 82,4 pour 100 000 (mortalité ajustée à l'âge chez les hommes de plus de 30 ans). La consommation journalière de cholestérol a augmenté de 93 mg à 381 mg, les graisses totales de 8 à 18 % des calories, les graisses saturées de 1,8 % à 5,1 % des calories. Ils utilisent 2 formules pour estimer la variation de la cho-

TABLEAU XI. – COMPARAISON ENTRE LA CONSOMMATION DE GRAISSES en 1954-1965 DANS 20 PAYS ET LA MORTALITÉ PAR CARDIOPATHIE ISCHÉMIQUE EN 1973 (STAMLER)

Pays	*Graisses totales % cal.*	*Graisses saturées % cal.*	*Mortalité par CI 100,000*
Finlande	31,1	14,5	518
États-Unis	39,0	14,1	534
Nouvelle-Zélande	37,8	18,0	514
Irlande	31,3	13,6	475
Australie	33,9	15,0	536
Royaume-Uni	36,6	14,5	456
Canada	38,0	15,2	446
Norvège	38,1	12,0	363
Hollande	38,8	14,0	322
Israel	27,7	7,9	488
Danemark	39,4	14,5	402
Belgique	37,1	14,0	299
Allemagne (RFA)	38,5	13,3	275
Suède	37,9	14,2	392
Autriche	32,8	11,7	276
Vénézuela	21,2	7,7	254
Suisse	35,5	13	175
Italie	25,8	7,1	209
France	34,9	13,0	132
Japon	9,9	2,0	86

Reproduit avec l'autorisation de STAMLER J. Population studies; Nutrition, lipids and coronary heart disease; LEVY R., RIFKIND B., DENNIS B., and ERNST N. eds, Raven Press, New York, 1979

lestérolémie entraînée par les modifications de l'alimentation. Ils appliquent les données tirées de l'étude de Framingham indiquant l'évolution prévisible de la mortalité par CI selon les variations de la cholestérolémie. Ils estiment que 24 % de l'augmentation de la mortalité par CI peut être expliquée par les variations de l'alimentation [19].

Armstrong a étudié dans 9 régions d'Angleterre, du Pays de Galles et d'Écosse la relation entre la mortalité par CI et la consommation alimentaire la même année et 9 ans plus tôt. Le coefficient simple de corrélation entre la consommation d'œufs et la mortalité par CI est de 0,9 chez l'homme, 0,89 chez la femme. Les résultats sont similaires si l'on compare la mortalité par CI à la consommation 9 ans plus tôt [17].

Crombie, dans une étude récente, a comparé la mortalité coronarienne dans 21 pays d'après les données de l'O.M.S., aux chiffres de la consommation alimentaire fournis par l'O.E.C.D. (tableau XII). La corrélation est forte et positive pour les produits laitiers, les calories d'origine animale, la viande. Elle est forte et négative pour la consommation de vin et de légumes, modérément négative pour la consommation de poisson [20].

TABLEAU XII. – RELATION ENTRE LA CONSOMMATION ALIMENTAIRE ET LA MORTALITÉ PAR CARDIOPATHIE ISCHÉMIQUE CHEZ L'HOMME DANS 21 PAYS (CROMBIE)

Aliment	*Coefficient de corrélation avec la mortalité par CI*
Produits laitiers	0,82
Calories animales	0,76
Viandes	0,55
Poisson	– 0,35
Vin	– 0,49
Produits végétaux	– 0,68

Seely a étudié 8 pays : 4 ayant une forte mortalité par CI (Finlande, Irlande, Royaume-Uni, Suède), 4 ayant une faible mortalité (Espagne, Portugal, France, Japon). Les données de la mortalité par CI sont fournies par l'O.M.S., celles de la consommation alimentaire par l'O.E.C.D. Il y a une forte corrélation positive entre la mortalité par CI et la consommation d'avoine, de lait et de produits laitiers, de sucre, de bière, de graisses animales, de protéines d'origine animale. Il y a une forte corrélation négative pour les protéines d'origine végétale, les protéines du poisson, les graisses du poisson [21].

Renaud compare la mortalité par CI dans 15 pays (chiffres de l'O.M.S.), à la consommation de graisses des produits laitiers, en excluant la consommation de fromage (fig. 14). La consommation de graisses de lait est fortement reliée ($r = 0,77$) à la mortalité par CI. En analyse multivariée, 2 types d'aliments seulement ont une relation indépendante avec la mortalité par CI, les graisses du lait (relation positive) et le vin (relation négative). Le coefficient de corrélation multiple est de 0,86. Dans cette étude, la consommation de poisson et d'huile végétale n'est pas reliée de façon significative à la mortalité par CI [22].

Connors a proposé un index : le CSI (cholestérol-graisses saturées-index) pour mesurer l'athérogénicité de l'alimentation [23] :

$$\text{CSI} = (1{,}01 \times \text{g. de graisses saturées}) + (0{,}05 \times \text{mg de cholestérol}).$$

La corrélation entre cet index et la mortalité par CI dans 40 pays est de 0,78. En utilisant l'équation de Hegstedt pour analyser l'alimentation, le coefficient de corrélation est le même, 0,78. Si l'on considère uniquement la consommation de graisses saturées, le coefficient de corrélation est comparable, 0,77. Le C. S. I. de l'alimentation varie de 5 en Égypte à 28 en Nouvelle-Zélande [23].

Durant la période qui a suivi la Deuxième Guerre mondiale, plusieurs études ont comparé les modifications de l'alimentation apparues dans ces circonstances à l'évolution de la mortalité par CI.

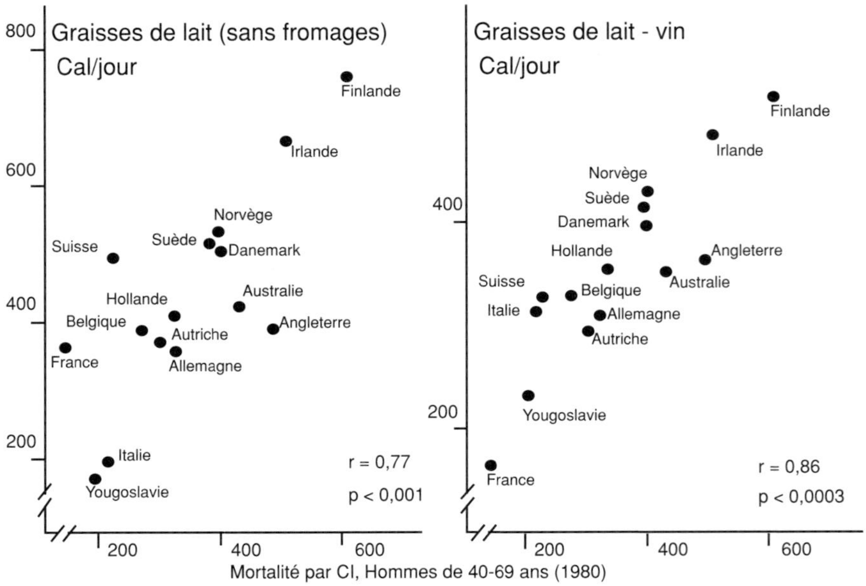

FIG. 14. – *Relation entre la mortalité par cardiopathie ischémique* (OMS) *et la consommation de graisses de lait, de graisses de lait et de vin* (RENAUD).

Malmos a comparé l'évolution de la mortalité par CI à la consommation de graisses animales et d'œufs en Suède, en Finlande, en Norvège et aux U.S.A. La mortalité par CI a continué à croître depuis 1935 jusqu'en 1942 en Suède, jusqu'en 1943 en Finlande, elle décline ensuite. En Suède, parallèlement à la diminution de la mortalité par CI, la consommation de graisses totales diminue de 10 % de 1941 à 1943, avec une diminution plus importante de la consommation d'œufs et de produits laitiers. L'évolution est la même en Finlande [25]. Aux U.S.A., la croissance de la mortalité par CI a été, par contre, continue de 1935 à 1947 et la consommation, durant la même période, de graisses totales est stable, celle des produits laitiers et des œufs augmente.

Biörck a comparé la consommation alimentaire durant la Deuxième Guerre mondiale à l'évolution de la mortalité par CI dans les pays scandinaves. Le rationnement et la diminution de la consommation de viande, d'œufs, de beurre sont parallèles à la diminution de la mortalité par CI [26].

Strom a comparé la mortalité par CI ajustée à l'âge en Norvège de 1927 à 1948, à la consommation de graisses et d'œufs par habitant. La mortalité par CI a augmenté de 1927 à 1939, elle a chuté de 1939 à 1945; cette évolution est parallèle à la consommation de beurre, lait, fromage et œufs [27].

CRITIQUE DE CES ÉTUDES

Plusieurs critiques peuvent être adressées à ce type d'études. Les statistiques de la mortalité par CI dans certains pays sont incertaines avec un trop fort taux de mortalité de cause inconnue ou par sénilité. Dans d'autres cas, les causes de mortalité incluses dépassent les CI. La limite principale de ces études est qu'elles mettent en évidence des variables alimentaires qui sont reliées à la mortalité par CI, mais aussi à d'autres indices tels que l'activité économique. Pour attribuer un rôle étiologique dans les CI à ces variables, il faut d'autres arguments apportés par la cohérence physiologique, les études anatomiques et expérimentales animales, comme c'est le cas pour les graisses alimentaires. Un argument supplémentaire en faveur de la relation entre graisses alimentaires et CI est l'observation que l'augmentation de la consommation de graisses saturées, rencontrée depuis les années 1970 en Hongrie, s'est accompagnée d'une augmentation de la mortalité par CI, à l'inverse la diminution de l'apport en graisses saturées en Belgique, en Angleterre et aux USA est parallèle à la diminution de la mortalité par CI [28].

La teneur en graisses de l'alimentation n'est qu'un des facteurs parmi d'autres, de variations entre les populations et il faut rappeler la complexité de ces études comparatives et la difficulté d'isoler un facteur étiologique. En dehors des différences liées à l'environnement, des facteurs génétiques interviennent. Les facteurs génétiques peuvent cependant difficilement expliquer la rapide augmentation de la mortalité observée par exemple en Hongrie.

ÉTUDES ÉPIDÉMIOLOGIQUES PORTANT SUR DES GROUPES PLUS RESTREINTS

L'étude des Seven Countries est celle qui a le mieux démontré le rôle de la teneur en graisses de l'alimentation dans la maladie coronarienne. La mortalité par CI varie d'une cohorte à l'autre. L'évolution au bout de 15 ans montre une relation significative positive entre la mortalité totale et la mortalité par CI et la consommation de graisses saturées (fig. 15). Il n'est pas retrouvé de relation significative pour la teneur de l'alimentation en graisses polyinsaturées [29].

L'étude de la Western Electric a porté sur 1 900 hommes d'âge moyen, suivis pendant 19 ans. La teneur de l'alimentation en acides gras saturés, polyinsaturés et en cholestérol alimentaire est appréciée par les formules de Keys et d'Hegsted. Il y a une relation significative entre la mortalité par CI et la teneur en graisses de l'alimentation après ajustement pour les autres facteurs de risque (tableau XIII).

TABLEAU XIII. – RISQUE DE DÉCÈS PAR CARDIOPATHIE ISCHÉMIQUE SELON LA TENEUR EN GRAISSES DE L'ALIMENTATION DANS L'ÉTUDE WESTERN ELECTRIC (SHEKELLE)

Graisses alimentaires	*Décès par CI (%)*			*P*
Niveau de l'apport	*Bas*	*Moyen*	*Haut*	
Score de Hegsted	9,8	10,6	13,6	0,004
Score de Keys	9,3	11,2	13,4	0,010
Acides gras saturés (% cal)	10,9	11,2	11,8	0,144
Acides gras polyinsaturés (% cal)	13,5	10,4	10,1	0,010
Cholestérol alimentaire (mg/1 000 kcal)	10,9	9,5	13,6	0,008

Reproduit avec l'autorisation de SHEKELLE R.B. *The New England Journal of Medicine*, 1981, 314, 65.

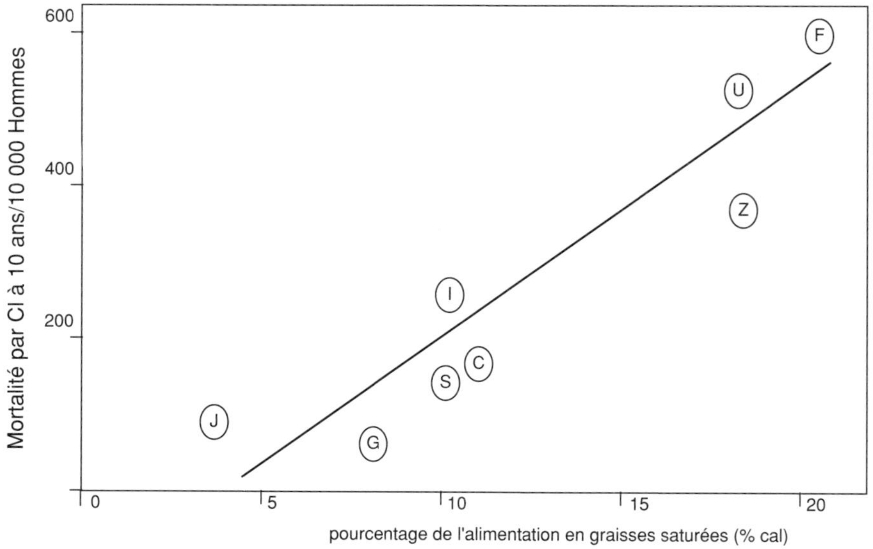

FIG. 15. – *Relation entre la mortalité par cardiopathie ischémique et le pourcentage en calories de l'alimentation apporté par les graisses saturées dans l'étude des Seven Countries* (KEYS).

Le risque de décès par CI est positivement relié à la teneur de l'alimentation en cholestérol alimentaire, inversement à celle en acides gras polyinsaturés [30]. L'analyse au bout de 25 ans confirme que la teneur en cholestérol alimentaire de l'alimentation est reliée au risque de mortalité globale et de mortalité par CI [31].

L'étude Ireland-Boston a porté sur 1 001 hommes d'âge moyen, suivis pendant 20 ans. Ils proviennent de 3 cohortes : l'une de sujets nés et vivant en Irlande, l'autre d'hommes nés en Irlande émigrés à Boston et la troisième de Bostoniens d'origine irlandaise. La teneur de l'alimentation en acides gras est évaluée par les scores de Keys et d'Hegsted. Les indices de Keys et d'Hegsted sont reliés positivement au risque de décès par CI, après ajustement pour les autres facteurs de risque. La relation est aussi positive pour la teneur de l'alimentation en cholestérol alimentaire et en acides gras saturés [32].

L'étude de Honolulu a porté sur 8 000 hommes d'origine japonaise vivant à Oahu. Les sujets qui développent une CI ont une alimentation plus riche en protéines, en graisses, en acides gras saturés et polyinsaturés et en cholestérol alimentaire. En analyse multivariée, cependant, aucun facteur alimentaire n'apparaît relié de façon significative au risque de CI [33].

Trois études, Puerto Rico Heart Program, Honolulu Heart Study et Framingham ont été regroupées par Gordon pour analyser l'influence de l'alimentation sur le risque de CI. Le risque de CI est diminué chez les sujets qui ont une ration calorique augmentée, bien que les sujets ayant un poids élevé aient tendance à avoir un risque plus important de CI. Ceci pourrait être expliqué par une augmentation de l'activité physique. Il n'a pas été retrouvé de relation significative entre la consommation de graisses et le risque de CI [34].

Morris a suivi pendant 20 ans, 337 hommes d'âge moyen, sans maladie coronarienne au départ. Il y a une relation inverse entre le rapport acides gras polyinsaturés/acides gras saturés de l'alimentation et le risque de CI [35].

L'étude sur les Seventh-Day Adventists a porté sur 24 000 adventistes du 7e jour. Parmi eux, 42 % sont lacto-ovo-végétariens, 2 % sont des végétariens purs. Par rapport à une population californienne du même âge, les lacto-ovo-végétariens ont une mortalité par CI diminuée de 39 %, les végétariens purs de 56 % [36]. Snowdon rapporte l'évolution au bout de 21 ans. La consommation de viande est associée de façon positive au risque de décès par CI. L'association est plus forte chez l'homme, surtout l'homme jeune, que chez la femme. Chez l'homme de 45-64 ans, le risque de CI est multiplié par 3 en cas de consommation quotidienne de viande [37].

L'étude B.I.R.N.H. a été menée en Belgique chez 5 945 hommes et 5 357 femmes, provenant de 42 régions ayant des habitudes alimentaires différentes. La mortalité globale et la mortalité cardio-vasculaire sont reliées de façon positive et significative à la consommation de graisses totales, de façon négative à la consommation d'acides gras polyinsaturés. Ces associations persistent en analyse multivariée [38].

L'étude Scottish Heart Health a porté sur 10 359 hommes et femmes provenant de 22 régions d'Écosse. L'enquête alimentaire est menée par des questionnaires. L'incidence des CI est importante dans ce pays. Plusieurs facteurs alimentaires sont reliés de façon significative au risque de décès par CI, dont la consommation de lard au moins 2 fois par semaine, la quantité d'œufs consommés par semaine [39].

L'évolution de l'incidence des coronaropathies durant la période 1964-1983 a été comparée à celle des consommations alimentaires et de la cholestérolémie dans une commune rurale du Japon. L'incidence des CI est restée stable et faible. La consommation de graisses animales a augmenté de 4,5 % des calories en 1969 à 9,6 % en 1980-1983 (tableau XIV). La plus grande partie de cette élévation est liée à une augmentation de la consommation de viande, d'œufs, de produits laitiers. La cholestérolémie moyenne s'est élevée chez l'homme de 50-59 ans de 1,58 g/l en 1963-1966 à 1,79 g en 1980-1983. Chez la femme, elle a augmenté de 1,67 g/l à 1,96 g/l. Cette étude tend à montrer que dans une population dont la cholestérolémie est basse, avec une faible incidence des CI, l'augmentation de la consommation de graisses animales et de la cholestérolémie n'augmente pas le risque de CI [24].

TABLEAU XIV. – ÉVOLUTION DE LA CONSOMMATION DE GRAISSES DANS UNE COMMUNE RURALE DU JAPON (SHIMAMOTO)

Période	*Sujets*	*Graisses animales % cal.*	*Graisses totales % cal.*
1969	12	4,5 ± 1,5	12,2 ± 3,6
1972-1975	242	9,2 ± 8,0	14,5 ± 8,8
1980-1983	218	9,6 ± 6,4	16,8 ± 8,4*
* p < 0,01			
Reproduit avec l'autorisation de l'*American Heart Association*; Shimamoto T., *Circulation*, 1989, 79, 503.			

Corfou et Malte ont été comparées par Aravanis. Ces deux îles de la Méditerranée avaient la même alimentation avant le développement du tourisme, l'incidence des

CI y était faible. A Corfou, le développement du tourisme a modifié les anciennes habitudes alimentaires avec essentiellement une augmentation de la consommation de protéines et de graisses animales. L'incidence des CI a augmenté parallèlement. A Malte, par contre, où les habitudes alimentaires ne se sont pas modifiées, l'incidence des CI est restée faible [41].

Gramenzi a comparé l'alimentation de 287 femmes ayant eu un infarctus, à 649 femmes témoins, du même âge sans CI. Le risque d'infarctus est associé à la consommation de viande (rapport de risque de 1,5 pour le 1/3 ayant la consommation la plus élevée par rapport au 1/3 ayant la consommation la moins élevée), de jambon et salami (rapport de risque : 1,4), de beurre (rapport de risque : 2,3), des graisses totales ajoutées à la nourriture [42].

ÉTUDES D'ÉMIGRATION

Étude Ni Hon San : la teneur en graisses totales, en graisses saturées et en cholestérol alimentaire des japonais vivant au Japon est nettement inférieure à celle des japonais vivant à Hawaï ou en Californie (tableau XV). La mortalité par CI est étroitement parallèle à la teneur en graisses de l'alimentation [43, 44].

TABLEAU XV. – COMPARAISON DE LA TENEUR EN GRAISSES DE L'ALIMENTATION À LA MORTALITÉ PAR CI DANS L'ÉTUDE NI HON SAN (KATO ROBERTSON)

Graisses alimentaires	*Japon*	*Hawaï*	*Californie*
Graisses totales (% cal.)	15,1	33,3	37,5
Graisses saturées (% cal.)	6,7	23,4	26,4
Graisses non saturées (% cal.)	8,6	10,3	11,3
Cholestérol (mg)	464,1	545,1	533,2
Mortalité annuelle par CI, pour 1 000	1,3	2,2	3,7

L'Australie comporte une forte proportion d'immigrants (29 %), certains vivant en Australie depuis plus de 20 ans. Les immigrants originaires d'Europe du Sud ont une mortalité par CI qui augmente avec le nombre d'années de résidence en Australie. Ils gardent cependant une alimentation différente des Australiens, en particulier moins riche en graisses animales et plus riche en produits végétaux et leur mortalité par CI est inférieure à celle des Australiens [45].

La British Regional Heart Study a cherché à expliquer les différences régionales observées en Grande-Bretagne dans l'incidence des CI. L'incidence est la plus élevée en Écosse, puis dans le nord de l'Angleterre et dans le Pays de Galles; elle est la plus faible dans le sud de l'Angleterre.

L'étude a porté sur 7 735 hommes d'âge moyen suivis pendant 65 ans. Le premier groupe comprend les sujets nés dans la ville où ils sont examinés (non-migrants); le deuxième groupe comprend les sujets nés en Grande-Bretagne dans une ville différente de la ville où ils sont examinés (migrants internes); le troisième groupe comprend les sujets nés à l'extérieur de la Grande-Bretagne (migrants internationaux). Les résultats (tableau XVI) montrent que le risque de CI est essentiellement fonction du lieu de résidence, que le sujet soit ou non un immigrant [46].

TABLEAU XVI. – RISQUE DE CARDIOPATHIE ISCHÉMIQUE SELON LA RÉGION CHEZ LES IMMIGRANTS ET LES SUJETS NÉS SUR PLACE (ELFORD)

Risque d'événements coronariens pour 1 000 hommes par an				
Groupes	*Sud de l'Angleterre*	*Midlands et Pays de Galles*	*Nord de l'Angleterre*	*Écosse*
Non immigrants	6,3	8,6	9,3	10,6
Immigrants internes	4,1	7,8	7,6	9,0
Immigrants Internationaux	2,5	5,6	7,5	14,7

Une étude menée chez des Indiens immigrants à Londres a, par contre, montré des résultats différents. Leur alimentation est moins riche en graisses saturées et en cholestérol alimentaire que celle des Britanniques, plus riche en acides gras polyinsaturés. Chez les hommes, le taux de cholestérol total et de HDL-cholestérol est le même que celui des Britanniques. Les femmes d'origine indienne ont un taux de cholestérol total inférieur à celui des Britanniques. La mortalité par CI des immigrants indiens est cependant nettement supérieure à celle des Britanniques, de même que la fréquence des hospitalisations pour infarctus aigus du myocarde [47]. Ces résultats sont en contradiction avec ceux des études précédentes, aucune explication n'est proposée par les auteurs pour expliquer la fréquence élevée des CI dans ce groupe ethnique.

LE PARADOXE FRANÇAIS

Les résultats des études expérimentales animales et physiologiques, des études anatomiques, de la comparaison inter-populations entre la consommation de graisses et la mortalité coronarienne, de certaines études épidémiologiques rigoureuses enfin, permettent d'affirmer que les graisses animales jouent un rôle favorisant dans la maladie coronarienne. Ils ne permettent pas, par contre, de prétendre de façon simpliste que les graisses saturées sont la cause des accidents coronariens, l'exemple de la France est là pour le démontrer. Le projet MONICA mené par l'OMS a rapporté en 1989 les chiffres de la mortalité par CI dans les différents centres. La mortalité annuelle pour 100 000 habitants est chez l'homme de 78 à Toulouse, 102 à Strasbourg, 105 à Lille, 182 à Stanford (USA), 348 à Belfast [48]. Or il n'y a pas de différence dans la teneur de l'alimentation en graisses totales et en graisses saturées, qui puisse expliquer que la mortalité par CI est 3 à 4 fois moins importante dans les centres français par rapport à Belfast.

L'alimentation dans les centres français comporte 36 % (pourcentage de l'énergie totale) de graisses, 15 % de graisses saturées [49]. A Belfast, l'alimentation comporte 38 % de graisses, 16,5 % de graisses saturées [50]. Ceci explique d'ailleurs que le taux de cholestérol sérique est similaire dans les centres français et à Belfast [48]. Il n'y a pas non plus de différence dans l'incidence des autres facteurs de risque, l'hypertension artérielle et le tabagisme [48]. L'exemple de la France montre qu'il peut y avoir d'importantes différences dans l'incidence des CI malgré des taux sériques de cholestérol comparables. L'effet athérogène du cholestérol est essentiellement dû au LDL-cholestérol par le biais des LDL oxydées qui sont captées par les macrophages et s'accumulent dans les plaques. Un mécanisme de protection contre l'oxydation des LDL repose sur des antioxydants essentiels (vitamine A, C et E, caroténoïdes, sélénium) que l'on retrouve dans les fruits et les légumes [51]. Dans le cas de la France, l'effet athérogène des graisses saturées est peut être contrebalancé par le pouvoir antioxydant de son alimentation, plus riche en fruits et légumes que celle des pays du nord de l'Europe. Certains ont évoqué le rôle protecteur du vin [52] sur lequel nous reviendrons. De façon plus générale, l'influence de l'alimentation sur les CI est la résultante de facteurs athérogènes et antiathérogènes, de facteurs thrombogéniques et antithrombogéniques [51], ces différents facteurs pouvant modifier l'expression de facteurs génétiques.

BIBLIOGRAPHIE

[1] NATIONAL DIET-HEART STUDY RESEARCH GROUP, The National Diet-Heart Study - Final Report, *Circulation*, 1968, *37*, Suppl I, 1-419.

[2] IGNATOWSKI A., Uber die Wirkung des tierischen eiweisses auf die aorta und die parenchymatösen organe der haninchen. *Wirchows Arch (A)*, 1909, *198*, 248-270.

[3] ANITSCHKOW N., CHALATOW S., Uber experimentalle cholesterinsteatose. *Zentrabl. Allg. Path.*, 1913, *24*, 1-9.

[4] STEINBERG D., The cholesterol contreversy is over. Why did it take so long? *Circulation*, 1989, *80*, 1070-1078.

[5] FAGGIATO A., ROSS R., MARKER L., Studies of hypercholesterolemia in the non human primate. I. changes that lead to fatty streak formation. *Arteriosclerosis*, 1984, *4*, 323.

[6] ROGERS K.A., HOOVER R.L., CASTELLOT J.J., ROBINSON J.M., KARNOVSKY M.J., Dietary cholesterol induced changes in macrophage characteristics. *Am. J. Pathol.*, 1986, *125*, 284-291.

[7] CLARKSON T.B., BOND M.G., BULLOCK B.C., MARLETTA C.A., A study of atherosclerosis regression in Macaca mulatta IV. Changes in coronary arteries from animals with atherosclerosis induced for 19 months and then regressed for 24 or 48 months at plasma cholesterol concentrations of 300 or 200 mg/dl. *Exp. Mol. Pathol.*, 1981, *34*, 345-368.

[8] MAC GILL H.C. jr., *Geographic pathology of atherosclerosis*, 1968, Baltimore, Williams and Wilkins.

[9] KEYS A., Atherosclerosis : a problem in newer public health. *J. Mt Sinaï Hosp.*, 1953, *20*, 188.

[10] YERUSHALMY J., MILLEBOE H.E., Fat in the diet and mortality from heart disease - a methodological note. *NY state J. Med.*, 1957, *57*, 2343.

[11] JOLIFFE N., ARCHER M., Statistical associations between international coronary heart disease death rates and certain environmental factors. *J. Chron. dis.*, 1959, *9*, 636.

[12] CONNOR W.E., Dietary cholesterol and the pathogenesis of atherosclerosis. *Geriatrics*, 1961, *16*, 407.

[13] LOPEZ S.H., KREHL W.A., HODGES R.E., GOOD E.L., Relationship between food consumption and mortality from atherosclerosis heart disease in Europe. *Am. J. Clin. Nutr.*, 1966, *19*, 361.

[14] MASIRONI F., Dietary factors and coronary heart disease. *Bull WHO*, 1970, *42*, 103.

[15] ESKIN G., The role of the egg as a factor in the aetiology of coronary heart disease. *Commun Health* (Bristol), 1971, *2*, 179.

[16] STAMLER J., STAMLER R., SHEKELLE R.B., Regional differences in prevalence, incidence and mortality from atherosclerotic coronary heart disease. *In Ischemic Heart disease*. Edited by de Haas JH, Hemker HC, Snellen HA, Leiden, The Netherlands, Leiden University Press, 1970, 84-127.

[17] ARMSTRONG B.K., MANN J.I., ADELSTEIN A.M., ESKIN F., Commodity consumption and ischaemic heart disease mortality, with special reference to dietary practices. *J. Chron. Dis.*, 1975, *28*, 455-469.

[18] STAMLER J., Population Studies. In *Nutrition, lipids and coronary heart Disease*. Edited by R. Levy, B. Rifkind, B. Dennis and N. Ernst. Raven Press, New York, 1979, p. 25-88.

[19] WEN C.P., GERSHOFF S.N., Changes in serum cholesterol and coronary heart disease mortality associated with changes in the postwar japanese diet. *Am. J. Clin. Nutr.*, 1973, *26*, 616-619.

[20] CROMBIE I.K., Mc LOONE P., SMITH W.C.S., THOMSON M., TUNSTALL-PEDOE H., International differences in coronary heart disease mortality and consumption of fish and other foodstuffs. *Eur. Heart J.*, 1987, *8*, 560-563.

[21] SEELY S., Diet and coronary arterial disease : a statistical study. *Int. J. Cardiology*, 1988, *20*, 183-192.

[22] RENAUD S., DE LORGERIL M., Dietary lipids and their relation to ischaemic heart disease : from epidemiology to prevention. *J. Intern. Med.*, 1989, Supp., *225*, 39-46.

[23] CONNOR S.L., ARTAUD-WILD S.M., CLASSICK-KOHN C.J., GUSTAFSON J.R., FLAVELL D.P., HATCHER L.F., CONNOR W.E., The cholesterol saturated-fat index : an indication of the hypercholesterolaemic and atherogenic potential of food. *Lancet*, 1986, 1 229-1 232.

[24] SHIMAMOTO T., KOMACHI Y., INADA H., DOI M., ISO H., SATO S., KITAMURA A. *et al.*, Trends for coronary heart disease and stroke and their risk factors in Japan. *Circulation*, 1989, *79*, 503-515.

[25] MALMROS H., The relation of nutrition to health : a statistical study of the effect of the war-time on arteriosclerosis, cardiosclerosis, tuberculosis and diabetes. *Acta Med. Scand.*, 1950, *246* : Suppl., 137.

[26] BIORCK G., Wartime lessons on arteriosclerotic heart disease from northern Europe. *In World Trends in Cardiology I, Cardiovascular Epidemiology, War Congress of cardiology*. Edited by A. Keys and PD White. New York, Hoeber-Harper, 1956, 8-21.

[27] STROM A., JENSEN R.A., Mortality from circulatory diseases in Norway 1940-1945. *Lancet*, 1951, *1*, 126.

[28] KESTELOOT H., Nutrition and Health. *Eur. Heart J.*, 1992, *13*, 120-128.

[29] KEYS A., MENOTTI A., KARVONEN M.J., ARAVANIS C. *et al.*, The diet and 15- year death rate in the Seven Countries Study. *Am. J. Epidemiol.*, 1986, *124*, 903-915.

[30] SHEKELLE R.B., SHRYOCK A., PAUL O., LEPPER M., STAMLER J., LIU S., RAYNOR W.J. Jr., Diet, serum cholesterol and death from coronary heart disease. The Western Electric Study. *N. Engl. J. Med.*, 1981, *304*, 65-70.

[31] SHEKELLE R.B., STAMLER J., Dietary cholesterol and ischemic heart disease. *Lancet*, 1989, 1 177-1 178.

[32] KUSHI L.H., LEW R.A., STARE F.J., ELLISON C.R., ELLOZY M., BOURKE G., DALY L., GRAHAM I., MICKEY N., MULCAHY R., KEVANEY J., Diet and 20-year mortality from

coronary heart diseases. The Ireland-Boston diet heart study. *N. Engl. J. Med.*, 1985, *312*, 811-818.

[33] MAC GEE D.L., REED D.M., KANO K., KAGAN A., TILLOTSON J., Ten-year incidence of coronary disease in the Honolulu Heart Program. Relationship to nutrient intake. *Am. J. Epidemiol.*, 1984, *119*, 667-676.

[34] GORDON T., KAGAN A., GARCIA-PALMIERI M., KANNEL W.B., ZUKEC W.J., TILLOTSON J., SORLIE P., HJORTLAND M., Diet and its relation to coronary heart disease and death in three populations. *Circulation*, 1981, *63*, 500-515.

[35] MORRIS J.N., MARR J.W., CLAYTON D.G., Diet and heart : a postscript. *Br. Med. J.*, 1977, *2*, 1307-1314.

[36] PHILLIPS R.L., LEMON F.R., BEESON W.C., KUZMA J.W., Coronary heart disease mortality among Seventh-day Adventists with different dietary habits : a preliminary report. *Am. J. Clin. Nutr.*, 1978, *31*, S 191-S 198.

[37] SNOWDON D.A., PHILLIPS R.L., FRASER G.E., Meat consumption and fatal ischemic heart disease. *Prev. Med.*, 1984, *13*, 490, 500.

[38] KESTELOOT H.E., JOOSSENS J.V., GEBOERS J., Dietary fat intake and mortality : the BIRNH Study. *Circulation*, 1987, *76*, Suppl. IV, Abstr, IV-500.

[39] CROMBIE I.K., SMITH W.C.S., TAVENDALE R., TUNSTALL-PEDOE H., Geographical clustering of risk factors and lifestyle for coronary heart disease in the Scottish Heart Health Study. *Br. Heart J.*, 1990, *64*, 199-203.

[40] MOORE M.C., GUZMAN M.A., SCHILLING P.E., STRONG J.P., Dietary atherosclerosis study on deceased persons. *J. Am. Diet. Assoc.*, 1976, *68*, 216.

[41] ARAVANIS C., The classic risk factors for coronary heart disease : experience in Europe. *Prev. Med.*, 1983, *12*, 16-19.

[42] GRAMENZI A., GENTILE E., GASOLI M., NEGRI E., PARAZZINI F., LA VECCHIA C., Association between certain foods and risk of acute myocardial infarction in women. *Br. Med. J.*, 1990, *300*, 771-773.

[43] KAGAN A., HARRIS B.R., WINKELSTEIN W., JOHNSON K.G., KATO H., SYME S.L., RHOADS G.G., GAY M.L., NICHAMAN M.Z., HAMILTON H.B., TILLOTSON J., Epidemiologic studies of coronary heart disease and stroke in japanese men living in Japan, Hawaï and California : demographic, physical, dietary and biochemical characteristics. *J. Chron. Dis.,* 1974, *27*, 345-364.

[44] ROBERTSON T.L., KATO H., RHOADS G.G., KAGAN A., MARMOT M., SYME S.L., GORDON T., WORTH R.M., BELSKY J.L., DOCK D.S., MIYANISHI M., KAWAMOTO S., Epidemiologic studies of coronary heart disease and stroke in japanese men living in Japan, Hawaï and California. Incidence of myocardial infarction and death from coronary heart disease. *Am. J. Cardiol.*, 1977, *39*, 239-243.

[45] DUNT D.R., Recent mortality trends in the adult australian population and its principal ethnic group. *Com. Health. Stud.,* 1982, *6*, 217-222.

[46] ELFORD J., THOMSON A.G., PHILLIPS A.N., SHAPER A.G., Migration and geographic variations in ischemic heart disease in Great Britain. *Lancet*, 1989, 343-346.

[47] Mc KEIGUE P.M., ADELSTEIN A.M., SHIDLEY M.J., RIEMERSMA R.A., MARMOT M.G., HUNT S.P., BUTLER S.M., TURNER P.R., Diet and risk factors from coronary heart diseases in Asians in Northwest London. *Lancet*, 1985, 1086-1090.

[48] WORLD HEALTH ORGANISATION, World Health statistics annual. Geneva : *World Health Organisation*, 1989.

[49] JOST J.P., SIMON C., NUTTENS M.C., BINGHAM A. *et al.*, Comparaison of dietary patterns between population samples in the three French MONICA nutritional surveys. *Rev. Epidem. et Santé Publ.*, 1990, *38*, 517-523.

[50] EVANS A.E., Mc CRUM E.E., Mc CLEAN R., SCALLY G. *et al.*, Sources of fat in the Northern Irish diet. *Rev. Epidem. et Santé Publ.*, 1990, *38*, 545-560.

[51] ULBRICHT T.L.V., SOUTHGATE D.A.T., Coronary heart disease : seven dietary factors. *Lancet*, 1991, *338*, 985-992.

[52] RENAUD S., DE LORGERIL M., Wine, alcohol, platelets and the French paradox for coronary heart disease. *Lancet*, 1992, *339*, 1523-1526.

4

ACIDES GRAS, CHOLESTÉROL ALIMENTAIRE ET MALADIES CORONARIENNES

Le chapitre précédent a porté sur l'influence des graisses dans leur ensemble sur les CI. Les différents acides gras interviennent de façon très différente dans cette relation. Les acides gras saturés ont un rôle athérogène et thrombogénique. les acides gras insaturés d'origine végétale ont un rôle antiathérogène et antithrombogénique, les acides gras du poisson ont un important rôle antithrombogénique. Sauf en ce qui concerne le poisson, il n'est envisagé ici que l'effet des acides gras sur l'aspect athéroscléreux des CI.

ACIDES GRAS SATURÉS

Nous avons vu les études épidémiologiques qui montrent l'effet favorisant sur les CI des acides gras saturés de l'alimentation : l'étude des Sept Pays [1], l'étude des Japonais vivant au Japon, à Hawai et en Californie [2] mais aussi le Honolulu Heart Program [3], l'Ireland Boston Study [4], l'étude de la Western Electric [5], l'étude de Zutphen [6].

Le mécanisme de l'élévation du taux de LDL-cholestérol et de cholestérol total par les acides gras saturés n'est pas encore bien élucidé. Il est, le plus souvent, évoqué une baisse de l'activité des récepteurs des LDL, plutôt qu'une augmentation de la synthèse des lipoprotéines contenant de l'apo-B [7].

Les acides gras saturés n'augmentent pas tous le taux de cholestérol sérique (tableau XVII). Ceux avec une chaîne longue, l'acide palmitique (16 : O) et l'acide myristique (14 : 0) l'élèvent [7, 8]. L'acide myristique élève 4 fois plus le taux de cholestérol que l'acide palmitique [8]. L'effet de l'acide laurique (12 : O) est moins bien connu [7]. Les acides gras saturés avec une chaîne plus courte (8 : 0 et 10 : 0) modifient peu le taux de cholestérol sérique. Ils ont une grande solubilité et sont transportés après l'absorption vers le foie sous une forme liée à l'albumine [7]. Bonanome a montré qu'un acide gras saturé, l'acide stéarique (18 : 0) ne modifie pas le taux de cholestérol sérique, ni le taux de LDL-cholestérol [9]. Son étude confirme des travaux de Ahrens en 1957 qui rapporte que le beurre de coco élève moins la cholestérolémie que le beurre de lait [10], études confirmées par Keys [11] et Hegstedt [8]. Pour expliquer l'absence d'élévation de la cholestérolémie avec l'acide stéarique, Bonanome suggère que l'acide stéarique est rapidement transformé en acide oléique (18 : 1), acide gras monoinsaturé.

TABLEAU XVII. – LES PRINCIPAUX ACIDES GRAS

Acides gras saturés	*Nomenclature*
Acide Caprylique	(8 : 0)
Acide Caprique	(10 : 0)
Acide Laurique	(12 : 0)
Acide Myristique	(14 : 0)
Acide Palmitique	(16 : 0)
Acide Stéarique	(18 : 0)
Acides gras monoinsaturés	
Acides Oléique	(18 : 1)
Acides Elaïdique	Trans (18 : 1)
Acides gras polyinsaturés	
Acide Linoléique	(18 : 2)
Acide Linolénique	(18 : 3)
Acide Arachidonique	(20 : 4)

Le rapport des acides gras polyinsaturés sur les acides gras saturés (P/S) est souvent utilisé pour caractériser le caractère athérogène d'une alimentation. Les acides gras saturés n'élevant pas tous le taux de cholestérol, Ulbricht propose de le remplacer par un Index d'Athérogénicité S/P ou S = acide laurique (12 : 0) + 4 acide myristique (14 : 0) + acide palmitique (16 : 0) [12].

Un étude récente a montré que les acides gras saturés ont une action athérogène par un autre mécanisme. Chez le sujet non diabétique, ils élèvent la résistance à l'insuline, cette action favorise les processus de l'athérogenèse [13].

ACIDES GRAS POLYINSATURÉS DE LA SÉRIE OMÉGA-6

Les acides gras polyinsaturés sont divisés en deux grandes classes oméga-3 et oméga-6, en fonction de leur chaîne carbonée oméga terminale. Le principal acide gras polyinsaturé oméga-6 est l'acide linoléique (18 : 2n-6) qui provient principalement des huiles végétales.

ÉTUDES MÉTABOLIQUES.

Keys a montré que la substitution d'acides gras saturés par de l'acide linoléique diminue la cholestérolémie. [11]. L'acide linoléique diminue la cholestérolémie environ 2 fois moins que l'élévation due aux acides gras saturés [11]. Des résultats comparables ont été rapportés par Hegsted [8]. Ces études ne séparent pas cependant le HDL-cholestérol et le LDL-cholestérol et il a été suggéré qu'une partie de la baisse du cholestérol sérique entraînée par l'acide linoléique est due à une baisse du HDL-cholestérol [14].

La question se pose de savoir, si c'est l'acide linoléique lui-même qui est responsable de l'action hypocholestérolémiante ou un de ses métabolites. L'acide linoléique est transformé en acide gamma-linoléique (18 : 3n-6) par delta-6 désaturation, qui donne ensuite l'acide dihomogammalinoléique (20 : 3n-6), l'acide arachidonique (20 : 4n-6). Il y a plusieurs arguments en faveur d'une action prédominante des métabolites de l'acide linoléique dans l'effet hypocholestérolémiant [15]. Dans les états de déficit, l'acide arachidonique est plus puissant que l'acide linoléique pour la correction [15]. Les études expérimentales montrent que l'acide arachidonique et l'acide gammalinoléique entraînent une baisse de la cholestérolémie plus importante que l'acide linoléique [15].

La transformation de l'acide linoléique en ses métabolites est contrôlée par la delta-6 désaturation qui est saturable [16]. De ce fait, de grandes quantités d'acide linoléique ne parviennent pas à élever le taux d'acides dihomogammalinoléique et arachidonique [17]. Un certain nombre de facteurs sont susceptibles de diminuer la delta-6 désaturation, dont l'âge, le diabète, la consommation d'alcool ou de sucre, la décharge de catécholamines lors de stress [15]. Des études chez l'animal [18] et chez l'homme [19] ont montré que l'élévation du cholestérol alimentaire ou de la cholestérolémie diminue la conversion de l'acide linoléique en ses métabolites actifs. Ces résultats sont évidemment préjudiciables, puisque ce sont surtout les sujets hypercholestérolémiques qui devraient augmenter leur ration alimentaire en acides gras polyinsaturés. Il faudrait, dans ces conditions, apporter directement les métabolites actifs de l'acide linoléique ou diminuer la cholestérolémie par d'autres moyens, pour améliorer le métabolisme de l'acide linoléique.

ÉTUDES BASÉES SUR LES TAUX D'ACIDE LINOLÉIQUE ET DE SES MÉTABOLITES

L'acide linoléique n'étant pas synthétisé par l'organisme et devant être entièrement apporté par l'alimentation, son taux dans le tissu adipeux se révèle le meilleur indice de consommation à long terme, son turn-over dans le tissu adipeux étant d'environ 1 an [20]. Des études récentes ont analysé la relation entre le taux d'acide linoléique dans le tissu adipeux et la morbidité coronarienne.

Wood a étudié plus de 400 hommes âgés de 45 à 54 ans pendant 4 ans. Il y a une relation négative faible, mais significative entre le taux dans le tissu adipeux d'acide linoléique et le risque de CI. Cette relation est plus forte pour l'acide dihomogammalinoléique. Les 10 % de sujets qui ont le taux le plus bas ont 25 % de chances de présenter une CI en 4 ans. Le taux dans le tissu adipeux d'acide arachidonique est diminué chez ceux qui auront une CI, différence cependant non significative. Le rapport acide linoléique/acide dihomagammalinoléique seul ou plus acide arachidonique est diminué chez ceux qui auront une CI suggérant que les coronariens ont non seulement un taux bas d'acide linoléique, mais aussi une diminution du métabolisme de l'acide linoléique en acide dihomagammalinoléique et acide arachidonique [21].

Riemersma a comparé quatre populations : Italie, Écosse, 2 zones de Finlande. L'étude a porté sur des groupes d'hommes de 40 à 49 ans choisis au hasard. Les taux dans le tissu adipeux d'acide dihomogammalinoléique et d'acide arachidonique sont les plus bas en North Karelia (Finlande), où l'incidence des CI est la plus forte; ils sont les plus hauts en Italie où l'incidence des CI est la plus faible; intermédiaires en Écosse et en Finlande du sud-ouest. A l'inverse, le taux d'acides gras saturés dans le tissu adipeux est le plus élevé en Finlande, intermédiaire en Écosse, le plus bas en Italie. La différence régionale des métabolites de l'acide linoléique dans le tissu adipeux reste significative, en prenant en compte les autres facteurs de risque. L'étude des corrélations entre acides gras et facteurs de risque, montre que la plus forte est entre les acides gras saturés et l'index de masse corporelle, ce qui souligne le rôle de l'obésité [22].

Wood, dans une étude sur l'angine de poitrine et l'infarctus récent, montre que le taux d'acide linoléique dans le tissu adipeux est un facteur prédictif de CI aussi puissant que le taux de LDL-cholestérol, qu'il est indépendant des autres facteurs de risque. Il reste indépendant quand on prend en compte le tabac pour l'angine de poitrine, mais non pour l'infarctus [23].

Des résultats comparables ont été obtenus par Miettinen, qui a mesuré le taux sanguin des métabolites de l'acide linoléique chez 33 patients ayant présenté un infarctus du myocarde, dans une série initiale de 1 222 hommes d'âge moyen [24].

Salonen, dans une étude prospective en Finlande de l'est, compare 92 patients décédés de CI, à 92 survivants de même sexe, âge, taux de cholestérol sérique, tension artérielle et antécédents de CI. Le taux sanguin d'acide arachidonique est diminué chez les coronariens (41vs 48 mg/l), différence plus significative si l'on exclut les sujets ayant des antécédents de CI (36 vs 50 mg/l) [25].

Des taux myocardiques diminués d'acide linoléique exposent aux arythmies ventriculaires [26], l'acide linoléique protège contre l'arythmie ventriculaire dans l'ischémie myocardique expérimentale [27].

ACIDES GRAS POLYINSATURÉS TRANS

Les acides gras non saturés des huiles végétales comportent principalement des doubles liaisons en position cis, dans laquelle les 2 atomes d'hydrogène attachés à la double liaison sont du même côté (fig. 16).

Dans cette position, la double liaison entraîne une courbure de la molécule qui diminue la cristallisation et maintient l'huile liquide. L'industrie alimentaire, pour obtenir des produits plus fermes, recourt à une transformation des doubles liaison cis en double liaison trans dans laquelle les atomes de l'hydrogène siègent sur des côtés opposés de la double liaison. Les produits laitiers contiennent des faibles quantités d'acides gras trans.

Les premières études sur les effets des acides gras trans ont donné des résultats opposés. Vergroesen, dans 2 études, retrouve une élévation de la cholestérolémie avec l'isomère trans de l'acide oléique, élévation moins importante que celle entraînée par les acides gras saturés [28, 29].

Mattson par contre, ne trouve pas de modification de la cholestérolémie avec l'isomère trans de l'acide oléique, l'acide élaïdique [30].

Une remarquable étude de Mensink et Katan a été publiée en 1990. Ils comparent chez 59 sujets, trois régimes comportant 10 % de l'énergie apportée, soit par l'acide oléique, soit par l'isomère trans de l'acide oléique, soit par des acides gras saturés. Le régime avec l'acide gras trans entraîne une diminution de 7 mg/dl du HDL-cholestérol, une élévation de 14 mg/dl du LDL-cholestérol et de 12 mg/dl des triglycérides

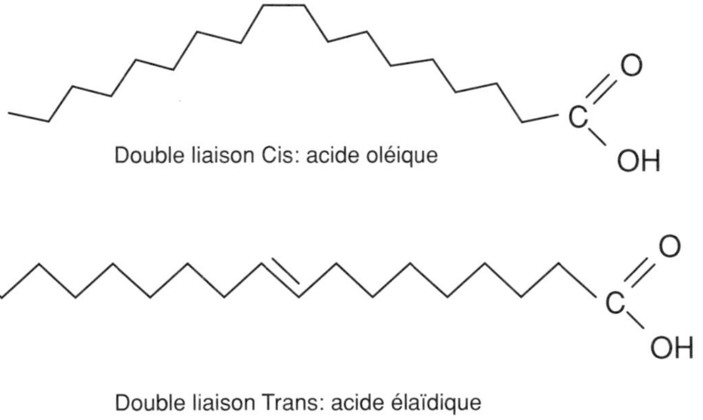

FIG. 16. – *Structure des doubles liaisons Cis et Trans des acides gras* (MENSINK).

par rapport au régime à base d'acide oléique. Dans cette étude, les acides gras trans ont un effet aussi néfaste que les acides gras saturés, entraînant une baisse du HDL-cholestérol et une élévation du LDL-cholestérol [31].

Ce travail pose évidemment d'importantes questions pour l'avenir. L'alimentation actuelle apporte aux USA 2 à 4 % des calories par les acides gras trans, fournis par les graisses végétales hydrogénées dans le processus industriel [31]. A la suite de l'article de Mensink, ont été publiées des études sur la quantification des acides gras trans dans l'alimentation américaine. Selon les études, la quantité est de 8,1 g/personne/jour à 13,3 g/personne/jour [32].

D'autres travaux sont nécessaires pour confirmer les résultats de Mensink et Katan. S'ils sont confirmés, il sera nécessaire de faire apparaître dans chaque aliment sa teneur en acide gras trans à côté de la teneur en graisses totales, acides gras saturés, monoinsaturés et polyinsaturés.

ACIDES GRAS MONOINSATURÉS

Pour Keys, les acides gras polyinsaturés sont plus efficaces pour diminuer le taux de cholestérol sérique que les acides gras monoinsaturés, dont l'action est considérée comme neutre [11]. Mattson et Grundy, cependant, montrent en 1985 qu'un régime enrichi en acides gras monoinsaturés diminue autant le LDL-cholestérol qu'un régime enrichi en acides gras polyinsaturés, celui-ci entraînant, de plus, une baisse du HDL-cholestérol [33]. Cette étude a été critiquée, du fait de l'enrichissement excessif (28 % des calories) en acides gras polyinsaturés.

Grundy a comparé un régime enrichi en acides gras monoinsaturés à un régime pauvre en graisses et enrichi en hydrates de carbone (tableau XVIII). Le régime enrichi en acides gras monoinsaturés est au moins aussi efficace pour diminuer le taux de cholestérol que le régime pauvre en graisses et enrichi en hydrates de carbone [34].

TABLEAU XVIII. – COMPARAISON D'UN RÉGIME ENRICHI EN ACIDES GRAS MONOINSATURÉS À UN RÉGIME PAUVRE EN GRAISSES ET ENRICHI EN HYDRATES DE CARBONE (GRUNDY)

en mg/dl	*Cholestérol total*	*Tryglycérides*	*LDL-Cholestérol*	*HDL-Cholestérol*
Régime enrichi en acides gras monoinsaturés	208 ± 7	178 ± 14	136 ± 7	39 ± 2
Régime pauvre en graisses enrichi en hydrates de carbone	222 ± 9*	235 ± 29*	147 ± 10	32 ± 2**
*p < 0,05 **p < 0,01				
Reproduit avec l'autorisation de GRUNDY SM. *The New England Journal of Medicine*, 1986, 314, 745.				

Einholm étudie dans une population de North Karelia en Finlande les effets d'un régime comportant 24 % de graisses totales (pourcentage des calories totales) dont 9 % d'acides gras saturés, 6,4 % d'acides gras monoinsaturés, 9,2 % d'acides gras polyinsaturés, avec un rapport P/S à 1,18. La baisse du taux de cholestérol sérique est importante, de 2,63 g/l à 2,01 g/l (baisse de 23 %), avec une baisse parallèle de 26 % du LDL-cholestérol. Dans cette étude, le taux de HDL-cholestérol diminue de 18,5 % [35].

Mensink a comparé un régime enrichi en acides monoinsaturés (monoinsaturés : 15,1 %, saturés : 12,9 %, polyinsaturés : 7,9 %) à un régime enrichi en acides gras polyinsaturés (polyinsaturés : 12,7 %, saturés : 12,6 %, monoinsaturés : 10,8 %). Ces deux régimes (fig. 17) entraînent une baisse du LDL-cholestérol par rapport au régime initial : 17,9 % pour le régime monoinsaturé, 12,9 % pour le régime polyinsaturé. Chez l'homme, le HDL-cholestérol diminue légèrement, mais de façon non significative avec les deux régimes; il ne varie pas chez la femme [14].

Ginsberg a évalué le régime recommandé par l'American Heart Association, comprenant 30 % de graisses dont 10 % saturées, 10 % monoinsaturées, 10 % polyinsaturées, 250 mg/jour de cholestérol alimentaire et un régime enrichi en acides gras monoinsaturés : 38 % de graisses, 10 % saturées, 18 % monoinsaturées, 10 % polyinsaturées, 250 mg/jour de cholestérol (fig. 18). Ces deux régimes sont comparés au régime américain habituel : 38 % de graisses, 18 % saturées, 10 % monoinsaturées, 10 % polyinsaturées, 500 mg/jour de cholestérol. Le régime de l'American Heart Association diminue le cholestérol sérique de 8 %, le régime enrichi en acides gras monoinsaturés le diminue de 10,4 %. Il n'y a pas de variations significatives du HDL-cholestérol [36].

L'index d'athérogénicité d'Ulbricht S/P comprend au dénominateur, P = somme des acides gras polyinsaturés omega-3 et oméga-6 + acide oléique + somme des autres acides gras monoinsaturés [12]. Cet index est un bon discriminateur du caractère athérogène de l'alimentation d'une population. L'alimentation des esquimaux,

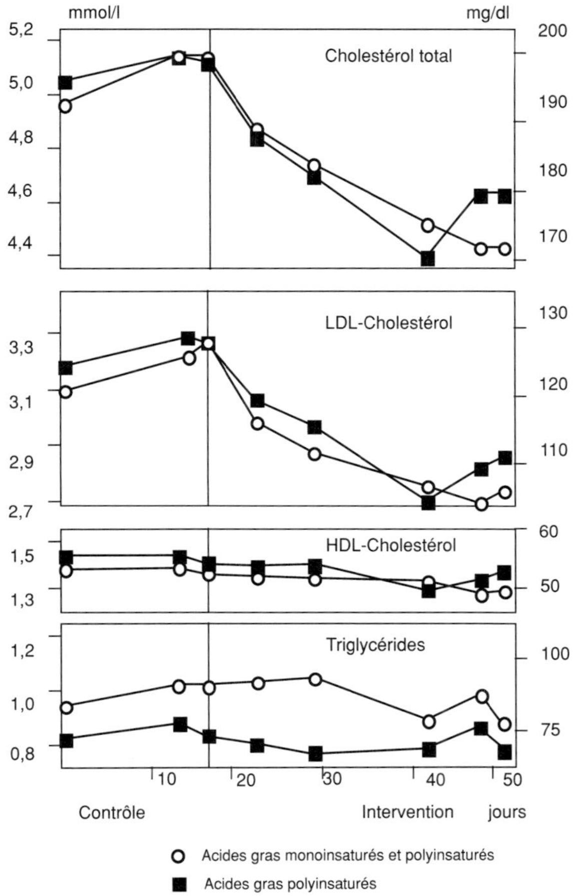

FIG. 17. – *Comparaison d'un régime enrichi en acides gras monoinsaturés et en acides gras polyinsaturés à un régime enrichi seulement en acides gras polyinsaturés* (MENSINK).

riche en acides gras oméga-3, a un index de 0,39. L'alimentation anglaise, riche en acides gras saturés a un index à 0,93 [12].

L'effet bénéfique des acides gras monoinsaturés a été confirmé dans le rapport des 15 années de surveillance de l'étude des Sept Pays. La mortalité globale, la mortalité par CI sont inversement proportionnelles à l'apport en acides gras monoinsaturés. Il n'y a pas de relation significative entre les acides gras monoinsaturés et la mortalité par cancer. Dans cette étude, les acides gras monoinsaturés sont constitués pour 80 % par l'huile d'olive et l'acide oléique [37].

Le taux de HDL-cholestérol subit l'influence de la composition des acides gras de l'alimentation. Il est élevé quand l'alimentation est riche en graisses totales et en acides gras saturés [7]. Les études du laboratoire de Grundy ont montré que les acides gras monoinsaturés ne diminuent pas le taux de HDL-cholestérol quand ils sont

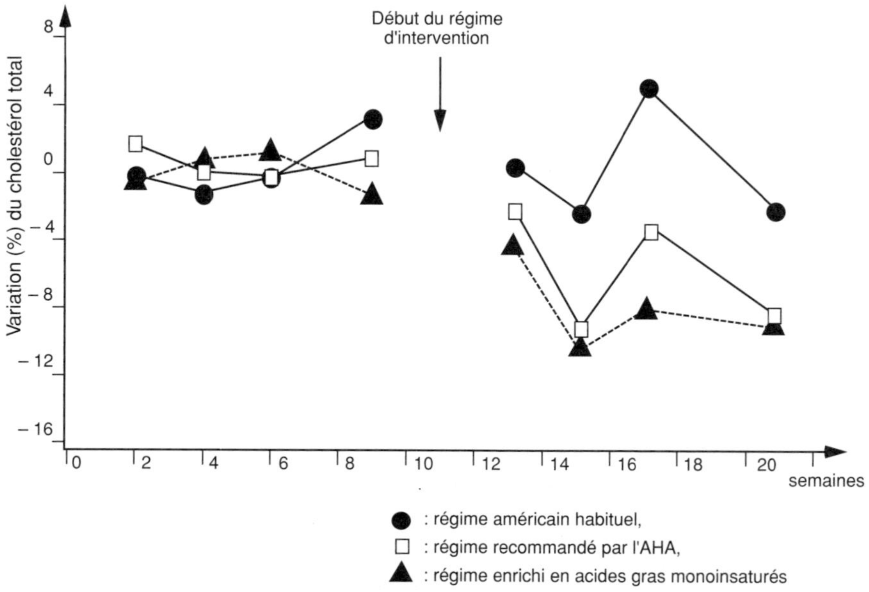

FIG. 18. – *Effets de trois régimes sur le taux de cholestérol total* (GINSBERG).

substitués aux acides gras saturés [7]. L'apport de quantités importantes d'acides gras polyinsaturés diminue le taux de HDL-cholestérol. Selon Grundy, la substitution de 2 % des calories d'acides gras saturés ou monoinsaturés par des acides gras polyinsaturés diminue le taux de HDL-cholestérol de 2 % [7]. Une étude récente rapporte l'effet sur les différentes sous-classes des HDL, d'un régime enrichi de façon modérée en acides gras polyinsaturés avec un rapport P/S à 1,1. Le taux de HDL total ne varie pas; par contre, les taux de HDL 2 et de lipoprotéine-A1 diminuent de façon significative [38]. Cependant, des résultats différents sont rapportés par Dréon. Le taux de HDL-cholestérol et la masse totale des HDL ne varient pas lors d'un régime enrichi en acides gras polyinsaturés ou monoinsaturés. Par contre, le taux de HDL 2-cholestérol augmente de 50 % et la masse de HDL 2-cholestérol augmente de 23,5 % avec les acides gras polyinsaturés [39].

Des études complémentaires apparaissent donc nécessaires, pour définir en prévention collective, la meilleure répartition de l'alimentation en acides gras polyinsaturés et monoinsaturés à proposer en remplacement des acides gras saturés.

LE CHOLESTÉROL ALIMENTAIRE

Les études expérimentales animales ont démontré le rôle du cholestérol alimentaire dans le développement de l'athérosclérose. Chez l'homme, les études en chambre métabolique montrent que l'augmentation du cholestérol alimentaire élève la cholestérolémie [8, 11]. La réponse individuelle au cholestérol alimentaire chez l'homme est variable, la variabilité étant en partie d'origine génétique. Habituellement, l'augmentation du cholestérol alimentaire est compensée par une diminution de la synthèse endogène du cholestérol. Chez 20-25 % de la population, ce mécanisme de compensation est pris en défaut. L'origine génétique de ce défaut de compensation serait un phénotype apo E 4/3 et E 4/4 [40]. Kern a récemment rapporté l'observation d'un homme de 88 ans sans CI clinique, qui a un taux de cholestérol total normal malgré l'absorption quotidienne de 25 œufs [41]. A côté de la diminution de la synthèse du cholestérol endogène, d'autres mécanismes de compensation existent, dont la diminution de l'absorption du cholestérol alimentaire (18 % seulement dans l'observation de Kern) et l'augmentation de la synthèse des acides biliaires [42].

Les études chez l'homme montrent en général une élévation moins importante de la cholestérolémie quand l'apport alimentaire en cholestérol est augmenté par rapport aux études expérimentales animales [43]. La plupart des études humaines sont de courte durée. Il est possible qu'il existe un effet à long terme du cholestérol alimentaire qui pourrait contribuer à l'augmentation du cholestérol sérique, élévation n'apparaissant pas dans les études de courte durée. Cet effet à long terme du cholestérol alimentaire pourrait expliquer l'élévation de la cholestérolémie avec l'âge, jusqu'ici mal expliquée [43]. Certaines études ont soulevé l'hypothèse que le cholestérol alimentaire pourrait intervenir par d'autres mécanismes que l'élévation du taux de cholestérol sérique à jeun, avec par exemple, un rôle joué par le cholestérol transporté par les remnants de chylomicrons [43].

Plusieurs études épidémiologiques ont démontré la relation entre le cholestérol alimentaire et le risque de CI. Dans l'étude de la Western Electric, la mortalité par CI est reliée positivement au cholestérol alimentaire [5]. Au bout de 25 ans d'évolution, la mortalité globale et la mortalité coronarienne sont reliées à l'apport alimentaire en cholestérol, il n'y a pas de relation par contre, entre le cholestérol alimentaire et la mortalité par cancer [44]. Le risque coronarien persiste quel que soit le niveau du taux sérique de cholestérol total [44]. Des résultats comparables ont été obtenus dans l'Honolulu Heart Study [3], l'Ireland Boston Study [4], la Zutphen Study [6].

POISSON ET MALADIES CORONARIENNES

Ce sont les études chez les esquimaux qui ont permis de comprendre les effets du poisson sur les CI. Les études anatomiques ont montré que l'athérosclérose est moins sévère chez les Esquimaux canadiens que chez les Canadiens blancs [45]. Kromann et Green retrouvent un faible taux hospitalier d'infarctus chez les Esquimaux de la côte ouest du Groenland [46]. Les travaux de Bang et Dyerberg ont montré que les Esquimaux de la côte nord-ouest du Groenland qui se nourrissent principalement de cétacés, de phoques crus ou bouillis ont un taux diminué de cholestérol total, de LDL-cholestérol, un taux très diminué de VLDL-triglycérides et un taux augmenté de HDL-cholestérol [47]. Leur alimentation contient 400 g/j de poissons, de mammifères ou d'oiseaux arctiques avec environ 7 g/j d'acides gras polyinsaturés. Chez les Japonais, les pêcheurs qui consomment environ 250 g de poisson par jour ont moins de CI que les fermiers [48].

Sinclair a vécu pendant 3 mois avec une alimentation entièrement dérivée d'animaux marins, principalement de phoque. Cette alimentation a entraîné des modifications notables de l'hémostase et des lipides sériques, et en particulier, de la composition en acides gras des esters de cholestérol et des phospholipides. L'effet le plus important est le remplacement des acides gras de la série Oméga-6, en particulier, l'acide linoléique et son dérivé, l'acide arachidonique, par des acides de la série Oméga-3, en particulier, l'acide eicosapentaenoïque (20 : 5-3) et l'acide docosahexaenoïque (22 : 6-3) [49].

Les effets protecteurs du poisson mis en évidence dans ces observations initiales, sont liés à sa forte teneur en acides gras polyinsaturés de la série Oméga-3.

EFFETS DES ACIDES GRAS DE LA SÉRIE OMÉGA- 3

Les effets bénéfiques des acides gras Oméga-3 ont été attribués à plusieurs types d'action : effets sur les lipoprotéines plasmatiques, effets sur la coagulation, action anti-inflammatoire et effets bénéfiques sur l'athérogenèse [50].

Action sur les lipoprotéines

Les esquimaux du Groenland ont un taux modérément bas de LDL-cholestérol, très bas de VLDL-triglycérides et un taux élevé de HDL-cholestérol [47]. Les premières études métaboliques, avec de fortes doses d'huile de poisson ont suggéré qu'elle abaisse le LDL-cholestérol. Les études actuelles, avec des doses plus habituelles d'acides oméga-3 montrent plutôt une élévation du LDL-cholestérol [51]. La baisse des triglycérides est par contre confirmée, la diminution persistant dans des études prolongées [51]. L'élévation du LDL-cholestérol serait fonction de la composition des LDL. Les particules de LDL denses et petites sont moins sensibles à l'action des acides oméga-3 [51]. La variation du LDL-cholestérol dépend surtout de l'apport en acides gras saturés. La figure 19 empruntée à Harris [52] résume les résultats de 41 études séparées dans lesquelles 596 sujets normolipidémiques ont reçu des acides gras omega-3. La variation des LDL est indiquée, selon que l'apport en acides gras saturés est constant (colonnes blanches) ou diminué (colonnes noires), lors du régime enrichi en huiles de poisson. Il apparaît, que si l'apport en graisses saturées est maintenu constant, l'huile de poisson élève le LDL-cholestérol dans la majorité des cas [51].

Action sur la coagulation

Les Esquimaux sont sujets aux saignements de nez; ils ont souvent un taux bas de plaquettes [47]. La consommation régulière de 200g de poisson gras ou de 20 g d'huile de poisson prolonge le temps de saignement sans affecter le nombre de plaquettes [53].

L'acide arachidonique est le précurseur des prostanoïdes dont le thromboxane A2 plaquettaire, facteur d'agrégation plaquettaire et de vasoconstriction, et la prostacycline PGI 2 produite par l'endothélium qui s'oppose aux effets du thromboxane. Les acides oméga-3 agissent en compétition avec l'acide arachidonique dans l'incorporation dans les phospholipides membranaires plaquettaires, entraînant un déplacement de l'équilibre thromboxane-prostacycline vers un état d'antiagrégation relative [50].

Ce type d'action se rapproche de celle de l'aspirine, avec une efficacité comparable [54]. L'effet antiagrégant pourrait expliquer la diminution des accidents coronariens aigus.

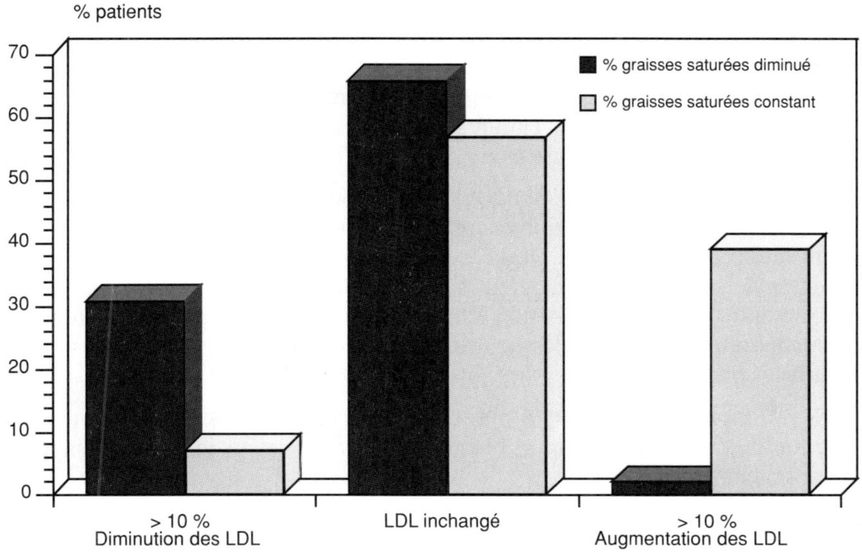

FIG. 19. – *Effets sur le LDL-cholestérol des acides oméga-3 selon que le pourcentage de graisses saturées est constant ou est diminué lors du régime enrichi en huile de poisson* (HARRIS).

Action anti-inflammatoire et sur les aspects cellulaires de l'athérosclérose

Plusieurs types d'études expérimentales chez l'animal ont montré que les acides oméga-3 diminuent l'athérosclérose induite. Weiner retrouve une diminution de l'athérosclérose coronaire chez le porc avec l'adjonction de 6 g d'acides oméga-3 pendant 8 mois. Les lipides sériques sont peu modifiés [55]. Davis montre que chez le primate hyperlipidémique, la substitution des graisses alimentaires par des acides oméga-3 inhibe l'athérosclérose au niveau de l'aorte, des carotides et des fémorales. La diminution de la cholestérolémie est modérée [56]. Des résultats comparables ont été observés chez le lapin [57], le chien [58].

Cette action antiathérogène des acides oméga-3 ne peut être expliquée par leurs effets sur les lipoprotéines qui sont très modérés. Les acides oméga-3 agissent sur les différents facteurs cellulaires impliqués dans l'athérogenèse que sont le couple monocyte-macrophage, la cellule endothéliale, la cellule musculaire lisse [59]. On peut démontrer leur intervention à plusieurs niveaux :

1 – LEUCOTRIÈNE B 4 : Les leucotriènes sont des produits dérivés de la lipoxygénase provenant, ainsi que les dérivés de la cyclo-oxygénase, de l'acide arachidonique. Les acides oméga-3 agissent par compétition avec l'acide arachidonique, dans l'incorporation dans les phospholipides membranaires et diminuent, en particulier, la production de leucotriène B 4 [60] qui est un puissant agent favorisant le recrutement et l'activation des cellules inflammatoires. Le recrutement des cellules inflammatoires vers la lésion athéroscléreuse sera diminué, ainsi que la capacité d'interaction avec d'autres cellules au niveau de la paroi vasculaire [50].

2 – FACTEUR DE CROISSANCE PLAQUETTAIRE : L'agrégation plaquettaire libère un facteur de croissance, responsable de la migration des cellules musculaires lisses des couches profondes vers le siège de la lésion, de la migration des monocytes vers le lieu de la lésion endothéliale où ils vont se transformer en macrophages. L'incorporation d'acides oméga-3 dans des cultures de cellules endothéliales aortiques, diminue la production du facteur de croissance plaquettaire [61].

3 – MÉTABOLITES OXYDANTS TOXIQUES : L'action des neutrophiles et des monocytes au niveau du siège de la lésion endothéliale produit des métabolites oxydants qui agissent sur les molécules des LDL. Ces LDL modifiées sont reconnues par les récepteurs des macrophages et concourent à la formation des cellules spumeuses [54]. Fisher a montré qu'une alimentation à base d'huile de poisson diminue la formation des métabolites oxydants par les neutrophiles et les monocytes, quand ces cellules sont activées *in vitro* [62].

4 – FACTEUR D'ACTIVATION PLAQUETTAIRE : Il a été montré chez l'homme, que la production du facteur d'activation plaquettaire par les monocytes est diminuée par les acides oméga-3 [63].

5 – INTERLEUKINE-1 ET FACTEUR DE NÉCROSE TUMORALE : Ces composés, produits par les cellules incriminées dans l'athérosclérose, stimulent la synthèse de molécules favorisant l'adhésion des monocytes, la production de métabolites oxydants, l'activation plaquettaire. Leur production est diminuée par les huiles de poisson [64].

6 – FACTEUR DE RELAXATION D'ORIGINE ENDOTHÉLIALE : La production de ce facteur qui entraîne une relaxation des muscles lisses artériels est augmentée chez l'animal par un enrichissement de l'alimentation en huiles de poisson [65]. L'utilisation de l'effet anti-inflammatoire des acides oméga-3 dans la polyarthrite a montré qu'ils entraînent une légère amélioration, les résultats ont été négatifs dans l'asthme. Des résultats meilleurs ont été obtenus dans le psoriasis [60].

RELATION AVEC LES MALADIES CORONARIENNES

Études épidémiologiques

Les Esquimaux du Groenland ont un taux de mortalité par CI de 3,5 %, nettement inférieur à celui des pays occidentaux [65].

Kromhout, dans une étude hollandaise de 852 hommes d'âge moyen, montre que la mortalité par CI est diminuée de plus de 50 % chez les sujets qui consomment au moins 350 g de poisson par jour, par rapport à ceux qui n'en mangent pas [66]. Un résultat comparable est rapporté par la Western Electric Study [67]. Par contre, dans une étude à Hawaï et dans une étude en Norvège, il n'est pas retrouvé de relation entre consommation de poisson et mortalité par CI [68, 69].

Une large étude suédoise a suivi pendant 14 ans 10 966 sujets : il apparaît que ceux qui consomment le moins de poisson ont le plus de risque de CI [70].

L'étude du MRFIT a permis de comparer l'évolution de 1 300 hommes ne consommant jamais de poisson à 1 250 hommes consommant du poisson 2 à 3 fois par semaine. La mortalité cardio-vasculaire de ces derniers est diminuée d'un tiers [71].

Essai d'intervention

L'étude DART a été menée chez 2 033 hommes ayant présenté un infarctus du myocarde. Ils sont divisés en 3 groupes : régime pauvre en graisses avec augmentation du rapport P/S, régime enrichi en poisson, régime enrichi en fibres alimentaires. Le groupe dont l'alimentation est enrichie en poisson (300 g/jour) a eu une réduction significative (fig. 20) de 29 % de la mortalité globale durant le suivi ayant duré deux ans [72].

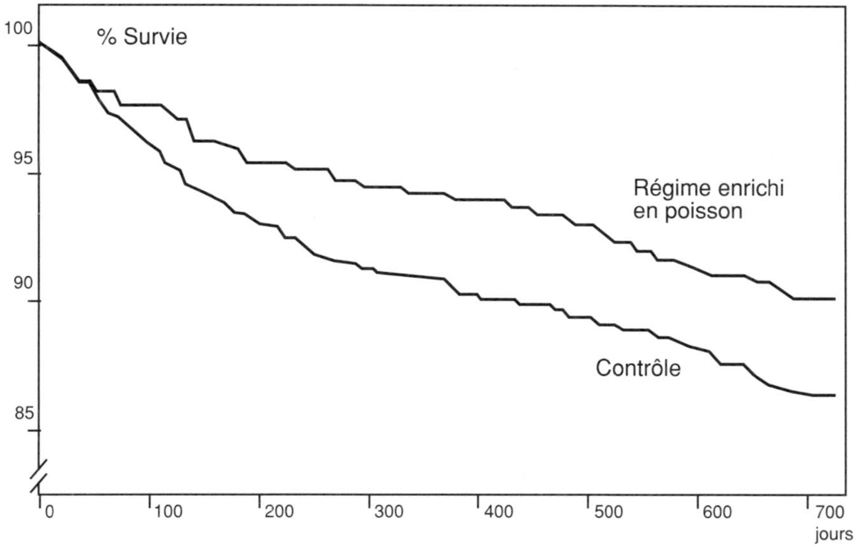

FIG. 20. – *Effets sur la survie d'un régime enrichi en poisson dans l'étude DART* (BURR).

Prévention des resténoses postangioplastie

Huit études ont été rapportées sur les effets des huiles de poisson dans la prévention des resténoses après angioplastie coronaire [73-80].

Dehmer, chez 82 patients ayant eu une angioplastie, montre que 3,2 g d'acide eicosapentaenoïque débutés 7 jours avant l'angioplastie et maintenus 6 mois diminue la fréquence des resténoses (16 % au lieu de 36 %) [73]. Par contre, Reis, avec 6 g d'acides gras oméga-3 débutés 5 jours avant l'angioplastie et poursuivis pendant 6 mois ne retrouve pas de diminution de resténoses. Il signale des effets indésirables intestinaux et une augmentation des hémorragies. [74]. Grigg ne retrouve pas non plus de diminution des resténoses avec 3 g d'acides gras oméga-3 débutés 24 h avant l'angioplastie [75]. Milner compare 84 patients recevant 4, 5 g d'acides oméga-3 pendant 6 mois à 99 sujets-contrôles. La fréquence des resténoses diminue significativement dans le groupe recevant l'huile de poisson (19 %) par rapport aux contrôles (35 %) [76]. Slack rapporte une diminution des resténoses, de 33 % dans le groupe contrôle, à 16 % dans le groupe traité, chez les patients ayant eu une angioplastie d'un vaisseau. Il n'y a pas d'amélioration chez les patients ayant eu une angioplastie de plusieurs vaisseaux [77]. Nye compare 35 patients recevant 3,5 g/jour d'acide oméga-3 à un groupe contrôle de 34 patients. Le pourcentage de resténoses des lésions diminue dans le groupe recevant l'huile de poisson (11 %) par rapport au groupe contrôle (30 %) [78]. Bairati administre à 59 patients 2,7 g/jour d'acide eicosapentaenoïque + 1,8 g/jour d'acide docosahexaenoïque débutés 3 semaines avant l'angioplastie et maintenus pendant 6 mois. Le contrôle angiographique à 6 mois montre une diminution significative des resténoses dans le groupe traité (22,0 à 35,6 % selon la définition) par rapport aux 60 patients du groupe contrôle (40,0 à 53,3 %) [79]. Kaul compare un groupe de 58 patients recevant 1,8 g/jour d'acide eicosapentaenoïque + 1,2 g/jour d'acide docosahexaenoïque 4,3 jours avant l'angioplastie à un groupe contrôle de 49 patients. La fréquence des resténoses diffère peu dans le groupe sous huile de poisson (32 %) par rapport au groupe contrôle (27 %) [80].

Ces résultats discordants suscitent plusieurs commentaires. Les critères cliniques ou des tests d'effort de resténose peuvent surestimer ou sous-estimer leur incidence réelle et l'on ne peut comparer entre elles que les études ayant des critères angiographiques [73, 75, 78, 79]. Sur ces 4 études angiographiques 3 montrent une efficacité des huiles de poisson [73, 78, 79]. Dans la 4e étude, l'huile de poisson n'est débuté que 24 heures avant l'angioplastie [75]. Or, le processus de resténose débute dans les premières heures suivant l'angioplastie [81] et les acides oméga-3 agissent en s'incorporant dans les membranes cellulaires, ce qui demande plusieurs jours [80].

LES SOURCES D'ACIDES OMÉGA- 3

Le contenu en acides gras oméga-3 des poissons diffère, selon qu'il s'agit de poissons à chair maigre (moins de 5 % de graisse), de poissons à chair semi-maigre (6 à 10 % de graisses) ou de poissons à chair grasse (ll à 20 %) (tableau XIX).

TABLEAU XIX. – LES PRINCIPAUX POISSONS SELON LEUR TENEUR EN GRAISSE

Poissons à chair maigre (5 % de graisses)
Sole, merlan, cabillaud, lieu, truite, brochet, eglefin, morue, colin, limande, dorade, raie, grondin, bar, thon.
Poissons à chair semi-maigre (6-10 % de graisses)
Congre, carpe, anchois, lotte, turbot, hareng frais, saumon frais.
Poissons à chair grasse (11-20 % de graisses)
Saumon fumé, hareng fumé, sardine, anguille, caviar.

La teneur en graisses du poisson varie en outre en fonction de l'âge, du sexe et de la saison. Dans les poissons gras, 10 à 15 % de l'énergie est apportée par des acides gras saturés, l à 2 % dans les poissons maigres. Les poissons gras apportent 2 à 3 fois plus d'acide gras oméga-3 que les poissons maigres : 100 g de poisson gras apportent 200 kg/cal, l g d'acide eicosapentaenoïque, 0,5-2 g d'acide docosa hexaenoïque; 100 g de poisson maigre fournissent 96 kg/cal, 0,2 g d'acide eicosapentaenoïque,

0,3 g d'acide docosahexaenoïque [53]. Les huiles de poisson sont présentées en bouteilles ou en macro ou micro-capsules. Les capsules sont les plus stables. Leur teneur en acides gras oméga-3 varie de 10 à 80 %. Dans Maxepa par exemple, 10 g apportent 1,8 g d'acide eicosapentaenoïque, 1,2 g d'acide docosahexaenoïque, 60 mg de cholestérol. Les poissons sont pauvres en vitamine E. Certains contiennent beaucoup de sel et ils sont par ailleurs susceptibles d'être contaminés par la pollution industrielle, de contenir des métaux lourds et des toxines organiques.

BIBLIOGRAPHIE

[1] KEYS A., Seven countries. A multivariate analysis of death and coronary heart disease. Cambridge, Massachusetts : Harvard University Press, 1980.

[2] KAGAN A., HARRIS B.R., WINKELSTEIN W., JOHNSON K.G., KATO H., SYME S.L., RHOADS G.G., GAY M.L., NICHAMAN M.Z., HAMILTON H.B., TILLOTSON J., Epidemiologic studies of coronary heart disease and stroke in japanese men living in Japan, Hawaï and California : demographic, physical, dietary and biochemical characteristics. *J. Chron. dis.*, 1974, *27*, 345-364.

[3] MAC GEE D.L., REED D.M., YANO K., KAGAN A., TILLOTSON J., Ten-year incidence of coronary disease in the Honolulu Heart Program. Relationship to nutrient intake. *Am. J. Epidemiol.*, 1984, *119*, 667-676.

[4] KUSHI L.H., LEW R.A., STARE F.J., ELLISON C.R., EL LOZY M., BOURKE G., DALY L., GRAHAM I., HICKEY N., MULCAHY R., KEVANEY J., Diet and 20-year mortality from coronary heart diseases. The Ireland - Boston diet heart study. *N. Engl. J. Med.*, 1985, *312*, 811-818.

[5] SHEKELLE R.B., SHRYOCK A., PAUL O., LEPPER M., STAMLER J., LIU S., RAYNOR W.J. Jr., Diet, serum cholesterol and death from coronary heart disease. The Western Electric Study. *N. Engl. J. Med.*, 1981, *304*, 65-70.

[6] KROMHOUT D., DE LEZENNE C., Diet, prevalence and 10-year mortality from coronary heart disease in 871 middle-aged men. The Zutphen Study. *Am. J. Epidemiol.*, 1984, *119*, 733-741.

[7] GRUNDY S.M., DENKE M.A., Dietary influence on serum lipids and lipoproteins. *J. Lipid. Res.*, 1990, *31*, 1149-1172.

[8] HEGSTED D.M., MC GRANDY R.B., MYERS M.L., STARE F.J., Quantitative effects of dietary fat on serum cholesterol in man. *Am. J. Clin. Nutr.*, 1965, *17*, 281-295.

[9] BONANOME A., GRUNDY S.M., Effect of dietary stearic acid on plasma cholesterol and lipoprotein levels. *N. Engl. J. Med.*, 1988, *318*, 1244-1248.

[10] AHRENS E.M. jr, HIRSCH J., INSULL W. jr, TSALTAS T.T., BLOMSTRAND R., PETERSON M.L., The influence of dietary fats on serum lipid levels in man. *Lancet*, 1957, *1*, 943-953.

[11] KEYS A., ANDERSON J.T., GRANDE F., Serum cholesterol response to change in the diet. *Metabolism*, 1965, *14*, 747-787.

[12] ULBRICHT T.L.V., SOUTHGATE D.A.T., Coronary heart disease : seven dietary factors. *Lancet*, 1991, *338*, 985-992.

[13] MARON D.J., FAIR J.M., HASKELL W.L., Saturated fat intake and insulin resistance in men with coronary artery disease. *Circulation*, 1991, *84*, 2020-2027.

[14] MENSINK R.P., KATAN M.B., Effect of a diet enriched with monounsaturated or polyunsaturated fatty acids on levels of low-density and high-density lipoprotein cholesterol in healthy men and women. *N. Engl. J. Med.*, 1989, *321*, 436-441.

[15] HOROBIN D.F., HUANG Y.S., The role of linoleic acid and its metabolites in the lowering of plasma cholesterol and the prevention of cardiovascular disease. *Int. J. Card.*, 1987, *17*, 241-255.

[16] Jacotot B., Lassere M., Esteva O., Baudet M.F., Dachet C., Corps gras alimentaires et prévention des maladies vasculaires. Étude chez le sujet sain. *Rev. Fran. des Corps Gras*, 1985, *32*, 11-17.

[17] Dayton S., Hashimoto S., Dixon W., Pearce M.L., Composition of lipids in human serum and adipose tissue during prolonged feeding of a diet high in unsaturated fat. *J. Lipid. Res.*, 1966, *7*, 103-111.

[18] Huang Y.S., Manku M.S., Horrobin D.F., The effects of dietary cholesterol on blood and liver polyunsaturated fatty acids and on plasma cholesterol in rats fed various types of fatty acid diet. *Lipids*, 1984, *19*, 664-672.

[19] Nichaman M.Z., Olson R.E., Sweeley C.C., Metabolism of linoleic acid-1-14 C in normolipemic and hyperlipemic humans fed linoleate diets. *Am. J. Clin. Nutr.*, 1967, *20*, 1 030-1 083.

[20] Van Staveren W.A., DeurenbergG.P., Katan M.B., Burema J., de Groot L., Hoffans M., Valididy of the fatty acid composition of subcutaneous fat tissue microbiopsies as an estimate of the long term average fatty acids composition of the diet of separate individuals. *Am. J. Epidemiol.*, 1986, *123*, 455-463.

[21] Wood D.A., Butler S., Riemersma R.A. *et al.*, Adipose tissue and platelet fatty acids and coronary heart disease in Scottish men. *Lancet*, 1984, 117-121.

[22] Riemersma R.A., Wood D.A., Buttler S. *et al.*, Linoleic content in adipose tissue and coronary heart disease. *Br. Med. J.*, 1986, *292*, 1 423-1 427.

[23] Wood D.A., Riemersma R.A., Buttlers S. *et al.*, Linoleic and eicosapentaenoic acids in adipose tissue and platelets and risk of coronary heart disease. *Lancet*, 1987, 177-183.

[24] Miettinen T.A., Naukkarinen V., Huttunen J.K., Mattila S., Kumlin T., Fatty acid composition of serum predicts myocardial infarction. *Br. Med. J.*, 1982, *285*, 993-996.

[25] Salonen J.T., Salonen R., Pentilla I., Serum fatty acids, apolipoproteins, selenium and vitamin antioxydants and the risk of death from coronary artery disease. *Am. J. Cardiol.*, 1985, *56*, 226-231.

[26] Riemersma R.A., Sargent C.A., Saman S., Rebergen S.A., Abraham R., Dietary fatty acids and ischaemic arrythmias. *Lancet*, 1988, 285-286.

[27] Lepran I., Nemecz G., Koctai M., Szekeres L., Effects of a linoleic acid-rich diet on the acute phase of coronary occlusion in conscious rats : influence of indomethacin and aspirin. *J. Cardiovasc. Pharmacol.*, 1981, *3*, 847-853.

[28] Vergroesen A.J., Dietary fat and cardiovascular disease : possible modes of action of linoleic acid. *Proc. Nutr. Soc.*, 1972, *31*, 323-329.

[29] Vergroesen A.J., Gottenbos J.J., *In* Vergroesen AJ ed. *The role of fats in human nutrition*, New York : Academic Press, 1975, 1-41.

[30] Mattson F.H., Hollenbach E.J., Kligman A.M., Effect of hydrogenated fat on the plasma cholesterol and triglyceride levels of man. *Am. J. Clin. Nutr.*, 1975, *28*, 726-731.

[31] Mensink R.P., Katan M.B., Effect of dietary trans fatty acids on high-density and low-density lipoprotein cholesterol levels in healthy subjects. *N. Engl. J. Med.*, 1990, *323*, 439-445.

[32] Hunter J.E., Applewhite T.H., Reassessment of trans fatty acid availability in the US diet. *Am. J. Clin. Nutr.*, 1991, *54*, 363-369.

[33] Mattson F.H., Grundy S.M., Comparison of effects of dietary saturated, monounsaturated and polyunsaturated fatty acids on plasma lipids and lipoproteins in man. *J. Lipids Res.*, 1985, *26*, 194-202.

[34] Grundy S.M., Comparison of monounsaturated fatty acids and carbohydrates for lowering plasma cholesterol. *N. Engl. J. Med.*, 1986, *314*, 745-748.

[35] Enholm C., Huttunen J.K., Pietinen P., Leino V. *et al.*, Effect of diet on serum lipoproteins in a population with a high risk of coronary heart disease. *N. Engl. J. Med.*, 1982, *307*, 850-853.

[36] GINSBERG H.N., BARR S.L., GILBERT A., KARMALLY W. *et al.*, Reduction of plasma cholesterol levels in normal men on an American Heart Association Step I diet or a Step I diet with added monounsaturated fat. *N. Engl. J. Med.*, 1990, *322*, 574-579.

[37] KEYS A., MENOTTI A., KARVONEN M., ARVANIS C., BLACKBURN H. *et al.*, The diet and 15-year death rate in the Seven Countries Study. *Am. J. Epidemiol.*, 1986, *124*, 903-915.

[38] FUMERON F., BRIGANT C., PARRA H.J., BARD J.M., FRUCHARD J.C., APFELBAUM M., Lowering of HDL 2-cholesterol and lipoprotein A-I particle levels by increasing the ratio of polyunsaturated to saturated fatty acids. *Am. J. Clin. Nutr.*, 1991, *53*, 665-669.

[39] DREON D.M., VRANIZAN K.M., KRAUSS R.M., AUSTIN M.A., WOOD P.D., The effects of polyunsaturated fat vs monounsaturated fat on plasma lipoproteins. *J.A.M.A.*, 1990, *263*, 2 462-2 466.

[40] Mc NAMARA D.J., Dietary cholesterol : effects on lipid metabolism. *Cur. op. lipid.*, 1990, *1*, 18-22.

[41] KERN F. jr., Normal plasma cholesterol in a 88-year old man who eats 25 eggs a day. Mechanisms of adaptation. *N. Engl. J. Med.*, 1991, *324*, 896-899.

[42] GOTTO A.M., Cholesterol intake and serum cholesterol level. *N. Engl. J. Med.*, 1991, *324*, 912-913.

[43] GRUNDY S.M., BROWN V., DIETSCHY J.M., GINSBERG H., GOODNIGHT S., HOWARD B., LA ROSA J.C., Mc GILL H.C., Workshop III-Basis for dietary treatment. *Circulation*, 1989, *80*, 729-734.

[44] SHEKELLE R.B., STAMLER J., Dietary cholesterol and ischemic heart disease. *Lancet*, 1989, 1177-1178.

[45] SCHAEFFER O., Medical observations on canadian Eskimos. *Can. Med. Assoc. J.*, 1959, *81*, 386-393.

[46] KROMAN N., GREEN A., Epidemiological studies in the Upernavik district, Greenland. *Acta Med. Scand.*, 1980, *208*, 401-406.

[47] BANG H.O., DYERBERG J., Lipid metabolism in Greenland Eskimos in Draper HH ed. *Advances in nutrition research.* New York : Plenum Press, 1980, *3*, 1-40.

[48] HIRAI A.,HAMAZAKI T., TERANO T. *et al.*, Eicosapentaenoic acid and platelet function in Japanese. *Lancet*, 1980, 1 132-1 133.

[49] SINCLAIR H.M., Advantages and disadvantages of an eskimo diet. *In* Fumagalli R, Kritchevsk D, Peoletti R Eds, *Drugs affecting lipid metabolism.* Amsterdam : Elsevier/North Holland Biomedical Press, 1980, 363-370.

[50] FISHER M., LEVINE P.H., LEAF A., N-3 fatty acids and cellular aspects of atherosclerosis. *Arch. Intern. Med.*, 1989, *149*, 1726-1728.

[51] HARRIS WS., Omega-3 fatty acids : effect on lipid metabolism. *Cur. op. Lipid.*, 1990, *1*, 5-11.

[52] HARRIS W.S., Fish oils and plasma lipid and lipoprotein metabolism in humans : a critical review. *J. Lipid. Res.*, 1989, *30*, 785-807.

[53] SANDERS T.A.B., Fish and coronary artery disease. *Br Heart J.*, 1987, *57*, 214-219.

[54] LEAF A., Cardiovascular effects of fish oils. Beyond the platelet. *Circulation*, 1990, *82*, 624-628.

[55] WEINER B.H., OCKENE I.S., LEVINE P.H. *et al.*, Inhibition of atherosclerosis by cod-liver oil in a hyperlipidemic swine model. *N. Engl. J. Med.*, 1986, *315*, 841-846.

[56] DAVIS H.R., BRIDENSTINE R.T., VESSELINOVITCH D., WISSLER R.W., Fish oil inhibits development of atherosclerosis in rhesus monkeys. *Arteriosclerosis*, 1987, *7*, 441-449.

[57] ZHU B.-Q., SMITH D.L., SIERERS R.E., ISEMBERG W.M., PARMLEY W.W., Inhibition of atherosclerosis by fish oil in cholesterol fed rabbits. *J. Am. Coll. Cardiol.*, 1988, *12*, 7 073-7 078.

[58] LANDYMORE R.W., MAC AULAY M., SHERIDAN B., CAMERON C., Comparison of cod-liver and aspirin-dipyridamole for the prevention of intimal hyperlasia in autologous vein grafts. *Ann. Thorac. Surg.*, 1986, *41*, 54-57.

[59] ROSS R., The pathogenesis of atherosclerosis - An update. *N. Engl. J. Med.*, 1986, *314*, 488-500.

[60] Anonyme, Fish oil. *Lancet*, 1988, 1081-1083.

[61] FOX P.L., DI CORLETO P.E.E., Fish oils inhibit endothelial cell production of platelet-derived growth factor-like protein. *Science*, 1988, *241*, 453-456.

[62] FISHER M., UPCHURCH K.S., JOHNSON M.H., VANDREUL C.H., NATALE A., HOOGASIAN J.J., Effects of dietary fish oil supplementation on polymorphonuclear leucocyte inflammatory potential. *Inflammation*, 1986, *10*, 387-391.

[63] SPERLING R.I., ROBIN J.L., KYLANDER K.A., LEE T.H., LEWIS R.A., AUSTEN K.F., The effects of n-3 polyunsaturated fatty acids on the generation of platelet-activating factor-acether by human monocytes. *J. Immunol.*, 1987, *139*, 4186-4191.

[64] ENDRESS S., GHORBANI R., KELLEY W.E., GEORGILIS K., LONNEMANN G. *et al.*, The effect of dietary supplementation with n-3 polyunsaturated fatty acids on the synthesis of interleukin-1 and tumor necrosis factor by mononuclear cells. *N. Engl. J. Med.*, 1989, *320*, 265-271.

[65] SHIMOKAWA H., LAM J.Y.T., CHESEBRO J.H., BOWIE E.J.W., VAN HOUTTE P.H., Effects of dietary supplementation with cod-liver oil on endothelium-dependent response in porcine coronary arteries. *Circulation*, 1987, *76*, 898-905.

[65 a] The State of Health in Greenland. *Annual report from the Chief Medical Officier in Greenland for the years 1973, 1974, 1975 and 1976*. Ministry of Greenland, 1978.

[66] KROMHOUT D., BOSSCHIETER E.B., COR DE LEZENNE C., The inverse relation between fish consumption and 20-year mortality from coronary heart disease. *N. Engl. J. Med.*, 1985, *312*, 1205-1209.

[67] SHEKELLE R.B., MISSELI L.U., PAUL O., SHRYOCK A., STAMLER J., Fish consumption and mortality from coronary heart disease. *N. Engl. J. Med.*, 1985, *313*, 820.

[68] CURB J.P., REED D.M., Fish consumption and mortality from coronary heart disease. *N. Engl. J. Med.*, 1985, *313*, 821.

[69] VOLLSET S.E., HEUCH I., BJELKE E., Fish consumption and mortality from coronary heart disease. *N. Engl J. Med*, 1985, *313*, 820-821.

[70] NORELL S.E., AHLBOM A., FEYCHTING M., PEDERSEN N.L., Fish consumption and mortality from coronary heart disease. *Br. Med. J.*, 1986, *293*, 426.

[71] DOLECEK T.A., GRANDITS G., Dietary polyunsaturated fatty acids and mortality in the Multiple Risk Factor Intervention Trial. *World Rev. Nutr. Diet.*, 1991, *66*, 205-216.

[72] BURR M.L., GILBERT J.F., HOLLIDAY R.M., ELWOOD P.C., FEHILY A.M., ROGERS S., SWEETMAN P.M., DEADMAN N.M., Effects of changes in fat, fish and fibre intakes on death and myocardial reinfarction : Diet and Reinfarction Trial (DART). *Lancet*, 1989, 757-761.

[73] DEHMER G.J., POPMA J.J., VAN DEN BERG E.K., EICHHORN E.J., PREWITT J.B., CAMPBELL W.B., JENNING.S.L., WILLERSON J.T., SCHMITZ J.M., Reduction in the rate of early restenosis after coronary angioplasty by a diet supplementation with n-3 fatty acids. *N. Engl. J. Med.*, 1988, *319*, 723-740.

[74] REIS G.J., BOUCHER T.M., SIPPERLY M.E., SILVERMAN D.I., MC CABE C.H., BAIM D.S., SACKS F.M., GROSSMAN W., PASTERNAK R.C., Fish oil for the prevention of restenosis after coronary angioplasty : result of a randomized, placebo-controlled trial. *Lancet*, 1989, 177-181.

[75] GRIGG L.E., KAY T.W.H., VALENTINE P.A. *et al.*, Determinants of restenosis and lack of effect of dietary supplementation with eicosapentaenoic acid on the incidence of coronary artery restenosis after angioplasty. *J. Am. Coll. Cardiol.*, 1989, *13*, 655-672.

[76] MILNER M.R., GALINO R.A., LEFFINGWELL A., PICHARD A.D., BROOKS-ROBINSON S., ROSENBERG J., LITTLE T., LINDSAY J., Usefulness of fish oil supplements in preventing clinical evidence of restenosis after percutaneous transluminal coronary angioplasty. *Am. J. Cardiol.*, 1989, *64*, 294-299.

[77] SLACK J.D., PINKERTON C.A., VAN TASSEL J., ORR C.M., SCOTT M., ALLEN B., NASSER W.K., Can oral fish oil supplement minimize restenosis after percutaneous transluminal coronary angioplasty? *J. Am. Coll. Cardiol.*, 1987, *9* (Abstr), 64 A.

[78] NYE E.R., ISLEY C.E., ABLETT M.B., SUTHERLAND W.H.F., ROBERTSON M.C., Effect of eicosapentaenoic acid on restenosis rate clinical course and blood lipids in patients after percutaneous transluminal coronary angioplasty. *Aust. NZJ Med.*, 1990, *20*, 549-552.

[79] BAIRATI I., ROY L., MEYER F., Double-blind, randomized, controlled trial of fish oil supplements in prevention of recurrence of stenosis after coronary angioplasty. *Circulation*, 1992, *85*, 950-956.

[80] KAUL U., SANGHVI S., BAHL U.K., DEV V., WASIR H.S., Fish oil supplements for prevention of restenosis after coronary angioplasty. *Int. J. Cardiol.*, 1992, *35*, 87-93.

[81] ISRAEL D.H., GORLIN R., Fish oils in the prevention of atherosclerosis. *J. Am. Coll. Cardiol.*, 1992, *19*, 174-185.

5

ALIMENTATION EN DEHORS DES GRAISSES ET MALADIES CORONARIENNES

Les pays qui ont une faible incidence de CI ont une alimentation habituelle nettement plus riche en hydrates de carbone et en fibres alimentaires que celle des pays occidentaux.[1] Cette alimentation a un effet favorable sur le taux sérique de cholestérol. Les fruits et les légumes, les huiles végétales sont en outre une source d'antioxydants des LDL. D'autres aliments peuvent intervenir dans l'incidence des CI, en particulier l'alcool. Le rôle du café, évoqué dans les pays scandinaves, continue à susciter des études.

FIBRES ALIMENTAIRES

De très nombreux travaux ont été consacrés ces dernières années à l'influence des fibres alimentaires sur le cholestérol sérique et les lipoprotéines. Les études sur la relation entre fibres alimentaires et CI sont moins nombreuses. Les pionniers ont été deux missionnaires médecins travaillant à Kampala en Ouganda, D. Burkitt et H.C. Trowell. Ils notent la rareté chez les Africains des maladies fréquentes dans les pays occidentaux, la maladie coronarienne, le diabète, l'hypertension artérielle. Ils soulignent en outre la faible incidence des constipations, diverticuloses coliques, appendicites, cancers de l'intestin [1]. Trowell et Burkitt soulèvent l'hypothèse du rôle protecteur des fibres alimentaires qui ont diminué dans l'alimentation habituelle occidentale.

La relation entre fibres alimentaires et CI a été précisée dans 5 études.

Morris, chez 337 hommes travaillant dans la banque ou les transports, retrouve une relation inverse entre l'incidence des CI et la teneur en fibres alimentaires. Cette relation persiste après prise en compte des autres aliments et des autres facteurs de risque [2].

La Zutphen Study a rapporté l'évolution durant 10 ans de 871 Hollandais d'âge moyen. La mortalité par CI est 4 fois plus importante chez les sujets qui consomment le quintile de fibres alimentaires le plus bas (fig. 21). Cette relation disparaît en analyse multivariée. La mortalité par cancer est 3 fois plus importante chez les sujets qui consomment le moins de fibres, la relation restant significative en analyse multivariée [3].

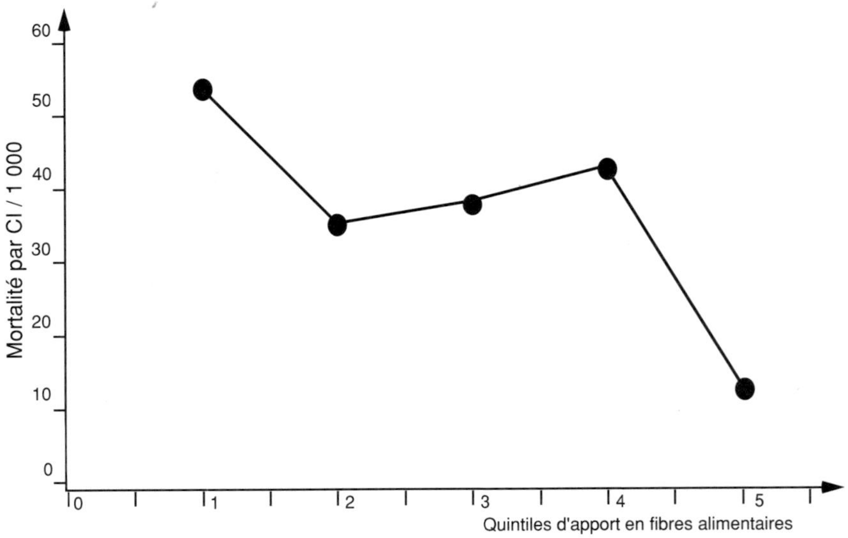

FIG. 21. – *Relation entre la mortalité par cardiopathie ischémique ajustée à l'âge et l'apport en fibres alimentaires dans l'étude de ZUTPHEN* (KROMHOUT).

L'Ireland Boston Study a rapporté l'évolution de 1 001 hommes d'âge moyen suivis pendant 20 ans. Il y a une relation négative significative entre la mortalité coronarienne et la consommation de fibres alimentaires. Après ajustement aux autres facteurs de risque, la relation reste faiblement positive [4] (fig. 22).

Kay Tee Khaw a étudié spécifiquement l'influence des fibres alimentaires sur la mortalité par CI chez 859 hommes et femmes de Californie âgés de 50 à 79 ans. Le risque relatif de CI est de 0,33 chez l'homme, 0,37 chez la femme qui consomment plus de 16 mg de fibres alimentaires par jour. Cet effet est indépendant des autres facteurs alimentaires. En tenant compte des autres facteurs de risque, l'effet protecteur des fibres alimentaires diminue mais reste significatif [5].

Gramenzi a comparé l'alimentation de 287 femmes ayant présenté un infarctus à 649 contrôles de même âge. La fréquence de la consommation des aliments est divisée en 3 tiers approximatifs. Le risque relatif d'infarctus est significativement diminué pour la consommation de carottes (risque relatif : 0,4), de légumes verts (0,6), de fruits frais. Avec la prise en compte des facteurs de risque non alimentaires (tabac, hypercholestérolémie, diabète, hypertension artérielle), toutes les tendances restent significatives [6].

Ces études sont en faveur d'un effet protecteur des fibres alimentaires vis à vis des CI. Les sujets qui consomment beaucoup de fibres alimentaires ont cependant souvent une alimentation moins riche en graisses et la question s'est posée de savoir si l'effet bénéfique observé est dû à l'apport en fibres ou à la diminution de la consommation de graisses? Les dernières études sont en faveur d'un rôle protecteur propre des fibres alimentaires et il est maintenant bien établi que les fibres alimentaires peuvent être recommandées dans une stratégie de prévention des CI par l'alimentation.

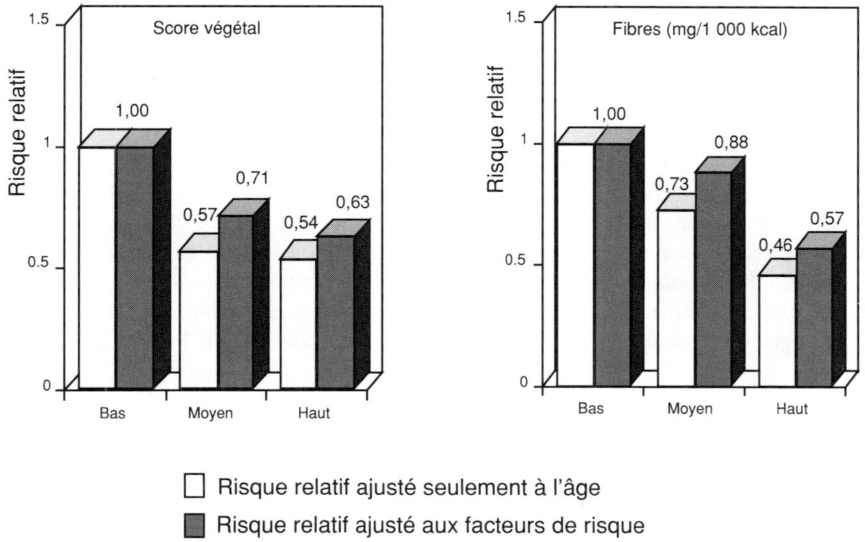

FIG. 22. – *Risque relatif de cardiopathie ischémique selon l'apport en aliments végétaux et en fibres* (KUSHI).

HYDRATES DE CARBONE

Le rôle du sucre raffiné dans l'étiologie des maladies coronariennes a été mis en avant par Yudkin en 1957 [7]. Il retrouve une corrélation entre sucre et maladie coronarienne, entre sucre et maladie artérielle occlusive. Ces résultats n'ont pas été confirmés par la suite dans les études prospectives [8]. Par contre, plusieurs études épidémiologiques ont souligné le rôle bénéfique de l'amidon, hydrate de carbone complexe que l'on retrouve dans des aliments comme le riz, les haricots, le pain, les pommes de terre.

Gordon rapporte en 1981, les résultats de l'étude sur la relation entre alimentation et mortalité dans 3 populations : celles de la Puerto Rico Heart Study, celle de l'Honolulu Heart Study et celle de Framingham [9]. Dans les études de Porto Rico et de Honolulu, ceux qui consomment davantage d'amidon ont moins de CI (tableau XX).

TABLEAU XX. – INCIDENCE DES INFARCTUS DU MYOCARDE ET DES DÉCÈS PAR CARDIOPATHIE ISCHÉMIQUE (CI/1 000) SELON LA TENEUR DE L'ALIMENTATION EN AMIDON DANS L'ÉTUDE DE FRAMINGHAM, PORTO-RICO ET HONOLULU (GORDON)

Apport d'amidon g/jour	*Framingham CI/1 000*	*Porto-Rico CI/1 000*	*Honolulu CI/1 000*
Moins de 100	68,1	22,7	31,9
300 ou plus	–	9,5	9,5
Reproduit avec l'autorisation de l'*American Heart Association*; GORDON T., *Circulation*, 1981, 63, 500.			

Dans ces populations, la relation inverse entre amidon et CI reste significative après prise en compte des autres facteurs alimentaires et des autres facteurs de risque. L'absence de relation entre amidon et CI dans la population de Framingham est peut-être due aux limites de l'enquête alimentaire. Dans cette population, la consommation d'amidon est faible, avec des faibles écarts, et la possibilité de faire apparaître des différences dépasse l'analyse alimentaire basée sur un recueil des 24 heures. Il est intéressant de noter que l'amidon provient d'aliments différents dans les deux études. A Porto Rico, l'amidon est essentiellement apporté par les haricots et les pois, qui ont une relation négative marquée avec les CI. Ces aliments sont par ailleurs riches en fibres dont on a vu le rôle bénéfique dans la maladie coronarienne. Par contre à Honolulu, l'amidon est apporté par le riz, qui a lui aussi une relation négative marquée avec les CI. Ce riz est raffiné et apporte peu de fibres, l'effet bénéfique ne peut donc être attribué qu'à l'amidon.

Les résultats de cette étude sont confirmés par Mac Gee qui rapporte en 1984 l'évolution à 10 ans de la population de l'Honolulu Heart Program [10].

Dans la Zutphen Study, les sujets décédés de CI consomment moins d'hydrates de carbone que les survivants, la différence est de même significative pour la mortalité par cancer, et la mortalité globale [11].

La Ni Hon San Study a comparé 3 cohortes de Japonais vivant au Japon, à Hawaï, en Californie. L'incidence d'infarctus du myocarde et de décès par CI est la plus faible au Japon, intermédiaire à Hawaï, la plus forte en Californie [12]. La consommation d'hydrates de carbone est nettement plus élevée au Japon qu'a Hawaï ou en Californie [13] (tableau XXI). Il s'agit essentiellement d'hydrates de carbone complexes provenant du riz. Les hydrates de carbone simples sont à l'inverse plus abondants dans l'alimentation à Hawaï et en Californie.

TABLEAU XXI. – RELATION ENTRE LA TENEUR DE L'ALIMENTATION EN HYDRATES DE CARBONE ET EN ALCOOL ET LA MORTALITÉ PAR CARDIOPATHIE ISCHÉMIQUE DANS L'ÉTUDE DE NI HON SAN (KAGAN)

Aliment	*Japon*	*Hawaï*	*Californie*
Hydrate de carbone complexe (g)	278	169	155
Hydrate de carbone simple (g)	61	92	96
Alcool (% cal.)	8,7	3,7	2,5
Mortalité annuelle par CI, pour 1 000	1,3	2,2	3,7

Reproduit avec l'autorisation de KAGAN A., *J. Chron Dis*, 1974, 27, 345, Copyright 1974, Pergamon Press PLC.

Une autre étude d'émigration a été menée en Australie [14]. La mortalité par CI est 2 fois plus importante chez les australiens de souche que chez les immigrants du Sud de l'Europe. L'alimentation de ceux-ci est nettement plus riche en pain, plus de 2 fois plus abondante en légumes.

Dans l'étude de l'Ireland Boston Diet-Heart Study, ceux qui décèdent consomment significativement moins d'hydrates de carbone que les survivants (tableau XXII). Si l'on prend en compte les autres facteurs de risque, la relation ne devient plus significative [4].

TABLEAU XXII. – RELATION ENTRE LA CONSOMMATION D'HYDRATES DE CARBONE ET L'INCIDENCE DES CARDIOPATHIES ISCHÉMIQUES DANS L'ÉTUDE IRELAND-BOSTON (KUSHI)

Aliment (% calories totales)	*Absence de CI, n = 891*	*Présence de CI n = 110*	*P*
Hydrates de carbone	42,7 ± 0,23	41,2 ± 0,67	0,04
Amidon	23,5 ± 0,22	22,9 ± 0,64	0,08
Sucre	17,3 ± 0,18	16,9 ± 0,52	0,41

Le mécanisme de l'effet protecteur des hydrates de carbone complexes et des fibres alimentaires reste mal compris. Leur action peut en partie être due à leur effet sur le taux de cholestérol sérique. Les populations dont l'alimentation est à base de glucides complexes, consomment peu de graisses et leur taux de cholestérol est bas. Ce mécanisme est vraisemblablement impliqué à l'échelon géographique où les différences sont grandes d'un pays à l'autre dans la consommation d'hydrates de carbone et du taux sérique moyen de cholestérol [15]. Il ne permet pas d'expliquer les importantes variations observées dans la mortalité par CI au niveau de certains pays qui ont les mêmes taux moyens de cholestérol. Douze populations d'Europe dans le projet MONICA ont un taux sérique de cholestérol entre 5,7 et 6,2 mmol/l. La mortalité par CI varie chez l'homme de 72/100 000 à Toulouse à 381/100 000 à Glasgow [16]. Il n'y a pas de corrélation entre la mortalité par CI et le taux de cholestérol, il y a par contre une forte corrélation inverse avec le taux de vitamine E [16]. La vitamine E est un antioxydant naturel des LDL que l'on retrouve dans les huiles végétales, les légumes. Son action antioxydante est renforcée par la vitamine C [16], présente dans les fruits, les légumes. La faible mortalité par CI rencontrée à Toulouse pourrait être expliquée par son alimentation, qui se rapproche du type méditerranéen et du crétois, « l'homme au vrai bas risque coronarien » [17].

ALCOOL

La relation entre la consommation d'alcool et les CI a été analysée par quatre types d'études : 1. études géographiques comparant la mortalité par CI à la consommation d'alcool; 2. études cas-contrôles; 3. études prospectives; 4. études coronarographiques.

Trois études géographiques donnent des résultats qui vont dans le même sens. Saint-Léger a comparé la consommation de vin individuelle à la mortalité par CI chez les hommes âgés de 55 à 64 ans dans 18 pays (fig. 23). Il y a une forte relation négative [18].

La Porte retrouve une relation inverse entre la mortalité par CI et la consommation d'alcool dans 20 pays [19]. Renaud compare la mortalité par CI d'après les données de l'OMS à la consommation de produits laitiers et de vin fournie par l'OCDE pour 17 pays. La relation est plus forte (r = 0,87) entre mortalité par CI et consommation de produits laitiers moins celle du vin, qu'entre mortalité par CI et produits laitiers seuls (r = 0,73) [20].

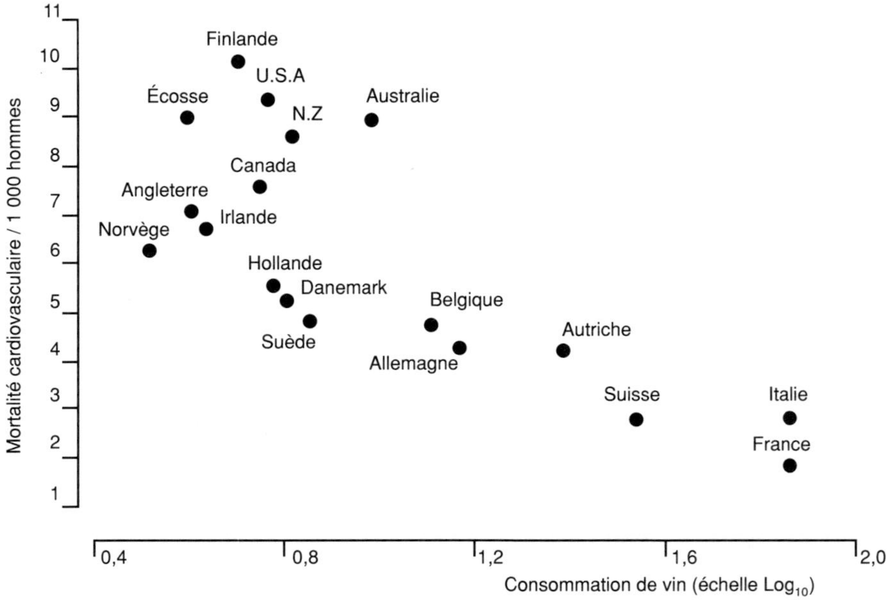

FIG. 23. – *Relation entre la mortalité cardiovasculaire et la consommation de vin* (SAINT-LÉGER).

Neuf études cas-contrôles sont rapportées par Klag. (fig. 24). Dans 8 études sur 9, le risque de CI est inférieur chez les buveurs par rapport aux sujets abstinents [21].

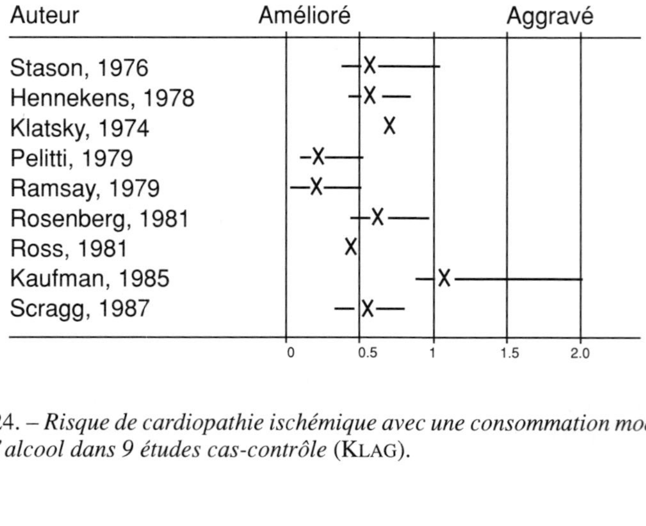

FIG. 24. – *Risque de cardiopathie ischémique avec une consommation modérée d'alcool dans 9 études cas-contrôle* (KLAG).

Dans la même revue, Klag rapporte les résultats de seize études prospectives. Douze études montrent une diminution de l'incidence des CI chez les buveurs modérés, quatre d'entre elles montrant une relation inverse continue significative. Trois études ne montrent pas d'association, deux études rapportent une augmentation de l'incidence des CI chez les buveurs modérés [21].

Quatre études prospectives portant sur des populations importantes ont été publiées récemment :

Stampfer rapporte l'évolution de 87 526 infirmières âgées de 34 à 59 ans. Le risque relatif de CI est diminué chez les femmes consommant 5 à 14 g d'alcool par jour (risque relatif : 0,6), 15 à 24 g (0,6), et plus de 25 g (0,4). Cette relation persiste après ajustement aux autres facteurs de risque de CI. L'étude montre par ailleurs une diminution du risque d'accident vasculaire cérébral ischémique et une tendance à l'augmentation du risque d'hémorragie méningée chez les femmes ayant une consommation modérée d'alcool [22].

Klatsky rapporte l'étude du Kaiser Permanente Medical Center portant sur 123 840 sujets suivis de 1978 à 1985. Le risque relatif minimal (0,6) de décès par CI est retrouvé chez les personnes buvant 3 à 5 verres par jour. Le risque relatif minimal (0,74) de décès cardio-vasculaires est retrouvé chez les sujets buvant 1 à 2 verres par jour. Comme dans la précédente étude, la mortalité par accident vasculaire cérébral ischémique est diminuée chez les buveurs [23].

Miller a étudié une communauté de 1 341 hommes de Trinidad. Il retrouve une augmentation de l'incidence de maladies cardio-vasculaires et de diabète chez des anciens buveurs devenus abstinents et il les exclut donc de l'étude. Pour les sujets restant, le risque de CI diminue de façon significative avec la consommation d'alcool en tenant compte de l'âge, du tabac, de l'origine ethnique, de la tension artérielle et de la cholestérolémie [24].

Rimm et Stampfer ont mené une étude prospective chez 51 529 hommes ayant une profession de santé. Après ajustement pour les facteurs de risque coronariens, dont les facteurs alimentaires, il y a une relation négative significative entre la consommation d'alcool et l'incidence des CI.

Le risque relatif de CI (fig. 25) diminue avec la consommation d'alcool, même si l'on exclut 16 242 sujets ayant au départ des pathologies susceptibles d'augmenter le risque coronarien. Les gros buveurs (plus de 30 g d'alcool/jour) ont une incidence d'hypertension artérielle, de tabagisme, de consommation de graisses nettement plus importante que les abstinents et les faibles buveurs. Malgré cela, le risque de CI est très nettement diminué, ce qui augmente encore le rôle protecteur de l'alcool [25].

La courbe de la mortalité selon la consommation d'alcool est souvent en U, la mortalité diminuant chez les buveurs modérés, augmentant chez les forts buveurs et chez les abstinents. Les études de Yougoslavie [26], de Honolulu [10] donnent de tels résultats. Dans d'autres études, l'effect protecteur de l'alcool persiste jusqu'à des quantités élevées [27].

L'effet de l'alcool sur la mortalité cardio-vasculaire (fig. 26) et non cardio-vasculaire est distingué par Marmot. La mortalité non cardio-vasculaire varie peu entre les non buveurs et les buveurs modérés, elle augmente chez les forts buveurs [28]. Dans la population de Honolulu, la mortalité non cardio-vasculaire augmente de la même façon chez les forts buveurs [10]. Dans l'étude du Kaiser Permanente, la mortalité par hypertension artérielle, myocardiopathie, hémorragie cérébrale est augmentée chez les buveurs [23]. Certaines études ont montré une augmentation de risque de mort subite chez les buveurs [29, 30, 31].

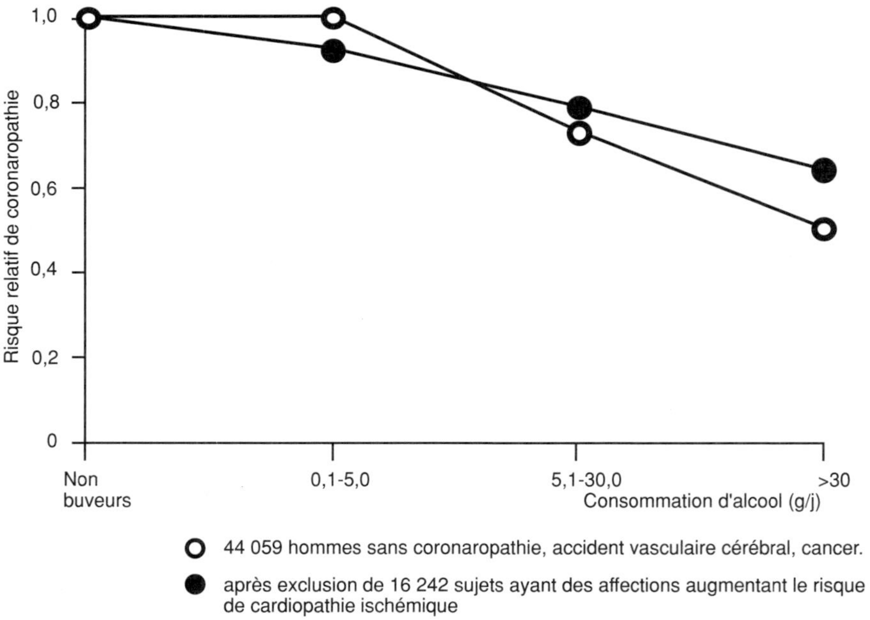

FIG. 25. – *Risque relatif de coronaropathie en fonction de la consommation d'alcool* (RIMM)

L'intrication des facteurs associés à la consommation d'alcool est soulignée par Shaper. Les buveurs modérés fument moins, sont moins lourds, ont une tension artérielle plus basse et il y a moins de travailleurs manuels. Surtout, les non buveurs sont souvent d'anciens buveurs qui ont arrêté de boire du fait de symptômes cardio-vasculaires ou de facteurs de risque [32]. Ce biais a été évité dans l'importante étude du Kaiser Permanente qui montre que le rôle protecteur de l'alcool persiste dans un sous groupe de sujets sans symptôme de CI et sans facteur de risque. Cette étude suggère que le rôle protecteur de l'alcool n'est pas dû à une abstinence sélective chez les personnes ayant un fort risque de CI [23]. Le même résultat est retrouvé dans la vaste étude de Rimm 25).

Les résultats des études coronarographiques sont cohérents par rapport aux études précédentes.

Handa montre chez 212 patients, que le risque de sténoses coronariennes (tableau XXIII) est minimal chez les sujets ayant une consommation modérée d'alcool [33].

TABLEAU XXIII. – RISQUE DE STÉNOSES CORONARIENNES SELON LA CONSOMMATION D'ALCOOL (HANDA)

	Consommation d'alcool			
	Absence	*Légère*	*Modérée*	*Forte*
Risque relatif de sténoses coronariennes	1,00	1,22	0,29	1,12

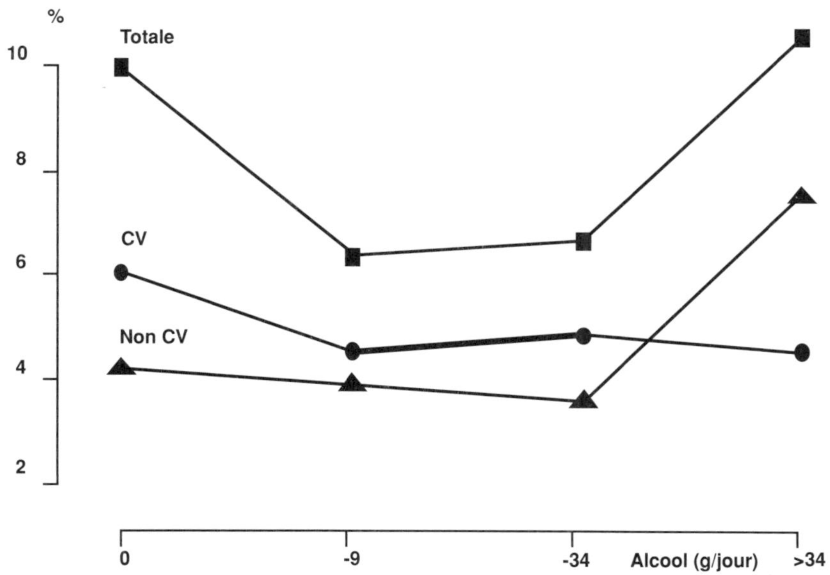

FIG. 26. – *Relation entre la mortalité (%) à 10 ans totale, cardiovasculaire* (CV), *non cardiovasculaire* (Non CV) *et la consommation d'alcool* (MARMOT)

Cigarrca injecte en intracoronaire une solution d'éthanol chez 35 patients dont 29 sont porteurs d'une CI. Il observe une élévation du débit coronaire avec une chute des résistances coronariennes [34].

Barboriak a comparé le score coronarien de sujets consommant plus de 180 ml d'alcool par semaine à un groupe consommant moins de 180 ml. Les plus forts buveurs ont un score coronarien inférieur malgré un tabagisme plus important [35].

Fried retrouve un diamètre coronarien plus important chez les buveurs que chez les non buveurs [36].

Le mécanisme de l'effet protecteur de l'alcool reste mal expliqué. L'effet sur les HDL porterait surtout, nous l'avons vu, sur les HDL3 et la lipoprotéine A-I : A-II et non sur les HDL2 et la lipoprotéine A-I qui seraient les plus anti-athérogènes. Deux études très récentes viennent cependant de souligner le rôle des HDL. A partir de la population du Honolulu Heart Programm, Langer a calculé que 50 % de l'effet protecteur de l'alcool peut être expliqué par l'élévation des HDL. Un effet bénéfique de 18 % est attribué à la baisse des LDL, il est contrebalancé par une augmentation du risque de 17 % liée à l'augmentation de la tension artérielle sous l'effet de l'alcool [37]. Il rappelle dans son article que les mêmes résultats ont été obtenus dans une population des Lipid Research Clinics [38]. Suh montre que dans la population du MRFIT, le risque de décès par CI diminue avec la consommation d'alcool, 45 % de cette relation étant attribuable à l'élévation des HDL [39]. En dehors de cet effet sur l'athérosclérose, l'alcool pourrait intervenir sur la thrombose [20]. Il diminue l'agrégation plaquettaire et le taux de fibrinogène [20], augmente l'activité fibrinolytique et le rapport prostacycline/thromboxane [40].

CAFÉ

CAFÉ ET CARDIOPATHIES ISCHÉMIQUES

La relation entre la consommation de café et le risque de cardiopathie ischémique reste aujourd'hui controversée malgré les nombreuses études qui lui ont été consacrées.

Les premières études [41, 42] ont montré que le risque d'infarctus est multiplié par 2 ou par 3 chez les buveurs de quantités importantes de café. Dans trois études prospectives, la consommation de café est reliée de façon significative au risque de CI, en analyse univariée. La relation disparaît cependant si l'on prend en compte les autres facteurs de risque, en particulier le tabac [43, 44, 25]. Trois autres études prospectives ne retrouvent aucune association entre café et CI, que les autres facteurs de risque soient pris en compte ou non [45, 46, 47]. Par contre, une relation positive entre la consommation de café et la mortalité par CI a été retrouvée dans une population d'Adventistes du 7e jour suivis pendant 21 ans, la plupart non fumeurs [48]. De même, la consommation de café les jours précédant l'infarctus est plus importante dans une série de patients suédois ayant survécu à un infarctus, que celle retrouvée dans une population du même âge suivie pendant 12 ans [49].

Les études récentes montrent des résultats aussi discordants. Lacroix rapporte l'évolution de 1 130 étudiants en médecine suivis pendant 19 à 35 ans. La consommation de café est analysée en moyenne au départ et le plus proche possible de l'accident coronarien. Le risque relatif de CI est multiplié par 2,80 chez les sujets qui boivent plus de 5 tasses de café par jour (tableau XXIV) [50].

TABLEAU XXIV. – INCIDENCE DES CARDIOPATHIES ISCHÉMIQUES SELON LA CONSOMMATION DE CAFÉ (LACROIX)

Consommation de café (tasses/jour)	*Sujets*	*Incidence des CI au bout de 30 ans de suivi (%)*
0	189	1,6
1-2	474	5,1
3-4	243	8,8
> 5	134	10,7

Reproduit avec l'autorisation de LACROIX A. *The New England Journal of Medicine*, 1986, 315, 977.

Après ajustement pour l'âge, la consommation de tabac, la tension artérielle et la cholestérolémie, le risque relatif de CI chez ceux buvant plus de 5 tasses quotidiennement est de 2,49. L'association est la plus forte quand le délai entre la mesure de la consommation de café et l'accident coronarien est court [50]. Grobbee a rapporté récemment une étude menée auprès de 45 589 hommes ayant une profession de santé, suivis pendant 2 ans. La consommation totale de café n'est pas reliée au risque de CI, ni la consommation de café caféiné (tableau XXV). La consommation de café décaféiné augmente de façon marginale le risque de CI, le risque relatif étant de 1,63 [51]. Les résultats de cette étude sont particulièrement importants, car elle porte sur une vaste population. Elle laisse cependant plusieurs questions en suspens. Elle concerne

TABLEAU XXV. – RISQUE RELATIF DE CARDIOPATHIES ISCHÉMIQUES SELON LA CONSOMMATION DE CAFÉ CHEZ 45 589 HOMMES ÂGÉS DE 40 À 78 ANS (GROBBEE)

		Consommation de café		
	Nulle	*< 1 tasse*	*2-3 tasses*	*> 4 tasses*
Risque relatif de CI totales ajusté à l'âge	1,0	0,84	0,98	1,15

Reproduit avec l'autorisation de GROBBEE DE. *The New England Journal of Medicine*, 1990, 323, 1 026.

une population sélectionnée avec une faible incidence du tabagisme, le tabac pouvant être un facteur intriqué dans la relation café-CI. Elle ne porte que sur des hommes. Une étude récente a été menée chez des femmes : le risque relatif d'infarctus est augmenté de façon modérée et non significative (risque relatif à 1,72) chez les femmes buvant plus de 3 tasses de café par jour par rapport à celles qui n'en boivent pas [52].

Il est possible cependant, que le rôle aggravant du café dans les CI, n'apparaisse que pour des consommations élevées. Dans l'étude de la Western Electric, le risque de CI est augmenté chez ceux buvant plus de 6 tasses de café par jour [53]. Tverdal rapporte une étude norvégienne menée chez 38 564 hommes et femmes suivis en moyenne pendant 6-14 ans, indemnes au départ d'atteinte cardiaque ou vasculaire. Après ajustement pour l'âge, la cholestérolémie, la pression artérielle, la consommation de cigarettes, le risque relatif de CI est 2,2 chez les hommes, 5,1 chez les femmes qui consomment plus de 7 tasses de café par jour [54].

CAFÉ ET CHOLESTÉROL SÉRIQUE

Le mécanisme évoqué pour expliquer l'éventuelle relation entre café et CI est son action sur le taux de cholestérol sérique. Thelle dans une revue de 22 études rapporte que la plupart montrent une élévation du taux de cholestérol sérique parallèle à l'augmentation de la consommation de café [55]. La relation la plus forte entre la consommation de café et l'élévation de la cholestérolémie a été mise en évidence en Scandinavie.

Bjelke, en 1974, retrouve une relation entre la cholestérolémie et la consommation de café chez des hommes d'âge moyen [56]. Thelle, dans l'étude de Tromso a suivi 7 213 femmes et 7 368 hommes. La consommation de café est associée de façon positive à la cholestérolémie totale et au taux sérique de triglycérides dans les deux sexes, la relation est inverse avec le taux de HDL-cholestérol chez la femme (tableau XXVI). La relation reste forte et significative après ajustement pour l'âge, l'index de masse corporelle, l'activité physique durant les loisirs, le tabac, la consommation d'alcool [57]. Kark, dans une étude menée à Jérusalem chez 1 007 hommes et 589 femmes, montre que les hommes buvant 5 tasses de café ou plus par jour ont une cholestérolémie supérieure de 0,5 mmol/l à celle des sujets ne buvant pas de café; chez la femme l'élévation est de 0,34 mmol/l [58]. Superko a étudié chez 181 hommes non fumeurs, l'effet du café normal caféiné et du café décaféiné sur le LDL-cholestérol et l'apolipoprotéine B. Le café normal caféiné n'entraîne pas de variation du taux de LDL-cholestérol ou d'apo-B; par contre, le café décaféiné élève de façon significative le taux de LDL-cholestérol et d'apo-B [59].

Les études récentes ont beaucoup apporté dans la compréhension de la relation entre la consommation de café et la cholestérolémie.

TABLEAU XXVI. – TAUX SÉRIQUE DE CHOLESTÉROL TOTAL SELON LA CONSOMMATION DE CAFÉ DANS L'ÉTUDE DE TROMSO (THELLE)

	Cholestérol total (mmol/l)			
Consommation de café (tasses par jour)	< 1	1-4	5-8	> 9
Hommes	5,56	5,89	6,07	6,23
Femmes	5,32	5,61	5,70	5,92

Reproduit avec l'autorisation de THELLE DS. *The New England Journal of Medicine*, 1983, 308, 1 454.

Bak a comparé l'effet de 4 à 6 tasses de café filtré ou bouilli chez 107 jeunes adultes ayant au départ une cholestérolémie normale. La cholestérolémie totale augmente de 0,48 mmol/l, le LDL-cholestérol augmente de 0,39 mmol/l avec le café bouilli (fig. 27). Aucune variation de la cholestérolémie n'est observée avec le café filtré. Les 2 préparations de café ne modifient pas le taux de HDL-cholestérol, ni les apolipoprotéines [60].

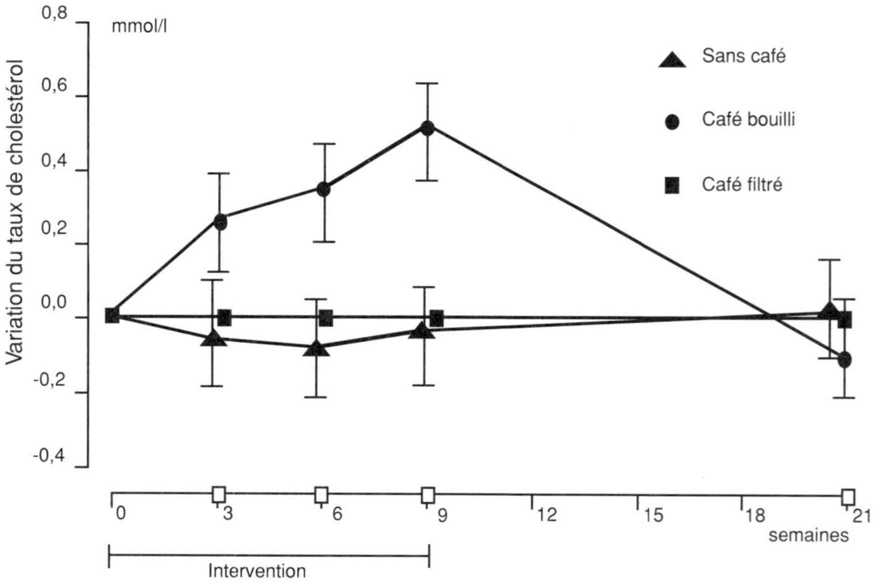

FIG. 26. – *Effets sur le taux sérique de cholestérol total du café bouilli, du café filtré et d'un régime sans café* (BAK).

Dusseldorp et Katan, dans une première étude chez 45 volontaires hollandais, montrent que l'ingestion de 5 tasses de café par jour pendant 6 semaines, n'augmente pas le taux de cholestérol sérique, que le café soit décaféiné ou normal. Il s'agit dans cette étude de café filtré sur papier [61].

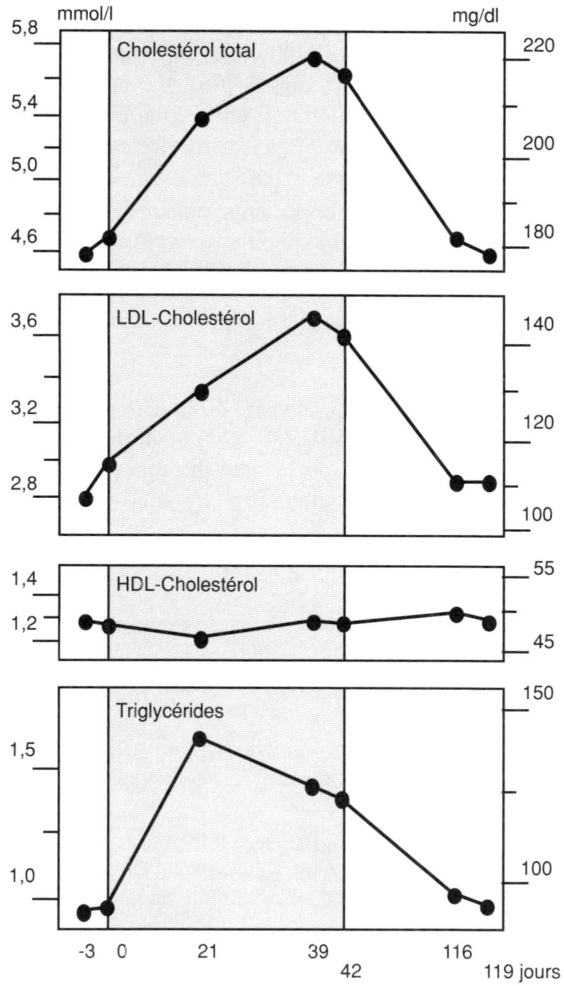

FIG. 28. – *Effets sur les lipides sériques de la fraction riche en lipides du café* (ZOCK).

Zock et Katan, dans une seconde étude, ont bouilli du café, centrifugé la décoction et recueilli le surnageant riche en lipides. Quatre vingt grammes de ce surnageant ont été administrés à 10 volontaires pendant 10 jours. Ils observent (fig. 28) une élévation de la cholestérolémie de 23 %, des LDL de 29 %, des triglycérides de 55 %. Cette élévation si significative des paramètres lipidiques ne peut être due à la caféine, puisque la ration quotidienne n'en compte que 108 mg, et dans l'étude précédente, 425 mg de caféine n'entraîne aucune élévation de la cholestérolémie. L'agent responsable serait une substance lipidique contenue dans l'insaponifiable [62]. Cette étude confirme des travaux antérieurs ayant montré que l'arrêt de l'ingestion de café bouilli chez des volontaires sains [63] ou chez des sujets hypercholestérolémiques [64] entraîne une diminution du taux de cholestérol sérique. Aro montre que les sujets consommant 8 tasses de café bouilli par jour ont une élévation de la cholestérolémie de 0,89 mmol/l par rapport à des sujets consommant la même quantité de café filtré [65]. Il y a une relation linéaire entre l'élévation du taux de cholestérol total et de LDL-cholestérol et la quantité de café bouilli [66]. Par contre, si le café bouilli est ensuite filtré, il n'élève plus le taux de cholestérol total et de LDL-cholestérol [67]. Ce n'est donc pas le mode de préparation du café qui le rend hypercholestérolémiant, mais une substance qui est retenue dans le papier filtre.

Ces résultats sont particulièrement importants, puisqu'il est estimé qu'en Finlande, la baisse de la cholestérolémie observée depuis ces dernières 20 années est en partie due à l'abandon du café bouilli pour le café filtré [68].

CAFÉ ET HÉMOSTASE

Une étude récente de Bak montre que le café ou la caféine ne modifient pas le taux de fibrinogène, l'activité du facteur VII [69]. Une augmentation de l'activation plaquettaire, traduite par une élévation de la bêta-thromboglobubine, a été retrouvée dans une étude menée chez 12 sujets sains [70].

BIBLIOGRAPHIE

[1] TROWELL H.C., BURKITT D.P., *Western diseases : the emergence and prevention.* Cambridge, Mass : Harvard University Press, 1981.

[2] MORRIS J.N., MARR J.W., CLAYTON D.G., Diet and heart : a postscript. *Br. Med. J.*, 1977, *2*, 1 307-1 314.

[3] KROMHOUT D., BOSSCHIETER E.B., DE LEZENNE COULANDER C., Dietary fibre and 10-year mortality from coronary heart diseases, cancer and all causes. The Zutphen Study. *Lancet*, 1982, 518-522.

[4] KUSHI L.H., LEW R.A., STARE F.J., ELLISON C.R., EI LOZY M., BOURKE G., DALY L., GRAHAM I., HICKEY N., MULCAHY R., KEVANEY J., Diet and 20-year mortality from coronary heart diseases. The Ireland - Boston diet heart study. *N. Engl. J. Med.*, 1985, *312*, 811-818.

[5] KHAW K.T., BARRETT-CONNOR E., Dietary fiber and reduced ischemic heart disease mortality rates in men and women : a 12-year prospective study. *Am. J. Epidemiol.*, 1987, *126*, 1 093-1 102.

[6] GRAMENZI A., GENTILE E., FASOLI M., NEGRI E., PARAZZINI F., LA VECCHIA C., Association between certain foods and risk of acute myocardial infarction in women. *Br. Med. J.*, 1990, *300*, 771-773.

[7] YUDKIN J., MORLAND J., Sugar intake and myocardial infarction. *Am. J. Clin. Nutr.*, 1967, *20*, 503.

[8] GRANDE F., Sugars in cardiovascular disease *in Sugars in nutrition*, Sipple HL and Mc Nutt KW eds, Academic Press, New York, 1974, 402-437.

[9] GORDON T., KAGAN A., GARCIA-PALMIERI M., KANNEL W.B., ZUKEL W.J., TILLOTSON J., SORLIE P., HJORTLAND M., Diet and its relation to coronary heart disease and death in three populations. *Circulation*, 1981, *63*, 500-515.

[10] MAC GEE D.L., REED D.M., YANO K., KAGAN A., TILLOTSON J., Ten-year incidence of coronary disease in the Honolulu Heart Program. Relationship to nutrient intake. *Am. J. Epidemiol.*, 1984, *119*, 667-676.

[11] KROMHOUT D., DE LEZENNE C., Diet, prevalence and 10-year mortality from coronary heart disease in 871 middle aged men. The Zutphen Study. *Am. J. Epidemiol.*, 1984, *119*, 733-741.

[12] ROBERTSON T.L., KATO H., RHOADS G.G., KAGAN A., MARMOT M., SYME S.L., GORDON T., WORTH R.M., BELSKY J.L., DOCK D.S., MIYANISHI M., KAWAMOTO S., Epidemiologic studies of coronary heart disease and stroke in japanese men living in Japan, Hawaï and California. Incidence of myocardial infarction and death from coronary heart disease. *Am. J. Cardiol.*, 1977, *39*, 239-243.

[13] KAGAN A., HARRIS B.R., WINKELSTEIN W., JOHNSON K.G., KATO H., SYME S.L., RHOADS G.G., GAY M.L., NICHAMAN M.Z., HAMILTON H.B., TILLOTSON J., Epidemiologic studies of coronary heart disease and stroke in japanese men living in Japan, Hawaï and California : demographic, physical, dietary and biochemical characteristics. *J. Chron. dis.*, 1974, *27*, 345-364.

[14] DUNT D.R., Recent mortality trends in the adult Australian population and its principal ethnic group. *Com. Health Stud.*, 1982, *6*, 217-222.

[15] ARMSTRONG B.K., MANN J.L., ADELSTEIN A.M., ESKIN F., Commodity consumption and ischemic heart disease mortality with special reference to dietary practices. *J. Chron. Dis.*, 1975, *28*, 455-469.

[16] GEY K.F., PUSKA P., JORDAN P., MOSER U.K., Inverse correlation between plasma vitamin E and mortality from ischemic heart disease in cross-cultural epidemiology. *Am. J. Clin. Nutr.*, 1991, *53*, 326S-334S.

[17] BLACKBURN H., The low risk coronary male. *Am J. Cardiol*, 1986, *58*, 161.

[18] ST LEGER A.S., COCHRANE A.L., MOORE F., Factors associated with cardiac mortality in developed countries with particular reference to the consumption of wine. *Lancet*, 1979, 1 017-1 020.

[19] LA PORTE R.E., CRESANTA J.L., KULLER L.H., The relationship of alcohol consumption to atherosclerotic heart disease. *Prev. Med.*, 1980, *9*, 22-40.

[20] RENAUD S., DE LORGERIL M., Wine, alcohol, platelets, and the French paradox for coronary heart disease. *Lancet*, 1992, *339*, 1 523-1 526.

[21] KLAG M.J., Alcohol and cardiovascular disease : a review of the evidence. *In Cholestérol et Prévention Primaire*. Cerin, Unaformec, Paris, 1990, 31-45.

[22] STAMPFER M.J., COLDITZ G.A., WILLETT W.C., SPEIZER F.E., HENNEKENS C.H., A prospective study of moderate alcohol consumption and the risk of coronary disease and stroke in women. *N. Engl J. Med*, 1988, *319*, 267-273.

[23] KLATSKY A.L., ARMSTRONG M.A., FRIEDMAN G.D., Alcohol and cardiovascular deaths *Circulation*, 1989, *80*, Abstr, II-614.

[24] MILLER G.J., BECKLES G.L.A., MAUDE G.H., CARSON D.C., Alcohol consumption : protection against coronary heart disease and risks to health. *Int. J. Epidemiol.*, 1990, *19*, 923-930.

[25] RIMM E.B., GIOVANNUCCI E.L., WILLETT W.C., COLDITZ G.A., ASCHERIO A., ROSNER B., STAMPFER M.J., Prospective study of alcohol consumption and risk of coronary disease in men. *Lancet*, 1991, *338*, 464-468.

[26] KOZARAREDIC D., VOJVODIC N., DAWBER T., Mc GEE D., RACIC Z., GORDON T., Frequency of alcohol consumption and morbidity and mortality. The Yugoslavia cardiovascular disease study. *Lancet*, 1980, 613-616.

[27] GRUCHOW H.W., HOFFMANN R.G., ANDERSON A.J., BARBORIAK J.J., Effects of drinking patterns on the relationship between alcohol and coronary occlusion. *Atherosclerosis*, 1982, *43*, 393-404.

[28] MARMOT M.G., SHIPLEY M.J., ROSE B.J., Alcohol and mortality : a U-shaped curve. *Lancet*, 1981, 580-583.

[29] KITTNER S.J., GARCIA-PALMIERI M.R., COSTAS R., CRUZ-VIDAL M., ABBOTT R.D., HAVLICK R.J., Alcohol and coronary heart disease in Puerto-Rico. *Am. J. Epidemiol.*, 1983, *117*, 538-550.

[30] BEARD C.H., GRIFFI M.R., OFFORD K.P., EDWARDS W.D., Risk factors for sudden unexpected cardiac death in young women in Rochester, Minnesota, 1960 through 1974. *Mayo Clinic. Proc.*, 1986, *61*, 186-191.

[31] SUHONEN O., AROMAA A., REUNANEN A., KNECKT P., Alcohol consumption and sudden coronary death in middle aged Finish men. *Acta Med. Scand.*, 1987, *221*, 335-341.

[32] SHAPER A.G., WANAMETHEE G., WALKER M., Alcohol and mortality in British men : explaining the U-Shaped curve. *Lancet*, 1988, 1267-1273.

[33] HANDA K., SASAKI J., SAKU K., KONO S., ARAKAWA K., Alcohol consumption, serum lipids and severity of angiographically determined coronary artery disease. *Am. J. Cardiol.*, 1990, 65, 287-289.

[34] CIGARROA R.G., LANGE R.A., POPMA J.J., YUROW G., SILLS M.N., FIRTH B.G., HILLIS L.D., Ethanol-induced coronary vasodilatation in patients with and without coronary artery disease. *Am. Heart J.*, 1990, *119*, 254-259.

[35] BARBORIAK J.J., ANDERSON A.J., HOFFMANN R.G., Smoking, alcohol and coronary occlusion. *Atherosclerosis*, 1982, *43*, 277-282.

[36] FRIED L.P., MOORE R.D., PEARSON T.A., Long term effect of cigarette smoking and moderate alcohol consumption on coronary artery diameter. *Am. J. Med.*, 1986, *80*, 37-404.

[37] LANGER R.D., CRIQUI M.H., REED D.M., Lipoproteins and blood pressure as biological pathways for effects of moderate alcohol consumption on coronary heart disease. *Circulation*, 1992, *85*, 910-915.

[38] CRIQUI M.H., COWAN L.D., TYROLER H.A., BANGDIWALAS *et al.*, Lipoproteins as mediators for the effects of alcohol consumption and cigarette smoking on cardiovascular mortality : results from the Lipid Research Clinics follow-up study. *Am. J. Epidemiol.*, 1987, *126*, 629-637.

[39] SUH I.L., SHATEN B.J., CUTLER J.A., KULLER L.H., Alcohol use and mortality from coronary heart disease : the role of high-density lipoprotein cholesterol. *Annals of Internal Medicine*, 1992, *116*, 881-887.

[40] TOIVANEN J., YLORKALA O., UITNIKKA L., Ethanol inhibits platelet thromboxane A2 production but has no effect on lung prostacyclin synthesis in humans. *Thromb. Res.*, 1984, *33*, 1-8.

[41] Coffee drinking and acute myocardial infarction : report from the Boston Collaborative Drug Surveillance Program. *Lancet*, 1982, 1 278-1 281.

[42] JICK M., MIETTINEN O.S., NEFF R.K., SHAPIRO S., HEINONEN O.P., SLONE D., Coffee and myocardial infarction. *N. Engl. J. Med.*, 1973, *289*, 63-67.

[43] PAUL O., LEPPER M.H., PHELAN W.H. *et al.*, A longitudinal study of coronary heart disease. *Circulation*, 1963, *28*, 20-31.

[44] WELLIN L., SVADSUDD K., TIBBLIN G., WILLEMSEN L., Coffee, traditional risk factors, coronary heart disease, and mortality. *In* Mc Mahon B, Sugimura T. Eds. *Coffee and Health, Banbury report*, 17. Col Spring Harbor NY, Cold Spring Harbor Laboratory, 1984, 219-229.

[45] DAWBER T.R., KANNEL W.B., GORDON T., Coffee and cardiovascular disease : observations from the Framingham Study. *N. Engl. J. Med.*, 1974, *291*, 871-874.

[46] HEYDEN S., TYROLER H.A., HEISS G., HAMES C.G., BARTEL A., Coffee consumption and mortality : total mortality, stroke mortality and coronary heart disease mortality. *Arch. Intern. Med.*, 1978, *138*, 1 472-1 475.

[47] MURRAY S.S., BJELKE E., GIBSON R.W., SCHUMAN L.M., Coffee consumption and mortality from ischaemic heart disease and other causes : results from the Lutheran Brotherhood Study, 1966-1978. *Am. J. Epidemiol.*, 1981, *113*, 661-667.

[48] SNOWDON D.A., PHILLIPS R.L., FRASER G.E., Meat consumption and fatal ischemic heart disease. *Prev. Med.*, 1984, *13*, 490-500.

[49] WILHEMSEN L., TIBBLIN G., ELMFELDT D., WEDEL H., WERKO L., Coffee consumption and the incidence of coronary heart disease.in middle aged Swedish men. *Acta Med. Scand.*, 1977, *201*, 547-552.

[50] LACROIX A., MEAD L.A., LIANG K.Y., THOMAS C.B., PEARSON T.A., Coffee consumption and the incidence of coronary heart disease. *N. Engl. J. Med.*, 1986, *315*, 977-982.

[51] GROBBEE D.E., RIMM E.B., GIOVANNUCCI E., COLDITZ G., STAMPFER D.C., WILLETT W., Coffee, caffeine and cardiovascular disease in men. *N. Engl. J. Med.*, 1990, *323*, 1 026-1 032.

[52] LA VECCHIA C., GENTILE A., NEGRI E., PARAZZINI F., FRANCESCHI S., Coffee consumption and myocardial infarction in women. *Am. J. Epidemiol.*, 1989, *130*, 481-485.

[53] LE GRADY D., DYER A.R., SHEKELLE R.B. *et al.*, Coffee consumption and mortality in the Chicago Western Electric Company Study. *Am. J. Epidemiol.*, 1987, *126*, 803-812.

[54] TVERDAL A., STENSVOLD I., SOLVOLL K., FOSS O.P., LUND-LARSEN P., BJARTVEIT K., Coffee consumption and death from coronary heart disease in middle aged Norvegian men and women. *Br. Med. J.*, 1990, *300*, 566-569.

[55] THELLE D.S., HEYDEN S., FOPOR J.G., Coffee and cholesterol in epidemiological and experimental studies. *Atherosclerosis*, 1987, *67*, 97-103.

[56] BJELKE E., Colon cancer and blood cholesterol. *Lancet*, 1974, 1116-1117.

[57] THELLE D.S., ARNESEN E., FORDE O.M., The Tromso heart study. Does coffee raise serum cholesterol? *N. Engl. J. Med.*, 1983, *308*, 1454-1457.

[58] KARK J.D., FRIEDLANDER Y., KAUFMANN N.A., STEIN Y., Coffee, tea and plasma cholesterol : the Jerusalem Lipid Research Clinics Prevalence Study. *Br. Med. J.*, 1985, *291*, 699-704.

[59] SUPERKO H.R., BORTZ W.M., ALBERS J.J., WOOD P.D., Lipoprotein and apolipoprotein changes during a controlled trial of caffeinated and decaffeinated coffee drinking in men. *Circulation*, 1989, *80*, Suppl II, Abstr, II-86.

[60] BAK A.A.A., GROBBEE D.E., The effect on serum cholesterol levels of coffee brewed by filtring or boiling. *N. Engl. J. Med.*, 1989, *321*, 1432-1437.

[61] DUSSELDORP M., KATAN M.B., DEMACKER P.N.M., Effects of decaffeinated versus regular coffee on serum lipoproteins : A 12 weeks double blind trial. *Am. J. Epidemiol.*, 1990, *132*, 33-40.

[62] ZOCK P.C., KATAN M.B., MERKUS M.P., DUSSELDORP M., HARRYUAN J.L., Effect of a lipid rich fraction from boiled coffee on serum cholesterol. *Lancet*, 1990, *335*, 1 235-1 237.

[63] ARNESSEN E., FORDE O.H., THELLE D.S., Coffee and serum cholesterol. *Br. Med. J.*, 1984, *288*, 1 960.

[64] FORDE O.H., KNUTSEN S.F., ARNESEN E., THELLE D.S., The Tromso heart study : coffee consumption and serum lipid concentration in men with hypercholesterolemia : a randomized intervention study. *Br. Med. J.*, 1985, *290*, 893-895.

[65] ARO A., TUOMILEHTO J., KOSTIAINEN E., VUSITOLA V., PIETINEN P., Boiled coffee increases serum low-density lipoprotein concentration. *Metabolism*, 1987,*36*, 1 027-1 030.

[66] ARO A., TEIRILA J., GREF C.G., Dose-dependant effect on serum cholesterol and apoprotein B concentrations by consumption of boiled, non-filtered coffee. *Atherosclerosis*, 1990, *83*, 257-261.

[67] AHOLA I., AUHIAINEN M.J., ARO A., The hypercholesterolaemic factor in boiled coffee is retained by a paper filter. *J. Intern. Med.*, 1991, 230, 293-297.

[68] BONAA K., ARNESEN E., THELLE D.S., FORDE O.H., Coffee and cholesterol : is it all in the brewing? *Br. Med. J.*, 1988, *297*, 1 103-1 104.

[69] BAK A.A.A., VAN VLIET H.H.O.M., GROBBEE D.E., Coffee, caffeine and hemostasis : results from two randomized studies. *Atherosclerosis*, 1990, *83*, 249-255.

[70] AMMATURO V., PERRICONE C., CANAZIO A. *et al.*, Caffeine stimulates in vivo platelet reactivity. *Acta Med. Scand.*, 1988, *224*, 245.

6

ALIMENTATION ET THROMBOSES, HYPERTENSION ARTÉRIELLE, CANCERS

L'accident coronarien aigu (infarctus du myocarde, angor instable, mort subite d'origine ischémique) est déclenché par la fissure ou la rupture d'une plaque d'athérosclérose conduisant à la formation d'un thrombus mural ou occlusif dans l'artère coronaire [1, 2]. L'athérosclérose et la thrombose sont les deux facteurs étroitement impliqués dans les CI. L'alimentation peut jouer un rôle en favorisant ou en s'opposant au développement de ces deux facteurs [3, 4]. Des facteurs de risque hémostatiques favorisant la thrombose ont été individualisés, dont le taux de fibrinogène, l'activité du facteur VII, la viscosité sanguine, le taux de globules blancs, l'activité plaquettaire et fibrinolytique.

ALIMENTATION ET THROMBOSES

En 1959, Thomas et Hartroft montrent chez le rat, qu'une alimentation enrichie en acides gras saturés et en cholestérol, contenant de l'acide cholique et du thiouracile, entraîne un infarctus du myocarde en l'absence l'athérosclérose [5]. Depuis cette date, de nombreuses études expérimentales chez l'animal avec différents modèles de thrombose ont démontré une relation entre les graisses alimentaires et la thrombose [3]. Il est cependant parfois difficile dans ces études, ainsi que dans les études cliniques, de séparer les effets athérogènes et les effets thrombogéniques.

FIBRINOGÈNE

Plusieurs études prospectives ont montré que le taux de fibrinogène est un facteur de risque indépendant de CI. Dans l'étude de Nortwick Park, c'est un facteur prédictif de CI plus important que le taux de cholestérol, indépendant des autres facteurs de risque [6]. Dans l'étude de la Leigh Clinical Research Unit, menée chez 297 hommes suivis pendant 7,3 ans, il y a une différence de 0,79 g/l du taux de fibrinogène entre les sujets qui développent une CI et les sujets sans CI [7]. Dans l'étude de Framingham (fig. 29), la valeur prédictive de CI du taux de fibrinogène reste significative en tenant compte des autres facteurs de risque chez l'homme et chez la femme, elle diminue avec l'âge [8].

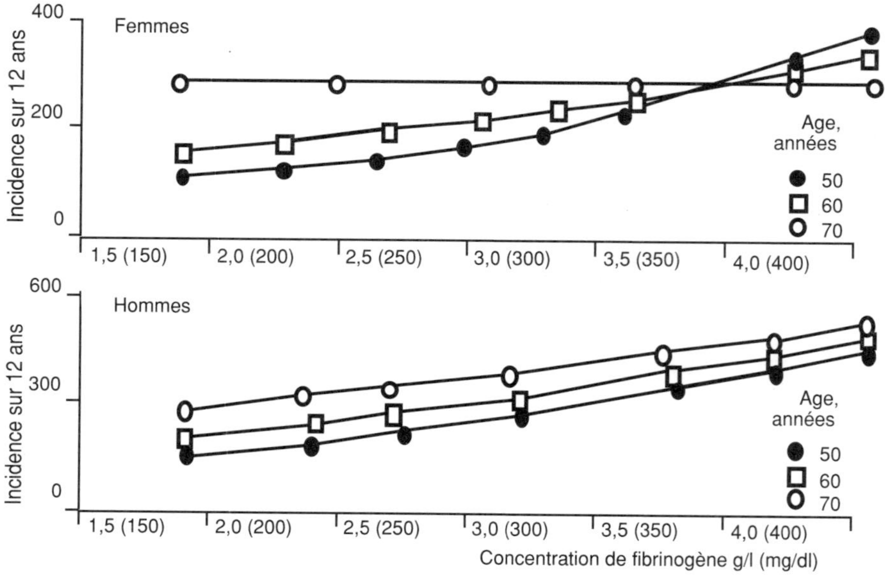

FIG. 29. – *Incidence des cardiopathies ischémiques selon l'âge et le taux sérique de fibrinogène dans l'étude de Framingham* (KANNEL).

Dans l'étude de Göteborg, le taux de fibrinogène est un facteur de risque d'infarctus du myocarde et d'accident vasculaire cérébral, la relation reste significative pour les accidents vasculaires cérébraux si l'on tient compte des autres facteurs de risque [9]. Dans l'étude de Caerphilly et Speedwell, le risque relatif de CI entre le quintile le plus élevé et le plus bas du taux de fibrinogène est de 4,1, la relation reste significative si l'on tient compte des autres facteurs de risque [10].

Une étude angiographique a montré que le taux de fibrinogène est plus élevé chez les patients qui ont des sténoses de 2 ou 3 coronaires, que chez les sujets sans lésion coronaire ou avec une atteinte d'un vaisseau [ll]. Une étude japonaise récente montre que le taux de fibrinogène est relié de façon significative à l'étendue et à la sévérité des lésions coronaires [12].

En dehors d'une élévation aiguë dans les états inflammatoires, infectieux ou lors de traumatisme, le taux de fibrinogène est déterminé par des facteurs génétiques et extérieurs. Il est lié à d'autres facteurs de risque de CI, en particulier, l'âge, l'obésité, l'hypertension artérielle, le diabète, la sédentarité [13]. Il est fortement influencé par le tabac, qui augmente le taux de fibrinogène de 0,15 g/l [14] et l'on considère qu'une grande partie de l'effet du tabac sur les CI est due à l'élévation du fibrinogène [6, 8, 9]. Il y a une relation positive avec le taux de cholestérol total et de LDL-cholestérol, négative avec la classe sociale et le taux de HDL-cholestérol [13].

Parmi les facteurs nutritionnels, l'alcool diminue le taux de fibrinogène, ainsi que les fibres alimentaires et le poisson [7, 15, 16] tandis que chez l'animal, un régime riche en cholestérol élève son niveau [17].

Plusieurs mécanismes peuvent expliquer l'effet thrombogénique du fibrinogène. Il peut entraîner un état d'hypercoagulation par son effet sur la viscosité sanguine, il se lie à des récepteurs plaquettaires, condition de l'agrégation de celles-ci, il peut entraîner des lésions endothéliales [18].

FACTEUR VII

L'étude de Northwick Park a clairement démontré que l'augmentation de l'activité du facteur VII augmente le risque de CI, la relation persiste en tenant compte des autres facteurs de risque [6]. Ce résultat a été confirmé dans une autre étude épidémiologique générale [19]. L'activité du facteur VII a été comparée dans plusieurs pays ayant une incidence très différente de CI : Royaume-Uni, Finlande, Tchécoslovaquie, Gambie. Le niveau du facteur VII est parallèle à l'incidence des CI [20].

Il y a une relation significative entre le niveau d'activité du facteur VII et le taux de cholestérol total [6]. Il a de plus été récemment mis en évidence une relation entre le facteur VII et le taux de triglycérides [21].

Ces résultats peuvent être expliqués par l'influence des graisses alimentaires sur le facteur VII. Un régime enrichi en graisses saturées élève le niveau du facteur VII; il y a une corrélation significative entre le facteur VII et les graisses alimentaires, le cholestérol alimentaire [22].

GLOBULES BLANCS

Plusieurs études ont montré que le taux de globules blancs est augmenté dans les CI. Dans une étude cas-contrôles, le taux de globules blancs est significativement plus élevé chez 464 patients ayant eu un infarctus par rapport à 2 groupes contrôles. Il a une valeur prédictive du risque de mort subite [23]. Dans l'étude de Caerphilly et Speedwell, le risque relatif de CI est de 3,2 pour le quintile supérieur du nombre de globules blancs par rapport au quintile inférieur (fig. 30) [10].

Le tabac augmente le taux de globules blancs et dans l'étude de Paris, la relation entre taux de globules blancs et CI est retrouvée essentiellement chez les sujets qui inhalent la fumée [24]. Par contre, la relation globules blancs-CI diminue mais reste significative en prenant en compte le tabac dans les études du MRFIT [25] et de Caerphilly [10].

VISCOSITÉ SANGUINE

L'apport de l'oxygène au myocarde est influencé par des facteurs rhéologiques dont la modification peut jouer un rôle dans les accidents ischémiques. L'apport en oxygène est inversement proportionnel à l'hématocrite et à la viscosité plasmatique [26].

Certaines ètùdes ont montré une élévation de la viscosité sanguine chez les patients ayant une angine de poitrine stable [27], mais surtout chez les patients ayant un angor instable [28] ou un infarctus [29]. L'augmentation de la viscosité sanguine est nettement plus importante chez les patients ayant un angor instable que chez les patients ayant un angor stable [28]. De plus, chez les patients en angor instable, la survenue d'un infarctus du myocarde augmente de façon très significative chez ceux ayant les valeurs les plus élevées de viscosité sanguine [28]. Des résultats tirés du Diet and Reinfarction Trial viennent de confirmer que chez les patients ayant présenté un infarctus du myocarde, l'élévation de la viscosité sanguine, du taux de fibrinogène, du nombre de globules blancs est corrélée de façon significative à la

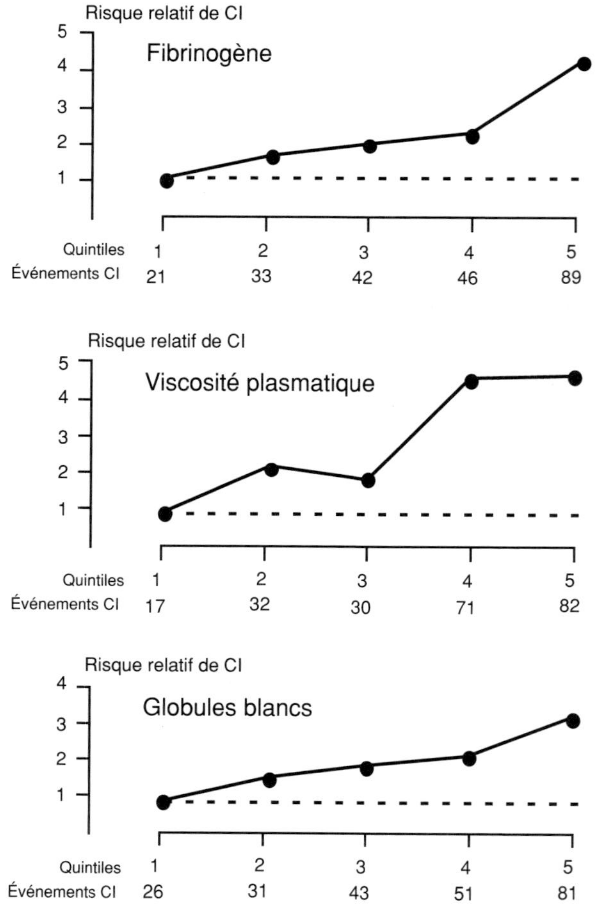

FIG. 30. – *Risque relatif de cardiopathie ischémique selon le taux sérique de fibrinogène, la viscosité plasmatique et le taux de globules blancs* (KANNEL).

mortalité globale. La relation diminue, mais reste significative, si l'on tient compte du tabac. A l'inverse, la relation positive entre tabac et mortalité disparaît si l'on tient compte du taux de fibrinogène [30].

En dehors de ces travaux sur les accidents ischémiques au cours de la maladie coronarienne, une étude a porté sur la relation entre la viscosité plasmatique et l'incidence des CI. Le risque relatif de CI est de 4,5 entre le quintile le plus élevé de viscosité sanguine et le quintile le moins élevé [10].

La viscosité plasmatique reflète la concentration en grandes protéines asymétriques du sang, en particulier les globulines et le fibrinogène. Le taux de fibrinogène et la viscosité plasmatique sont étroitement liés et il est difficile de faire la part de ce qui revient à chaque facteur.

Les acides gras Oméga-3 provenant du poisson sont incorporés dans les phospholipides des érythrocytes à la place de l'acide linoléique et de l'acide arachidonique, ce qui tend à augmenter la déformabilité érythrocytaire. Ils diminuent la viscosité sanguine chez l'homme [31].

ACTIVITÉ PLAQUETTAIRE

Le meilleur argument en faveur du rôle des plaquettes dans les CI est l'effet bénéfique clairement démontré de l'aspirine dans l'angor instable et l'infarctus du myocarde [32]. L'infarctus du myocarde et la mort subite surviennent le plus souvent entre 6 heures et midi et une étude récente a montré que cette période est la seule sur les 24 heures qui s'accompagne d'une augmentation significative de l'agrégation plaquettaire [33].

Deux études viennent d'être publiées sur le lien entre l'activité plaquettaire et les CI dans la population générale. Thaulow rapporte une étude prospective menée chez 487 hommes suivis pendant 13,5 ans. La mortalité par CI est augmentée de façon significative chez les sujets qui ont un nombre de plaquettes élevé et une augmentation de l'agrégation plaquettaire [34]. L'étude de Caperphilly a porté sur 1 811 hommes. Il y a une relation significative entre un infarctus ancien, des signes électrocardiographiques d'ischémie et l'agrégation induite par l'ADP, entre les signes électrocardiographiques d'ischémie et l'agrégation induite par la thrombine [35].

De nombreuses études chez l'animal et chez l'homme ont montré que les graisses animales modifient l'activité plaquettaire :

- Les acides gras saturés augmentent la réactivité plaquettaire (fig. 31) [36].

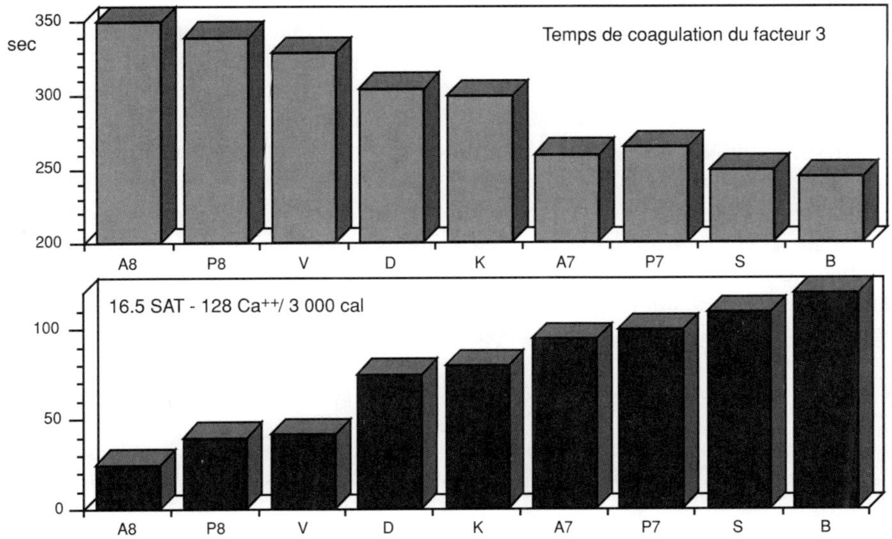

FIG. 31. – *Relation entre le temps de coagulation du facteur 3 et l'apport alimentaire en graisses saturées moins l'apport en calcium dans 9 groupes de fermiers anglais et français* (RENAUD).

Le mécanisme a été en partie élucidé par l'équipe de Renaud [36]. Les acides gras saturés aboutissent à l'augmentation dans les phospholipides plaquettaires d'un dérivé, l'acide eicosatriénoïque [20 : 3(n-9)], précurseur d'un composé qui potentialise l'agrégation plaquettaire. Wood, dans une étude prospective, retrouve une augmentation de ce composé plaquettaire chez les sujets qui ont présenté un infarctus par rapport à un groupe contrôle ou à des patients qui ont une angine de poitrine stable, avec donc peu ou pas de thrombose coronaire [37].

• Les acides gras monoinsaturés ont une action encore mal connue sur l'activité plaquettaire [3].

• Les acides gras polyinsaturés de la série n-6 (acide linoléique) diminuent la réactivité plaquettaire avec cependant une diminution de la prostacycline endothéliale, antiagrégante [3, 36]. Un enrichissement excessif en acides gras polyinsaturés induit une activité plaquettaire procoagulante, le rapport P/S optimum est entre 0,6 et 0,8 [36].

• Les acides gras polyinsaturés de la série n-3 provenant du poisson ont suscité de très nombreux travaux depuis les premiers rapports de Dyerberg et Bang en 1979, montrant que les Esquimaux ont un temps de coagulation augmenté et une agrégation plaquettaire diminuée [38]. L'accumulation des acides gras n-3 dans les phospholipides plaquettaires aboutit à la diminution de la synthèse du thromboxane A2, puissant proagrégant, à la production d'un thromboxane A3 peu actif. Parallèlement, la synthèse de la prostacycline est peu diminuée, la synthèse d'une PGI3, antiagrégante, est augmentée [3].

SYSTÈME FIBRINOLYTIQUE

Le régulateur principal de la fibrinolyse est l'inhibiteur-1 de l'activateur du plasminogène (PAI-1). Hamsten a montré que les patients ayant eu un infarctus du myocarde ont un taux de PAI-1 plus élevé qu'un groupe contrôle. Le taux de PAI-1 est relié au taux des triglycérides [39]. Dans une étude prospective, il montre que le risque d'apparition d'un infarctus est parallèle au taux de PAI-1 [40]. Par contre, chez les sujets qui ont une CI sans signe d'infarctus, c'est-à-dire une athérosclérose coronaire sans thrombus, le taux de PAI-1 n'est pas élevé [41].

L'influence des facteurs alimentaires sur la fibrinolyse vient d'être démontrée dans un travail récent. Un régime pauvre en graisses et enrichi en hydrates de carbone diminue de façon significative le taux de PAI-1, de plasminogène, d'activateur du plasminogène. La relation entre PAI-1 et triglycérides est retrouvée avant et après le régime d'intervention [42], ce qui rappelle leur rôle-clé dans les CI.

ALIMENTATION ET HYPERTENSION ARTÉRIELLE

L'hypertension artérielle est une maladie chronique qui a une composante génétique et une composante liée à l'environnement. En dehors du sodium, que nous n'envisagerons pas ici, de nombreuses études ont porté sur le rôle de l'alimentation.

Trevisan a étudié la relation entre consommation alimentaire et tension artérielle chez 4 903 hommes et femmes âgés de 20 à 59 ans provenant de plusieurs régions d'Italie. Chez l'homme, la consommation de beurre et de margarine est associée de façon significative (tableau XXVII) à la tension artérielle.

TABLEAU XXVII. – CONSOMMATION DE GRAISSES ALIMENTAIRES ET PRESSION ARTÉRIELLE CHEZ L'HOMME DANS L'ÉTUDE DES NEUF COMMUNAUTÉS ITALIENNES (TREVISAN)

Consommation	*Pression artérielle systolique (mmHg)*		*Pression artérielle diastolique (mmHg)*	
	Beurre et margarine	*Huile d'olive*	*Beurre et margarine*	*Huile d'olive*
Faible	129,1	134,1	83,9	85,8
Moyenne	132,3	131,7	84,9	85,1
Élevée	134,2	130,7	86,0	84,2

La consommation d'huile d'olive est inversement reliée à la tension artérielle systolique dans les deux sexes, à la tension artérielle diastolique chez l'homme [43].

Simon a comparé l'alimentation et la tension artérielle chez 1 128 hommes âgés de 45 à 64 ans dans les trois centres français MONICA. Dans l'ensemble, 16,2 % des sujets reçoivent un traitement antihypertenseur, 34,1 % des participants ne recevant pas de traitement ont une tension artérielle supérieure à 160/95 mmHg. L'hypertension est plus fréquente dans la région de Lille et de Strasbourg, que dans la région de Toulouse, différence persistant après ajustement pour l'âge et l'index de masse corporelle. L'origine géographique et l'index de masse corporelle sont les meilleurs facteurs prédictifs de l'hypertension. Parmi les aliments, la consommation d'alcool est reliée de façon significative à l'hypertension, le cholestérol alimentaire est relié à la tension artérielle systolique, la consommation de graisses totales est reliée à la tension artérielle diastolique [44].

Le rôle de l'alcool dans l'hypertension artérielle est connu depuis 1915 [45]. Dans une revue de 1986 portant sur plus de 30 études, Mac Mahon montre qu'il y a une relation dose-effet entre la consommation d'alcool et la pression artérielle. Les sujets qui boivent 3 à 4 verres d'alcool par jour ont une pression artérielle systolique plus élevée de 3 à 4 mmHg et une pression artérielle diastolique de 1 à 2 mmHg, que celle des sujets ne buvant pas d'alcool. L'élévation est de 5 à 6 mmHg pour la pression artérielle systolique, 2 à 4 mmHg pour la pression artérielle diastolique chez les sujets buvant 5 à 6 verres de boissons alcoolisées par jour [46].

Dans l'étude Kaiser-Permanente portant sur 84 000 hommes et femmes et dans une étude Australienne portant sur 5 600 hommes et femmes, 11 % des hypertensions chez l'homme ont été attribuées à l'alcool. Le pourcentage est nettement moins important chez la femme (1 % dans l'étude australienne), les femmes ayant une consommation d'alcool sensiblement moins importante [47, 48].

A côté de ces études cross-sectionnelles, des essais prospectifs d'intervention ont essayé de préciser les aliments en cause dans la relation avec l'hypertension artérielle. L'interprétation de ces études est difficile, les résultats sont parfois contradictoires [49]. Beaucoup d'études ne comportent pas de phase initiale d'observation, et l'on sait qu'après 3 semaines de placebo, la tension artérielle systolique et diastolique diminue de 10 mmHg [50], d'autres ne comportent pas de phase de retour aux valeurs initiales de la tension artérielle après interruption du régime d'intervention.

Puska a comparé un régime pauvre en graisses totales (27 % des calories) avec un rapport P/S à 1,0 à un régime pauvre en sel chez 57 couples de North-Karelia (tableau XXVIII).

TABLEAU XXVIII. – EFFETS D'UN RÉGIME PAUVRE EN GRAISSES ET D'UN RÉGIME PEU SALÉ SUR LA PRESSION ARTÉRIELLE (PUSKA)

Période	*Régime pauvre en graisses*		*Régime peu salé*		*Groupe contrôle*	
	PA Systolique mmHg	PA Diastolique mmHg	PA Systolique mmHg	PA Diastolique mmHg	PA Systolique mmHg	PA Diastolique mmHg
Initiale	138,4±3,0	88,9±1,9	138,9±2,3	89,6±1,7	137,8±2,0	89,3±1,5
Régime d'intervention	129,5±2,2*	81,3±1,0*	137,2±2,7	86,5±1,8**	136,0±2,1	86,9±1,5**
Retour au régime usuel	136,7±2,6*	85,3±1,8*	137,9±2,7	85,7±1,9	137,5±2,2	87,6±1,5
* p < 0,001 – ** p < 0,01						

La tension artérielle systolique diminue de 8,9 mmHg, la tension diastolique diminue de 7,6 mmHg avec le régime pauvre en graisses, elle ne varie pas dans le groupe contrôle et dans le groupe recevant un régime de restriction salée. La tension artérielle revient à ses valeurs initiales après l'arrêt du régime pauvre en graisses [51].

Dans un essai opposé, Strazzullo montre que chez 57 Italiens ayant un régime comportant habituellement un rapport P/S de 0,44, au bout de 6 semaines d'un régime enrichi en graisses avec un rapport P/S à 0,23, la pression artérielle systolique augmente de 2,6 mmHg chez les hommes, 4,8 mmHg chez les femmes. La tension artérielle revient aux chiffres de base avec le retour au régime habituel [52].

Ces études ne permettent pas de dire, si c'est l'augmentation des acides gras polyinsaturés ou la diminution des acides gras saturés qui diminue la tension artérielle.

Williams et Mensing ont montré qu'un régime riche en acides gras monoinsaturés diminue la tension artérielle [53, 54].

Dans une étude rigoureuse, Knapp a comparé chez 32 hommes ayant une hypertension modérée, l'effet d'un régime fortement enrichi en huile de poisson (15 g d'acides gras n-3) à un régime peu enrichi en huile de poisson (3 g d'acides gras n-3), un régime enrichi en graisses monoinsaturées (39 g d'acides gras n-6) et un régime contenant 39 % de graisses saturées. La tension artérielle ne diminue que dans le groupe recevant un régime fortement enrichi en huile de poisson, elle ne varie pas avec les autres régimes (tableau XXIX). Cette étude comporte une exploration des prostaglandines et des autres eicosanoïdes. Le taux de prostacycline augmente de façon importante au début du régime fortement enrichi en poisson, cette élévation ne persiste cependant pas au fur et à mesure que la tension artérielle baisse. Il est possible cependant que cette élévation du taux de vasodilatateur ait entraîné d'autres modifications vasculaires responsables de la baisse de la tension artérielle. D'autre part, la sécrétion de thromboxane A2, vasoconstricteur, diminue nettement avec le régime fortement enrichi en huile de poisson [49].

TABLEAU XXIX. – EFFETS DE L'HUILE DE POISSON ET DES GRAISSES ALIMENTAIRES SUR LA PRESSION ARTÉRIELLE (KNAPP)

Variations de la pression artérielle (mmHg)	*Huile de poisson* (15g d'acides n-3)	*Huile de poisson* (3g d'acides n-3)	*Régime avec graisses polyinsaturées* (39g d'acides n-6	*Régime avec graisses saturées* (39 % des calories)
Systolique	– 6,5±2,2**	– 0,9±2,6	+ 2,2±1,5	1,7±1,2
Diastolique	– 4,4±0,9*	– 0,4±1,6	+ 2,0±2,5	– 0,3±1,1
* p < 0,038 – **p < 0,015				
Reproduit avec l'autorisation de KNAPP HR. *The New England Journal of Medicine*,1989, 302, 1 037.				

Bonaa a étudié l'effet de 6 g d'acide eicosapentaenoïque et docosahexaenoïque et celui de 6 g d'huile de maïs chez 156 hommes et femmes porteurs d'une hypertension légère, participant à l'étude de Tromso. La pression artérielle systolique diminue de 4,6 mmHg et la pression diastolique de 3,0 mmHg chez les sujets recevant l'huile de poisson, elle ne varie pas chez les sujets recevant de l'huile de maïs (tableau XXX).

TABLEAU XXX. – EFFETS DE L'HUILE DE POISSON ET DE L'HUILE DE MAÏS SUR LA PRESSION ARTÉRIELLE (BONAA)

Variation de la pression artérielle (mmHg)	*Huile de poisson* n = 78 patients	*Huile de maïs* n = 78 patients
Systolique	– 4,6*	1,2
Diastolique	– 3,0**	– 0,2
* p < 0,002 – ** p < 0,0002		
Reproduit avec l'autorisation de BONAA HR. *The New England Journal of Medicine*, 1990, 322, 795.		

La différence reste significative si l'on prend en compte les différences de sexe, âge, poids, apports alimentaires et alcool. La diminution de la pression artérielle est proportionnelle à la concentration plasmatique des phospholipides d'acides gras n-3 (fig. 32). Chez les sujets qui consomment moins de 3 plats de poisson par semaine, un supplément en huile de poisson diminue la pression artérielle moyenne de 6,1 mmHg, tandis qu'elle ne varie pas chez ceux consommant plus de 3 plats de poisson par semaine [55].

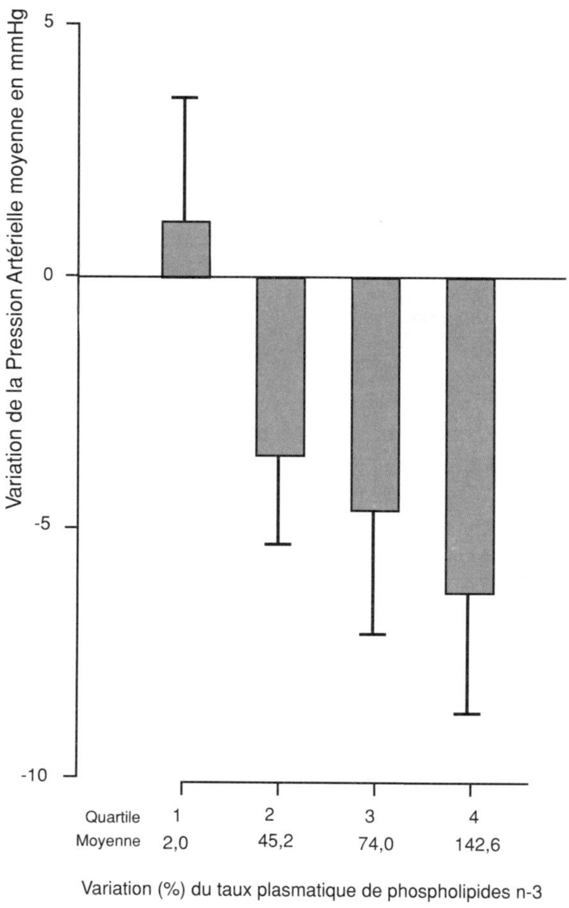

FIG. 32. – *Variation de la pression artérielle moyenne selon le taux plasmatique de phospholipides n-3* (BONAA).

En dehors de l'alcool et des graisses, les fibres alimentaires abaisseraient la tension artérielle [56], peut-être en diminuant l'absorption de certains nutriments [57].

Le café a été rendu responsable d'une élévation de la tension artérielle. Dans une étude chez 6 321 adultes de la région parisienne, Lang a montré qu'il y a une relation positive entre l'ingestion de café et la tension artérielle. La relation n'est significative en analyse multivariée que pour la tension artérielle systolique. De nombreux facteurs sont intriqués dans cette relation, dont l'index de masse corporelle, la sédentarité, la consommation d'alcool, de tabac [58]. D'autres études épidémiologiques n'ont pas montré de relation entre consommation de café et tension artérielle [59, 60].

CHOLESTÉROL SÉRIQUE ET ACCIDENTS VASCULAIRES CÉRÉBRAUX

La relation entre le taux de cholestérol sérique et les accidents vasculaires cérébraux est plus complexe que la relation avec les CI. Plusieurs études chez des Japonais, des Japonais américains ont montré qu'il y a une relation inverse entre le taux de cholestérol sérique et la fréquence des hémorragies cérébrales [61, 62, 63]. C'est une notion importante pour les Japonais qui ont un taux de cholestérol sérique nettement plus bas que celui dans les pays occidentaux, avec une importante incidence de l'hypertension artérielle.

Shimamoto rapporte l'évolution d'une cohorte de 2 257 hommes et femmes, de 40 à 69 ans au départ, suivis de 1963-1966 à 1973. Le risque d'hémorragie cérébrale est proportionnel à la tension artérielle systolique, inversement proportionnel au taux de cholestérol sérique [64].

L'étude du MRFIT a confirmé cette importante donnée chez 350 977 Américains, suivis pendant 6 ans. Le risque d'accident vasculaire cérébral hémorragique est inversement proportionnel au taux de cholestérol sérique mais uniquement chez les sujets ayant une tension artérielle diastolique supérieure à 90 mmHg (tableau XXXI).

TABLEAU XXXI. – FRÉQUENCE DES ACCIDENTS VASCULAIRES CÉRÉBRAUX HÉMORRAGIQUES ET NON HÉMORRAGIQUES SELON LE TAUX DE CHOLESTÉROL SÉRIQUE ET LA PRESSION ARTÉRIELLE DIASTOLIQUE DANS L'ÉTUDE DU MRFIT (ISO)

	Pression artérielle diastolique < 90mmHg		*Pression artérielle diastolique* > 90mmHg	
Cholestérol sérique (g/l)	*Hémorragie intra crânienne* n/10 000	*Accidents non hémorragiques* n/10 000	*Hémorragie intra crânienne* n/10 000	*Accidents non hémorragiques* n/10 000
< 1,6	1,62	0,92	23,07	5,13
1,60-1,99	1,61	1,07	3,24	3,62
2,00-2,39	1,61	1,76	3,20	3,72
2,40-2,79	1,75	1,29	3,09	8,70
> 2,80	1,75	2,51	4,83	10,69

Reproduit avec l'autorisation de Iso H. *The New England Journal of Medicine*, 1989, 320, 904.

Chez les sujets ayant une tension artérielle inférieure à 90 mmHg, il n'y a pas de relation entre risque hémorragique et taux de cholestérol. Pour les accidents vasculaires cérébraux non hémorragiques, par contre, le risque est proportionnel au taux de cholestérol sérique [65].

Parmi les mécanismes proposés pour expliquer ces relations, il a été supposé qu'un taux bas de cholestérol sérique serait responsable d'altérations des membranes cellulaires des vaisseaux, un taux élevé prédisposant à l'athérosclérose [66]. La cause habituelle des hémorragies cérébrales est la rupture de microanévrismes, secondaire à des lésions d'artérionécrose, l'hypertension étant la cause principale d'artérionécrose. Il y a des arguments cliniques et expérimentaux en faveur d'une atteinte de l'endothélium vasculaire quand le taux de cholestérol est bas. Des études de rats hypertendus montrent que quand la cholestérolémie est élevée d'un taux bas à un taux modéré par une alimentation enrichie en graisses, ils ont moins d'artérionécrose et d'accidents vasculaires cérébraux [67].

Une étude cas-contrôle a montré que les sujets ayant eu une hémorragie cérébrale, ont un taux de cholestérol plus bas dans le sérum et dans les membranes des globules rouges, que les sujets contrôles, avec une augmentation de la fragilité osmotique des globules rouges [68].

Des facteurs confondants ont été cités, pouvant intervenir dans la relation entre hypocholestérolémie et risque hémorragique, comme la consommation d'alcool ou la déficience en protéines [65]. Le risque hémorragique cérébral, quand le taux de cholestérol est bas, ne doit pas faire oublier cependant que les accidents vasculaires cérébraux hémorragiques sont moins fréquents que les accidents coronariens [65]. Pour ces accidents, le risque est proportionnel au taux du cholestérol sérique.

CHOLESTÉROL SÉRIQUE, ALIMENTATION ET CANCERS

CHOLESTÉROL SÉRIQUE ET CANCERS

La crainte qu'un taux bas de cholestérol puisse favoriser la survenue de cancers est apparue pour la première fois dans l'essai Los Angeles Veterans en 1971 [69]. De très nombreuses études ont été consacrées depuis cette date à cette question.

Feinleb recense en 1982 17 études longitudinales portant sur la relation entre cholestérolémie et cancers. Neuf études ne retrouvent aucune relation, 8 études mettent en évidence une augmentation de la fréquence des cancers chez les hommes ayant une cholestérolémie basse. Dans ces 8 études, c'est le cancer du côlon qui apparaît le plus impliqué [70].

Rose et Shipley dans leur analyse de 1980 montrent que cette augmentation de l'incidence des cancers chez les sujets ayant une cholestérolémie basse, n'apparaît que lors des premières années, les 2 premières années dans leur étude. Ils émettent l'hypothèse qu'il s'agit là de cancers infra cliniques, présents lors de la mesure de la cholestérolémie et responsables de la baisse de celle-ci. Ils émergeront cliniquement durant les 2 années suivantes. Après ce délai, il n'y aurait pas de relation entre cancer et cholestérolémie basse [71].

Depuis cette date, les études réalisées se sont situées par rapport à cette hypothèse, la plupart venant la confirmer, certaines montrant des résultats opposés.

L'International Collaborative Group a analysé 11 études menées entre 1957 et 1976 dans 8 pays chez des hommes âgés de 40 à 69 ans. Les patients qui décèdent de cancer dans l'année qui suit la mesure de la cholestérolémie ont un taux de cholestérol diminué de 24 à 35 mg/dl par rapport aux autres patients. La relation inverse diminue au fil des années du suivi. L'abaissement de la cholestérolémie chez les patients qui décéderont de cancer entre la 2e et la 5e année n'est que de 4 à 5 mg/dl, de 2 mg/dl pour les décès entre la 6e et la 10e année. La relation inverse entre mortalité par cancer du poumon et cholestérolémie n'est retrouvée que pour la première année, il n'y a pas de relation significative pour le cancer du côlon [72].

Le programme Kaiser Permanente Medical Care a montré sur une large population de 160 135 sujets des deux sexes que l'incidence du cancer n'est augmentée chez les sujets dont la cholestérolémie est dans le quintile inférieur que pendant les 2 premières années du suivi [73].

L'étude du MRFIT est la plus large; elle porte sur 361 662 hommes âgés de 35 à 57 ans suivis pendant 7 à 8 ans. Les taux de mortalité par cancer ajustés selon l'âge sont représentés sur la figure 33. La mortalité par cancer est 40 % plus élevée pour les cholestérolémies les plus basses par rapport aux cholestérolémies plus élevées.

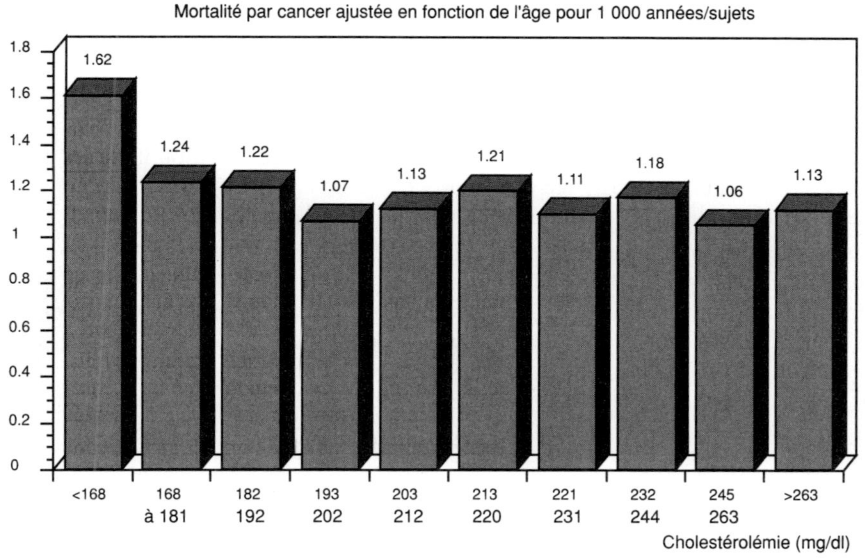

FIG. 33. – *Taux de mortalité par cancer selon la cholestérolémie totale chez les 361 662 sujets de l'étude MRFIT* (SCHERWIN).

Si l'on considère maintenant la durée du suivi depuis la mesure de la cholestérolémie, on s'aperçoit que pour les cholestérolémies les plus basses, le risque relatif de cancer est élevé durant les 2 premières années [2, 1], mais qu'il diminue ensuite avec la durée du suivi (tableau XXXII). Les 150 patients décédés de cancers du sous-groupe de patients randomisés ont eu une baisse de leur cholestérolémie de 22,7 mg/dl supérieure aux survivants durant l'année précédant leur décès. Cette étude est en faveur d'un rôle causal de la survenue de cancer dans la baisse de la cholestérolémie [74].

Certaines études retrouvent une relation inverse entre cancer et cholestérolémie basse qui persiste avec le temps [75, 76, 77].

Dans l'étude de Framingham, les mesures de la cholestérolémie ont été effectuées tous les deux ans pendant les 24 ans de l'étude. Chez les hommes âgés de 50 à 59 ans décédés d'un cancer, la cholestérolémie mesurée 6 à 8 ans avant la survenue du décès par cancer est significativement plus basse que celle d'hommes du même âge non

TABLEAU XXXII. – RELATION ENTRE LE RISQUE DE MORTALITÉ PAR CANCER ET LE DÉLAI ÉCOULÉ ENTRE LA MESURE DE LA CHOLESTÉROLÉMIE ET LE DÉCÈS DANS L'ÉTUDE DU MRFIT (SHERWIN)

	Délai entre la mesure de la cholestérolémie et le décès			
	< 2 ans	2-3 ans	4-5 ans	> 6ans
Risque relatif*	2,1	1,5	1,2	1,3

* taux de mortalité pour la cholestérolémie la plus basse par rapport aux autres cholestérolémies.

décédés de cancer, de même que 8 à 10 ans auparavant et 16 à 18 ans [78]. Par contre, un rapport plus récent de l'étude de Framingham rapportant l'évolution à 30 ans ne retrouve une relation significative entre cancer et cholestérolémie basse que dans un seul sous-groupe, les hommes âgés de 60 ans [79].

Salmond, dans une étude prospective menée pendant 17 ans chez des Maoris de Nouvelle-Zélande âgés de 25 à 74 ans, met en évidence une relation inverse chez les femmes entre la cholestérolémie et la mortalité globale. Cette relation persiste si l'on exclut les décès survenus pendant les 5 premières années du suivi [80].

Isles rapporte une étude menée à Renfrew et Paisley (Écosse) chez 7 000 hommes et 8 262 femmes âgés de 45 à 64 ans, suivis pendant 12 ans. Il y a une relation inverse entre la mortalité par cancer du poumon et la cholestérolémie en particulier chez l'homme (fig. 34).

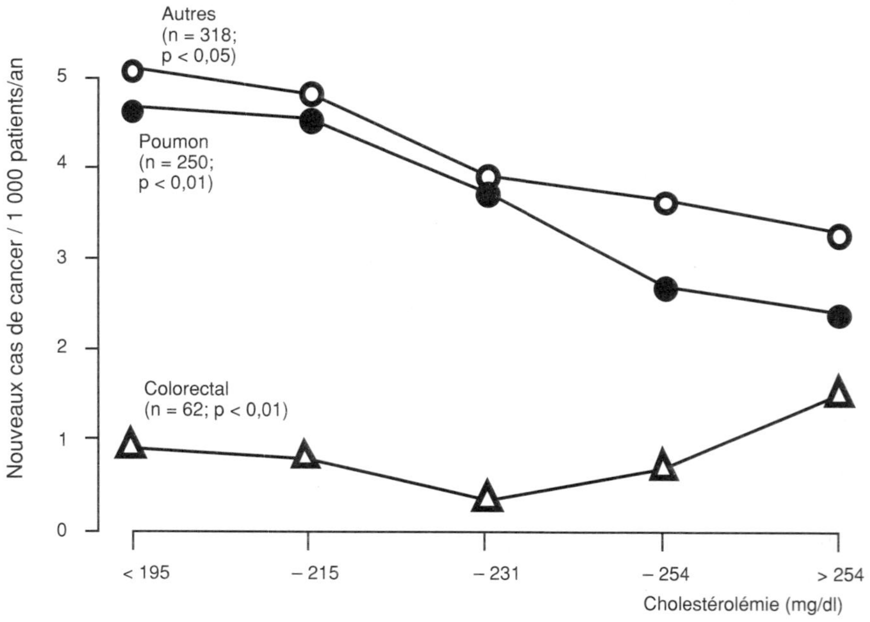

FIG. 34. – *Incidence de différents types de cancer selon la cholestérolémie* (ISLES).

L'analyse montre que chez l'homme, il y a une forte relation négative entre cholestérolémie et cancer du poumon, une relation en U avec le cancer colorectal. Chez la femme, on ne retrouve qu'une relation en U pour le cancer colorectal [81]. Il faut cependant remarquer que dans cette étude 45 % des hommes sont fumeurs.

Schatzkin a étudié la relation entre cancer et cholestérolémie dans la population du NHANES I, représentative des États-Unis. La cohorte comporte 5 125 hommes et 7 363 femmes. Les hommes du quintile inférieur de cholestérolémie ont une incidence et une mortalité par cancer presque 2 fois plus importante que les hommes du quintile de cholestérolémie la plus élevée. La relation est la même chez la femme pour la mortalité par cancer. La relation persiste pour les cholestérolémies mesurées plus de 6 ans avant le diagnostic du cancer [82].

Deux études récentes montrent des résultats opposés : elles mettent en évidence une relation positive et non plus inverse entre cancer et adénome colorectal et cholestérolémie.

Törnberg rapporte l'évolution de 92 000 Suédois âgés de moins de 75 ans examinés entre 1963 et 1965 et suivis jusqu'en 1979. Il y a une relation positive significative chez l'homme entre le risque de cancer colorectal et la cholestérolémie (tableau XXXIII). La tendance est la même chez la femme, non significative cependant [83].

TABLEAU XXXIII. – RISQUE RELATIF DE CANCER COLIQUE ET RECTAL SELON LA CHOLESTÉROLÉMIE CHEZ L'HOMME (TÖRNBERG)

Risque relatif de cancer ajusté à l'âge				
Cholestérolémie (g/l)	< 2,24	2,25-2,49	2,50-2,75	> 2,76
Cancer colique	1,00	0,99	1,17	1,17
Cancer rectal	1,00	1,52	1,53	1,65

Reproduit avec l'autorisation de TÖRNBERG SA. *The New England Journal of Medicine*, 1986, 315, 1 634.

Mannes rapporte une étude prospective menée chez 842 patients ayant eu une coloscopie et une mesure de la cholestérolémie. Il y a une relation positive entre la fréquence de l'adénome colorectal et la cholestérolémie (tableau XXXIV) [84].

Si l'on considère les essais d'intervention médicamenteux pour diminuer le taux sérique de cholestérol, il faut revenir sur les résultats de l'essai de l'O.M.S. avec le clofibrate. A la fin de l'essai il y a un excès de mortalité par cancers dans le groupe sous clofibrate, excès non significatif [85]. Dans l'essai du LRC utilisant la cholestyramine et dans l'essai de Helsinki avec le gemfibrozil il n'y a pas d'augmentation du nombre de cancers dans les groupes traités [86, 87].

Il est difficile d'apporter une conclusion à l'ensemble de ces études. La majorité montre qu'un taux bas de cholestérol sérique est associé à une fréquence accrue de cancers, la relation diminue avec le temps dans la vaste étude du MRFIT, ce qui serait plutôt en faveur d'un effet hypocholestérolémiant du cancer.

Une élégante étude clinique récente apporte des arguments dans ce sens. Un patient était porteur d'une hypercholestérolémie familiale hétérozygote, avec xanthomes. L'hypercholestérolémie résistait à différents types de médicaments. Peu de temps avant d'être hospitalisé pour distension abdominale, sa cholestérolémie chute. Il décède quelques semaines après d'un cancer de la vésicule. Une culture de ses cellules cancéreuses mise en contact de fibroblastes cutanés de sujets normaux entraîne

TABLEAU XXXIV. – INCIDENCE DE L'ADÉNOME COLIQUE SELON LA CHOLESTÉROLÉMIE (MANNES)

	Cholestérolémie (g/l)				
	< 1,77	1,77-2,08	2,09-2,34	2,35-2,69	2,69
Pourcentage de patients avec adénome colique*	12,8	20,9	17,4	17,8	22,7
* ajusté à l'âge et à l'index de masse corporelle					
Reproduit avec l'autorisation de MANNES GA. *The New England Journal of Medicine*, 1986, 315, 1 634.					

une augmentation de l'activité des récepteurs des LDL de manière dose dépendante [88]. Une telle augmentation de la captation et de la dégradation des LDL par la voie des récepteurs spécifiques a été mise en évidence chez des patients porteurs d'une leucémie aiguë [89]. Ces études démontrent que ce sont les cellules cancéreuses qui sont responsables de la baisse de la cholestérolémie par le biais d'une augmentation de l'activité des LDL récepteurs, et non pas l'inverse.

Il a été par ailleurs supposé que la baisse de la cholestérolémie peut altérer la composition des membranes cellulaires et modifier la fluidité membranaire. En fait, dans une étude chez 300 patients aucune relation n'a pu être établie entre cholestérolémie et fluidité membranaire. Cette même étude montre que le taux de rétinol est abaissé quand la cholestérolémie est basse [90] et il a été décrit une relation inverse entre le taux de rétinol et la mortalité par cancer [91].

Chez les personnes âgées, une étude de Forette montre le mauvais pronostic attaché aux valeurs basses de la cholestérolémie. L'étude porte sur 92 femmes, âgées en moyenne de 82 ans et suivies pendant 5 ans. Il y a eu 53 décès durant cette période, la plupart d'origine cardio-vasculaire ou infectieuse. Il y a une relation en J entre cholestérolémie et mortalité (fig. 35). La mortalité la plus basse est observée pour une cholestérolémie à 7,0 mmol/l, elle est 5,2 fois plus importante pour une cholestérolémie à 4,0 mmol/l, l, 8 fois plus importante pour une cholestérolémie à 8,8 mmol. Il y a un seul décès par cancer, la cholestérolémie initiale était à 5,9 mmol/l [92]. Cette étude confirme le mauvais pronostic d'une cholestérolémie basse chez la femme âgée. Dans ce cas, l'excès de mortalité n'est pas à mettre sur le compte du cancer.

Une Conférence vient de faire le point sur la relation entre un taux bas de cholestérol et la mortalité selon ses différentes causes [92 a]. Les hommes dont le taux de cholestérol sérique est inférieur à 1,60 g/l ont, par comparaison à ceux dont le taux est de 1,6-1,99 g/l, une mortalité totale augmentée de 17 à 20 %, une mortalité par cancer augmentée de 18 à 23 %, une mortalité non cardio-vasculaire et non liée au cancer augmentée de 32 à 48 %. Chez la femme seule la mortalité non cardio-vasculaire et non liée au cancer est augmentée [92 a].

Ces résultats sont issus de 19 études provenant des États-Unis, d'Europe, d'Israël. Plusieurs explications à cette relation sont proposées. Le rôle du hasard ou de biais méthodologiques est peu vraisemblable. L'influence de cancers précliniques déjà présents au moment de la mesure du taux de cholestérol est limitée dans cette revue qui exclut les décès survenant durant les 5 premières années suivant la mesure de la cholestérolémie. Cette durée est peut-être cependant insuffisante [92 a]. Le rôle de facteurs confondant est évoqué, dont la consommation d'alcool et de tabac, le statut

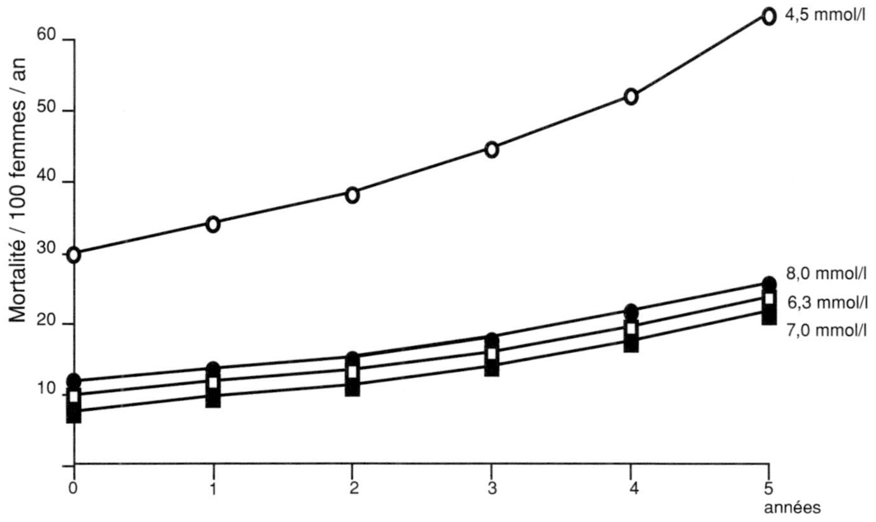

FIG. 35. – *Taux de mortalité de femmes âgées* (82,2 ans au départ) *selon le taux sérique de cholestérol total* (FORETTE).

socio-économique, l'existence de maladies inflammatoires chroniques. Les participants à la Conférence estiment qu'il n'y a pas actuellement d'arguments suffisants pour affirmer qu'une cholestérolémie basse est la cause directe d'un excès de mortalité, que des travaux de recherche sont nécessaires [92 a].

ALIMENTATION ET CANCERS

La fréquence du cancer est très variable d'un pays à l'autre, les facteurs nutritionnels jouant un rôle important dans cette variation. L'augmentation rapide du taux de cancers dans les populations migrant d'une zone à faible risque à une zone à haut risque [93] plaide en faveur de facteurs d'environnement. Doll et Peto ont émis l'hypothèse que 90 % de la variation du taux de cancers d'un pays à l'autre peut être expliquée par les différences d'alimentation [94].

De nombreuses études ont montré qu'il y a une relation positive entre la teneur en graisses totales de l'alimentation et la fréquence des cancers.

Willett rapporte l'évolution de 88 751 femmes âgées de 34 à 59 ans, suivies de 1980 à 1986. Il y a une relation significative positive entre la consommation de graisses animales et le risque de cancer colique (fig. 36). Le risque est significatif pour la consommation de bœuf, de porc, d'agneau, de foie, de viandes cuisinées. A l'inverse, le risque est diminué pour la consommation de poulet et de poisson. Il n'y a pas de relation entre la consommation de graisses animales et le risque de cancer du sein [95].

Une étude chez 35 000 adventistes montre que le risque de cancer colique est multiplié par 1,8 chez le tiers des sujets consommant le plus de graisses animales [96]. Chez 16 477 Suédois suivis 14 ans, la viande (bœuf et agneau) est le seul aliment qui aug-

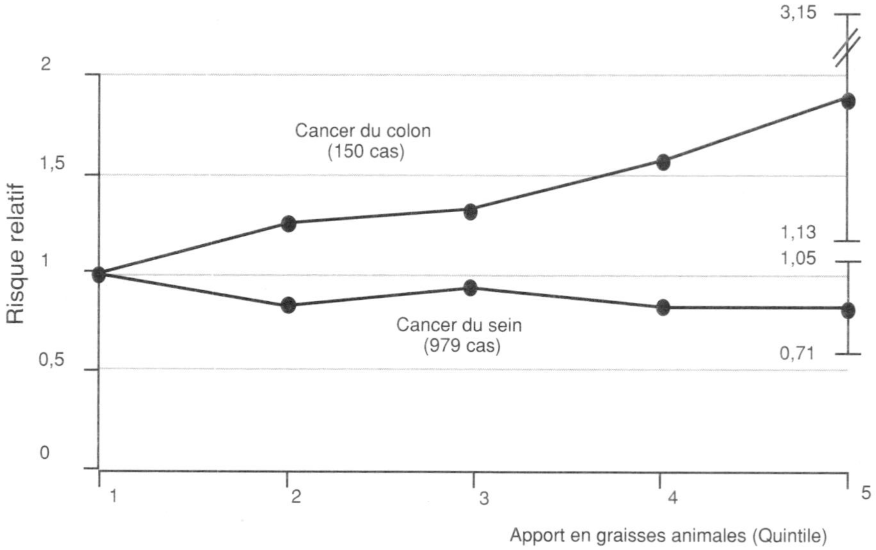

FIG. 36. – *Risque relatif de cancer du côlon et de cancer du sein selon l'apport alimentaire en graisses animales* (WILLETT).

mente le risque de cancer colique [97]. Dans l'étude de Willett, le risque de cancer porte sur la consommation d'acides gras saturés et monoinsaturés et non sur la consommation d'acides gras polyinsaturés. Dans ce travail, la diminution du risque de cancer colique avec la consommation de fibres et en particulier de fruits n'est pas significative [95].

Des études animales ont montré qu'une alimentation riche en acides gras saturés augmente l'incidence des cancers coliques chimiquement induits [98]. Une alimentation riche en graisses ou pauvre en fibres augmente la sécrétion des acides biliaires [99]. Une augmentation de l'élimination fécale des acides biliaires est retrouvée dans les populations où l'incidence du cancer colique est élevée [100]. Chez l'animal, les acides biliaires se comportent comme des promoteurs tumoraux en augmentant le turn-over des cellules de la mucosa intestinale [191]. Cet effet est augmenté par la modification des acides biliaires entraînée par l'action enzymatique des bactéries intestinales [99]. La diminution de l'apport alimentaire en viande de bœuf diminue l'action de ces enzymes chez l'homme [104].

Les résultats de l'étude de Willett sont en accord avec les recommandations alimentaires à la population générale. La baisse de la teneur alimentaire en graisses animales diminue le risque de CI et de cancer colique. Le poulet et le poisson peuvent être proposés en substitution aux viandes rouges.

BIBLIOGRAPHIE

[1] DAVIES M.J., THOMAS A.C., Plaque fissuring – the cause of acute myocardial infarction, sudden ischaemic death, and crescendo angina. *Br. Heart J.*, 1985, *53*, 363-373.

[2] FUSTER V., STEIN B., AMBROSE J.A., BADIMON L., BADIMON J.J., CHESEBRO J.H., Atherosclerotic plaque rupture and thrombosis. Evolving concepts. *Circulation*, 1990, *82*, Supp II, II-47-II-59.

[3] NORDOY A., GOODNIGHT S.H., Dietary lipids and thrombosis. Relationship to atherosclerosis. *Arteriosclerosis*, 1990, *10*, 149-163.

[4] ULBRICHT T.L.U., SOUTHGATE D.A.T., Coronary heart disease : seven dietary factors. *Lancet*, 1991, *338*, 985-992.

[5] THOMAS W.S., HARTROFT W.S., Myocardial infarction in rats fed diets containing high fat, cholesterol, thiouracil and sodium cholate. *Circulation*, 1959, *19*, 65-72.

[6] MEADE T.W., BROZOVIC M., CHAKRABARTI R.R., HAINES A.P. *et al.*, Haemostatic function and ischemic heart disease. Principal results of the Northwick Park Heart Study. *Lancet*, 1986, 533-537.

[7] STONE M.C., THORPE J.M., Plasma fibrinogen – a major coronary risk factor. *J. R. Coll. Gen. Pract.*, 1985, *35*, 565-569.

[8] KANNEL W.B., WOLF P.A., CASTELLI W.P., D'AGOSTINO R.B., Fibrinogen and risk of cardiovascular disease. The Framingham Study. *J.A.M.A.*, 1987, *258*, 1183-1186.

[9] WILHEMSEN L., SVARDSUDD K., KORSAN-BENGTSEN K., LARSSON B., WELIN L., TIBBLIN G., Fibrinogen as a risk factor for stroke and myocardial infarction. *N. Engl. J. Med.*, 1984, *311*, 501-505.

[10] YARNELL J.W.G., BAKER I.A., SWEETNAM P.M., BAINTON D., O'BRIEN D.M., WITHEHEAD P.J., ELWOOD P.C., Fibrinogen, viscosity and white blood cell count are major risk factors for ischemic heart disease. The Caerphilly and Speedwell Collaborative heart disease studies. *Circulation*, 1991, *83*, 836-844.

[11] LOWE G.D.O., DRUMMOND M.M., LORIMER A.R., HUTTON I., FORBES C.D., PRENTICE C.R.M., BARBENEL J.C., Relation between extent of coronary artery disease and blood viscosity. *Br. Med. J.*, 1980, *281*, 673-674.

[12] HANDA K., KONO S., SAKU K., SASAKI J., KAWANO T., SASAKI Y, HIROKI T., ARAKAWA K., Plasma fibrinogen levels as an independent indicator of severity of coronary atherosclerosis. *Atherosclerosis*, 1989, *77*, 209-213.

[13] MOLLER L., KRISTENSEN T.S., Plasma fibrinogen and ischemic heart disease risk factors. *Art. Thromb.*, 1991, *11*, 344-350.

[14] MEADE T.W., IMESON J., STIRLING Y., Effects of changes in smoking and other characteristics on clotting factors and the risk of ischaemic heart disease. *Lancet*, 1987, 986-988.

[15] FEHELY A.M., MILBANK J.E., YARNELL J.W.G., HAYES T.M., KUBITI A.J., EASTHAM R.D., Dietary determinants of lipoproteins, total cholesterol, viscosity, fibrinogen, and blood pressure. *Am. J. Clin. Nutr.*, 1982, *36*, 890-896.

[16] ROGERS S., YARNELL J.W.G., FEHELY A.M., Nutritional determinants of hemostatic factors in the Caerphilly Study. *Eur. J. clin. Nutr.*, 1988, *42*, 197-205.

[17] MERSHEY C., WOHL H., Changes in blood coagulation and fibrinolysis in rats fed atherogenic diets. *Thromb. Diathes. Haemorrh.*, 1964, *10*, 295.

[18] ERNST, Fibrinogen – An independant risk factor for cardiovascular disease. *Br. Med. J.*, 1991, *303*, 596-597.

[19] BALLEISEN L., BAILEY J., EPPING P.H., SCHULTE H., Van de LOO J., Epidemiological study on factor VII, factor VIII and fibrinogen in an industrial population. I. Baseline data on the relation to age, gender, body weight, smoking, alcohol, pill using and menopause. *Thromb. Haemostas.*, 1985, *54*, 475-479.

[20] MEADE T.W., STIRLING Y., THOMPSON S.G., VICKERS M.V. *et al.*, An international and interregional comparison of haemostatic variables in the study of ischemic heart disease. *Int. J. Epidemiol.*, 1986, *15*, 331-336.

[21] BRUCKERT E., CARVALHO de SOUSA J., GIRAL P. *et al.*, Interrelationships of plasma triglyceride and coagulant factor VII levels in normotriglyceridemic hypercholesterolemia. *Atherosclerosis*, 1989, *75*, 129-134.

[22] MILLER G.J., MARTIN J.C., WEBSTER J. *et al.*, Association between dietary fat intake and plasma factor VII coagulant activity, a predictor of cardiovascular mortality. *Atherosclerosis*, 1986, *60*, 269-277.

[23] FRIEDMAN G.D., KLATSKY A.L., SIEGELAUB A.B., The leucocyte count as a predictor of myocardial infarction *N. Engl. J. Med.*, 1974, *290*, 1275-1278.

[24] ZALOKAR J.B., RICHARD J.L., CLAUDE J.R., Leucocyte count, smoking and myocardial infarction. *N. Engl. J. Med.*, 1981, *304*, 465-468.

[25] GRIMM R.H., NEATON J.D., LUDWIG W. for the Multiple Risk Factors Intervention Trial Research Group. Pronostic importance of the white cell count for coronary, cancer and all cause mortality. *J.A.M.A.*, 1985, *254*, 1932-1937.

[26] GORDON R.J., SNYDER G.K., TRITEL H., TAYLOR W.J., Potential significance of plasma viscosity and hematocrit variations in myocardial ischemia. *Am. Heart J.*, 1974, *87*, 175.

[27] RAINER C., KAWANISH D.T., KHANDRATARATNA P.A.N. *et al.*, Changes in blood rheology in patients with stable angina pectoris as a result of coronary artery disease. *Circulation*, 1987, *76*, 15-20.

[28] NEUMANN F.J., KATUS H.A., HOBERG E. *et al.*, Increased plasma viscosity and erythrocyte aggregation : indicators of an unfavourable clinical outcome in patients with instable angina pectoris. *Br. Heart J.*, 1991, *66*, 425-430.

[29] FUCHS J., WEINBERGER I., ROTENBERG.Z. *et al.*, Plasma viscosity in ischemic heart disease. *Am. J. Heart*, 1984, *108*, 435-439.

[30] BURR M.L., HOLLIDAY R.M., FEHILY A.M., WHITEHEAD P.J., Haematological prognostic indices after myocardial infarction : evidence from the diet and reinfarction trial. (DART). *Eur. Heart J.*, 1992, *13*, 166-170.

[31] TERANO T., MIRAI A., HAMAZAKI T. *et al.*, Effect of oral administration of highly purified eicosapentaenoic acid on platelet function blood viscosity, and red cell deformability in healthy human subjects. *Atherosclerosis*, 1985, *55*, 267-281.

[32] ISIS-2 (Second International Study of Infarct Survival) Collaborative Group. Randomized trial of intravenous streptokinase, oral aspirin, both, or neither among 17 187 cases of suspected acute myocardial infarction : ISIS-2. *Lancet*, 1988, 349-360.

[33] TOFFLER G.H., BREZINSKI D., SCHAFER A.I. *et al.*, Concurrent morning increase in platelet aggregability and the risk of myocardial infarction and sudden cardiac death. *N. Engl. J. Med.*, 1987, *316*, 1514-1518.

[34] THAULOW E., ERIKSSEN J., SANDVIK L., STORMDKEN H., COHNN P.F., Blood platelet count and function are related to total and cardiovascular death in apparently healthy men. *Circulation*, 1991, *84*, 613-617.

[35] ELWOOD P.C., RENAUD S., SHARP D.S., BESWICK A.D., O'BRIEN J.R., YARNELL J.W.G., Ischemic heart disease and platelet aggregation. The Caerphilly Collaborative Heart Disease Study. *Circulation*, 1991, *83*, 38-44.

[36] RENAUD S., Dietary fatty acids and platelet composition and function in human studies. *In Fat Production and Consumption*, Galli and Fedeli E eds., Plenum Publishing Corporation, 1987, 83-91.

[37] WOOD D.A., BUTLER S., Mac INTIRE C. *et al.*, Linoleic and eicosapentaenoïc acids in adipose tissue and platelets and risk of coronary heart disease. *Lancet*, 1987, *2*, 177-183.

[38] DYERBERG J., BANG H.O., Hemostatic function and platelet polyunsaturated fatty acids in Eskimos. *Lancet*, 1979, 433-435.

[39] HAMSTEN A., WIMAN B., DE FAIRE U., BLOMBACK M., Increased plasma levels of a rapid inhibitor of tissue plasminogen activator in young survivors of myocardial infarction. *N. Engl. J. Med.*, 1985, *313*, 1557-1563.

[40] HAMSTEN A., DE FAIRE U., WALLDIUS G., DAHLEN G., SZAMOST A., LANDOU C., BLOMBACK M., WIMAN B., Plasminogen activator inhibitor in plasma : risk factor for recurrent myocardial infarction. *Lancet*, 1987, 3-9.

[41] OSEROFF A., KRISHNAMURTI C., HASSETT A., TANG D., ALVING B., Plasminogen activator and plasminogen activator inhibitor activities in men with coronary artery disease. *J. Lab. Clin. Med.*, 1989, *113*, 88-93.

[42] MEHRABIAN M., PETER J.B., BARNARD R.J., LUSIS A.J., Dietary regulation of fibrinolytic factors. *Atherosclerosis*, 1990, *84*, 25-32.

[43] TREVISAN M., KROGH V., FREUPENHEIM J., BLAKE A., MUTI P., PANICO S., FARINARO E., MANCINI M., MENOTTI A., RICCI G., Consumption of olive oil, butter and vegetable oils and coronary heart disease risk factors. *J.A.M.A.*, 1990, *263*, 688-692.

[44] SIMON C., NUTTENS M.C., RUIVADETS J.B., BINGHAM A., SCHLIENGER J.L., SAINI J., CAMBOU J.P., RICHARD J.L., ROMON M., HEDELIN G., Blood pressure and dietary intake in a French Population sample from three regions. *Rev. Epidem. et Santé Publ.*, 1990, *38*, 531-538.

[45] LIAN C., L'alcoolisme, cause d'hypertension artérielle. *Bull. Acad. Méd.*, 1915, *74*, 525-528.

[46] Mac MAHON S.W., NORTON R.N., Alcohol and hypertension : implications for prevention and treatment. *Am. Int. Med.*, 1986, *105*, 124-126.

[47] FRIEDMAN G.D., KLATSKY A.L,. SIEGELAUB A.B., Alcohol, tabacco and hypertension. *Hypertension*, 1982, *4*, III 143-150.

[48] Mac MAHON S.W., BLACKET R.B., Mac DONALD G.L., HALL W., Obesity, alcohol consumption and blood pressure in Australian men and women : The National Heart Foundation of Australia Risk Factor Prevalence Study. *J. Hypertens.*, 1984, *2*, 85-91.

[49] KNAPP H.R., FITZGERALD G.A., The antihypertensive effects of fish oil. A controlled study of polyunsaturated fatty acid supplements in essential hypertension. *N. Engl. J. Med.*, 1989, *320*, 1 037-1 043.

[50] HOSSMANN V., FIZGERALD G.A., DOLLERY C.T., Influence of hospitalization and placebo therapy on blood pressure and sympathetic function in essential hypertension. *Hypertension*, 1981, *3*, 113-118.

[51] PUSKA P., NISSINEN A., VARTIAINEN E., DOUGHERTY R. *et al.*, Controlled, randomized trial of the effect of dietary fat on blood pressure. *Lancet*, 1983, 1-5.

[52] STRAZZULLO P., FERRO-LUZZI A., SIANI A. *et al.*, Changing the Mediterranean diet : effects on blood pressure. *J. Hypertens.*, 1986, *4*, 407-412.

[53] WILLIAMS P.T., FORTMANN S.P., TERRY R.B. *et al.*, Associations of dietary fat, regional adiposity and blood pressure in men. *J.A.M.A.*, 1987, *257*, 3 251-3 256.

[54] MENSINK R.P., JANSSEN M.C., KATAN M.B., Effect on blood pressure of two diets differing in total fat but not in saturated and polyunsaturated fatty acids in healthy volunteers. *Am. J. Clin. Nutr.*, 1988, *47*, 976-980.

[55] BONAA K.H., BJERVE K.S., STRAUME B., GRAM I.T., THELLE D., Effect of eicosapentaenoic and docosahexaenoic acids on blood pressure in hypertension. A population-based intervention Trial from the Tromso Study. *N. Engl. J. Med.*, 1990, *322*, 795-801.

[56] WRIGHT A., BURSTYN P.G., GIBNEY M.J., Dietary fiber and blood pressure. *Br. Med. J.*, 1979, *2*, 1 541-1 543.

[57] KELSAY J.L., BEHALL K.M., PRATHER E.S., Effect of fiber from fruits and vegetables on metabolic reponse of human subjects. I. Bowel transit time, number of defecation, fecal weight, urinary excretion of energy and nitrogen and apparent digestibilities of energy, nitrogen and fat. *Am. J. Clin. Nutr.*, 1978, *31*, 1 149-1 153.

[58] LANG T., DEGOULET P., AIME F., FOURIAUD C. *et al.*, Relation between coffee drinking and blood pressure : analysis of 6 321 subjects in the Paris Region. *Am. J. Cardiol.*, 1983, *52*, 1 238-1 242.

[59] BERTRAND C.A., POMPER I., HILLMAN G., DUFFY J.C., MITCHELL I., No relation between coffee and blood pressure. *N. Engl. J. Med.*, 1978, *299*, 315-316.

[60] DAWBER T.R., KANNEL W.B., GORDON T., Coffee and cardiovascular disease : observations from the Framingham Study. *N. Engl. J. Med.*, 1974, *291*, 871-874.

[61] UESHIMA H., IIDA M., SHIMAMOTO T. *et al.*, Multivariate analysis of risk factor for stroke : eight-year follow-up study of farming villages in Akita, Japan. *Prev. Med.*, 1980, *9*, 722-740.

[62] KAGAN A., POPPER J.S., RHOADS G.G., Factors related to stroke incidence in Hawaïan Japanese men, the Honolulu Heart Study. *Stroke*, 1980, *11*, 14-21.

[63] TANAKA H., UEDA Y., HAYASHI M. *et al.*, Risk factors for cerebral hemorrhage and cerebral infarction in a japanese rural community. *Stroke*, 1982, *13*, 62-73.

[64] SHIMAMOTO T., KOMACHI Y., INADA H., DOI M., ISO H., SATO S. *et al.*, Trends for coronary heart disease and stroke and their risk factors in Japan. *Circulation*, 1989, *79*, 503-515.

[65] ISO H., JACOBS D.R., WENTWORTH D., NEATON J.D., COHEN J.P. for the MRFIT Research Group, Serum cholesterol levels and six-year mortality from stroke in 350 977 men screened for the Multiple Risk Factor Intervention Trial. *N. Engl. J. Med.*, 1989, *320*, 904-910.

[66] BLACKBURN H., JACOBS D.R. jr., The ongoing natural experiment of cardiovascular diseases in Japan. *Circulation*, 1989, *79*, 718-720.

[67] YAMORI Y., HORIE R., OHTAKA M., NARA Y., FUKASE M., Effect of hypercholesterolaemic diet on the incidence of cerebrovascular and myocardial lesions in spontaneously hypertensive rats (SHR). *Clin. Exp. Pharmacol. Physiol.*, 1976, Suppl *3*, 205-208.

[68] KONISHI M., TERAD A., DOI M. *et al.*, Osmotic resistance and cholesterol content of the erythrocyte membrane in cerebral hemorrhage. *Igaku no Ayumi*, 1982, *120*, 30-32.

[69] PEARCE M.L., DAYTON S., Incidence of cancer in men on a diet high in polyunsaturated fat. *Lancet*, 1971, 464-467.

[70] FEINLEB M., Summary of a Workshop on cholesterol and non-cardiovascular disease mortality. *Prev. Med.*, 1982, *11*, 360-367.

[71] ROSE G., SHIPLEY M.J., Plasma lipids and mortality : a source of error. *Lancet*, 1980, 523-526.

[72] INTERNATIONAL COLLABORATIVE GROUP, Circulating cholesterol level and risk of death from cancer in men aged 40 to 69 years. Experience of an International Collaborative Group. *J.A.M.A.*, 1982, *248*, 2 853-2 859.

[73] HIATT R.A., FIREMAN B.H., Serum cholesterol and the incidence of cancer in a large cohort. *J. chron. Dis.*, 1986, *39*, 861-870.

[74] SHERWIN R.W., WENTWORTH D.N., CUTLER J.A., HULLEY S.B., KULLER C.H., STAMLER J., Serum cholesterol levels and cancer mortality in 361 662 men screened for the Multiple Risk Factor Intervention Trial. *J.A.M.A.*, 1987, *257*, 943-948.

[75] DAVIS C.E., KNOWLES M., KARK J. *et al.*, Serum cholesterol levels and cancer mortality : Evans County 20-year follow-up study. *In* Perkins G, Visek WJ Eds., *Dietary fats and Health*. Champaign, Ill, American Oil Chemist Society, 1983, 919-933.

[76] STEMMERHANN G.N., NOMURA A.M.Y., HEILBRUN C.K., Serum cholesterol and colon cancer incidence in HawaIan Japanese men. *J.N.C.I.*, 1981, *67*, 1 179-1 182.

[77] KOZAREVIC D.J., Mac GEE D., VOJVODIC N. *et al.*, Serum cholesterol and mortality : The Yugoslavia Cardiovascular Disease Study. *Am. J. Epidemiol.*, 1981, *114*, 21-28.

[78] SORLIE P.D., FEINLEB M., The serum cholesterol-cancer relationship : an analysis of time trends in the Framingham Study. *J.N.C.I.*, 1982, *69*, 989-996.

[79] ANDERSON K.M., CASTELLI W.P., LEVY D., Cholesterol and mortality. 3O-year of follow-up from the Framingham Study. *J.A.M.A.*, 1987, *257*, 2176-2180.

[80] SALMOND C.E., BEAGLEHOLE R., PRIOR I.A., Are low cholesterol values associated with excess mortality? *Br. Med. J.*, 1985, *290*, 422-424.

[81] ISLES C.G., HOLE D.J., GILLIS C.R., HAWTHORN V.M., LEVER A.F., Plasma cholesterol, coronary heart disease and cancer in the Renfrew and Paisley Survey. *Br. Med. J.*, 1989, *298*, 920-924.

[82] SCHATZKIN A., TAYLOR P.R., CARTER C.L., HOOVER R.N. *et al.*, Serum cholesterol and cancer in the NHANES I, epidemiologic follow-up study. *Lancet*, 1987, 298-301.

[83] TORNBERG S.A., HOLM L.-E., CARSTENSEN J.P., EKLUND G.A., Risk of cancer of the colon and rectum in relation to serum cholesterol and beta-lipoprotein. *N. Engl. J. Med.*, 1986, *315*, 629-633.

[84] MANNES G.A., MAIER A., THIEME C., WIEBECKE B., PAUMGARNER G., Relation between the frequency of colorectal adenoma and the serum cholesterol level. *N. Engl. J. Med.*, 1986, *315*, 1 634-1 638.

[85] COMITTEE OF PRINCIPAL INVESTIGATORS. WHO cooperative trial on primary prevention of ischaemic heart disease using clofibrate to lower serum cholesterol : mortality follow-up. *Lancet*, 1980, 379-385.

[86] LIPID RESEARCH CLINICS PROGRAM, The Lipid Research Clinics Coronary Prevention Trial results. I. Reduction in incidence of coronary heart disease. *J.A.M.A.*, 1984, *251*, 351-364.

[87] FRICK M.H., ELO O., HAAPA K. *et al.*, Helsinki Heart Study : primary prevention trial with gemfibrozil in middle-aged men with dyslipidemia. Safety of treatment, changes in risk factors and incidence of coronary heart disease. *N. Engl. J. Med.*, 1987, *317*, 1 237-1 245.

[88] UEYAMA Y., MATSUZAWA Y., YAMASHITA S., FUNAHASH T. *et al.*, Hypocholesterolaemic factor from gallbladder cancer cells. *Lancet*, 1990, *336*, 707-709.

[89] VITOLS S., BJORKOLM M., GAHRTON G. *et al.*, Hypocholesterolaemia in malignancy due to elevated low-density lipoprotein receptor activity in tumour cells : evidence from studies in patients with leukemia. *Lancet*, 1985, *2*, 1 150-1 154.

[90] HARENAH C.B., LEWIS B., HASSAL D. *et al.*, Hypocholesterolemia and non cardiovascular disease : metabolic studies on subjects with low plasma cholesterol concentrations. *Br. Med. J.*, 1983, *286*, 1 603-1 606.

[91] WALD N., IDLE M., BOREHAM J. *et al.*, Low serum vitamin A and subsequent risk of cancer : preliminary results of a prospective study. *Lancet*, 1980, *2*, 813-815.

[92] FORETTE B., TORTAT D., WOLMARK Y., Cholesterol as risk factor for mortality in elderly women. *Lancet*, 1989, 868-870.

[92a] JACOBS P., BLACKBURN H., HIGGINS M., REED D. *et al.*, Report of the conference on low blood cholesterol : mortality associations. *Circulation*, 1992, *86*, 1046-1060.

[93] HAENSZEL W., KURIHARA M., Studies of japanese migrants. I. mortality from cancer and other diseases among japanese in the United States. *J. Natl. Cancer. Inst.*, 1968, *40*, 43-68.

[94] DOLL R., PETO R., The causes of cancer : quantitative estimates of avoidable risks of cancer in the United States today. *J. Natl. Cancer. Inst.*, 1981, *66*, 1 191-1 308.

[95] WILLETT W.C., STAMPFER M.J., COLDITZ G.A., ROSNER B.A., SPEIZER F.E., Relation of meat, fat and fiber intake to the risk of colon cancer in a prospective study among women. *N. Engl. J. Med.*, 1990, *323*, 1 664-1 672.

[96] MORGAN J.W., FRASER G.E., PHILLIPS R.L., ANDRESS M.H., Dietary factors and colon cancer incidence among Seventh-Day Adventists. *Am. J. Epidemiol.*, 1988, *128*, 918, abstr.

[97] GERHARDSSON M., FLODERUS B., NORELL S.E., Physical activity and colon cancer risk. *Int. J. Epidemiol.*, 1988, *17*, 763-766.

[98] REDDY B.S., NARISAWA T., VUKUSICHF, WEISBURGER J.H., WYNDER E.L., Effect of quality and quantity of dietary fat and dimethyhydrazine in colon carcinogenese in rats. *Proc. Soc. Exp. Biol. Med.*, 1976, *151*, 237-239.

[99] REDDY B.S., Diet and excretion of bile acids. *Cancer Res.*, 1981, *41*, 3 766-3 768.

[100] HILL M.J., DRASAR B.E., WILLIAM R.E.O. *et al.*, Fecal bile-acids and clostridia in patients with cancer of the large bowel. *Lancet*, 1975, *1*, 535-538.

[101] RANKEN R., WILSON R., BEALMAR P.M., Increased turnover of intestinal mucosal cells of germfree mice induced by cholic acid. *Proc. Soc. Exp. Biol. Med.*, 1971, *138*, 270-272.

[102] GOLDIN B.R., SWENSON L., DWYER J., SEXTON M., GORBACH S.L., Effect of diet and lactobacillus acidophilus supplements on human fecal bacterial enzymes. *J. Nat. Cancer Inst.*, 1980, *64*, 255-261.

7

EFFETS DE L'ALIMENTATION SUR LA RÉGRESSION DE L'ATHÉROSCLÉROSE

L'hypothèse lipidique de l'athérosclérose a conduit à rechercher si une diminution de la cholestérolémie par des hypolipidémiants ou des modifications de l'alimentation est capable d'entraîner une régression des lésions athéroscléreuses. Les travaux expérimentaux chez l'animal ont les premiers démontré que les lésions régressent après le retour à un régime normal. Les études chez l'homme, de régression des lésions coronaires utilisant le régime seul sont très récentes, leurs résultats sont encourageants [1].

ÉTUDES ANIMALES

Les premières études d'Anitschkow chez le lapin ont montré que les lésions artérielles provoquées par le régime riche en cholestérol se modifient après le retour à un régime normal [2]. Ce modèle d'athérosclérose chez le lapin a ensuite été utilisé dans les études sur la régression des lésions induites. Les résultats de ces études ont été le plus souvent négatifs, peut-être du fait de l'importance de la surcharge en cholestérol. Les études suivantes ont montré que l'hyperoxie peut favoriser la régression des lésions, celle-ci devenant significative si l'hyperoxie est associée à des hypolipidémiants [3]. Les études les plus concluantes sur la régression apparaissent au début des années 1970, menées chez le primate.

Armstrong a démontré la réversibilité partielle de l'athérosclérose chez le singe Rhésus. Les primates, rendus hyperlipidémiques par un régime riche en cholestérol, ont des lésions aortiques et coronaires importantes. Le régime est modifié pendant 40 mois, la cholestérolémie se normalise. Les lésions athéroscléreuses diminuent de façon marquée avec en particulier, une diminution de l'épaississement intimal. Le contenu en lipides des plaques diminue, par contre le contenu en collagène et en élastine de l'intima lésée ne se modifie pas [4].

Clarkson et son groupe ont étudié la relation entre la régression des lésions athéroscléreuses et la cholestérolémie chez des primates. Une athérosclérose est provoquée dans un premier temps par un régime enrichi en lipides. Des modifications successives de l'alimentation permettent ensuite de stabiliser le taux de cholestérol autour de 3 g/l ou de 2 g/l. Quand la cholestérolémie est maintenue à 3 g/l, la progression de l'athérosclérose est ralentie, au cours de la deuxième année, elle est arrêtée. Avec une cholestérolémie maintenue à 2 g/l, les lésions athéroscléreuses régressent, en particulier la deuxième année [5].

Wisler a mené 9 études de régression chez le singe Rhésus entre 1968 et 1972. Après la phase d'induction des lésions par un régime enrichi en lipides, les animaux reçoivent un régime pauvre en cholestérol et des hypolipidémiants. La figure 37 montre l'évolution des lésions.

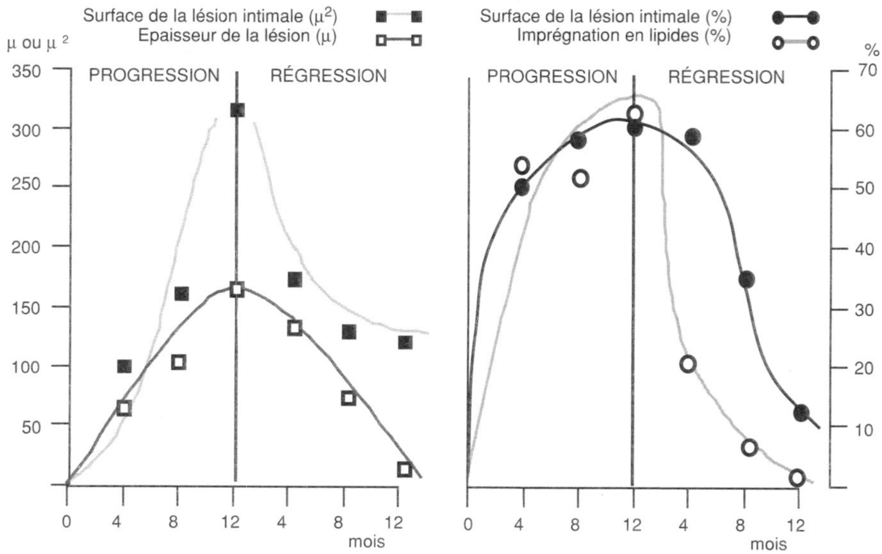

FIG. 37. – *Vitesse de progression et de régression des lésions athéroscléreuses aortiques chez le singe Rhésus* (WISSLER).

La moitié de la régression des lésions survient durant les 4 premiers mois. La régression la plus rapide est celle de l'imprégnation en lipides qui précède la diminution de l'épaisseur des lésions. Ces études de régression chez le primate permettent de détailler les modifications biochimiques et anatomiques observées. La modification principale est la diminution de l'amas de lipides, à la fois au cœur de la nécrose et dans les éléments cellulaires de la plaque. Il s'y associe une cicatrisation des lésions endothéliales, un remodelage et une condensation des éléments fibreux, une diminution du nombre de cellules [6].

La régression des lésions athéroscléreuses a été retrouvée chez le porc [7], le pigeon [8], le chien [9].

La composante scléreuse de la lésion athéroscléreuse peut être étudiée par des mesures de vitesse de propagation des flux. Farrar, chez des singes rhésus et cynomologues recevant un régime enrichi en cholestérol, montre que les modifications de la vitesse du flux aortique n'apparaissent qu'au bout de 12 mois. Vingt quatre mois après le retour à un régime normal, la vitesse du flux aortique se normalise [10]. La réversibilité de la sclérose pourrait faire intervenir l'EDRF [11].

ÉTUDES CHEZ L'HOMME

Il n'existe que quatre études chez l'homme sur les effets de l'alimentation sur la régression des lésions coronaires [1, 12, 13, 14], deux étant randomisées et contrôlées [1, 14].

LEIDEN INTERVENTION TRIAL

Trente neuf patients ayant au moins une sténose coronaire supérieure à 50 % ont reçu pendant 2 ans un régime végétarien qui diminue l'apport, en pourcentage de calories, des graisses saturées de 11,6 % à 6 %, augmente celui des acides gras poly-insaturés de 8,5 % à 16,8 %.

La progression des lésions est significativement reliée au taux de cholestérol total, de HDL-cholestérol et surtout au rapport cholestérol total/HDL-cholestérol de base et de fin d'essai (tableau XXXV).

TABLEAU XXXV. – RELATION ENTRE LA PROGRESSION DES LÉSIONS CORONARIENNES ET LES VALEURS LIPIDIQUES DE BASE ET APRÈS 2 ANS D'INTERVENTION (ARNTZÉNIUS)

	Absence de progression (18 patients)	*Progression des lésions* (21 patients)
Cholestérol total (mmol/l)		
basal	6,4 ± 1,1	7,4 ± 1,5*
À 2 ans	5,8 ± 0,9	6,5 ± 1,5*
HDL-cholestérol (mmol/l)		
basal	1,1 ± 0,2	0,9 ±0,2*
À 2 ans	1,0 ± 0,1	0,9 ± 0,2*
Cholestérol total/HDL		
basal	5,8 ± 1,2	8,1 ± 1,7**
À 2 ans	5,7 ± 1,2	7,1 ± 1,7**

* différence avec les patients ayant une absence de progression : $p < 0,01$
** différence avec les patients ayant une absence de progression : $p < 0,001$

Reproduit avec l'autorisation de ARNTZÉNIUS AC. *The New England Journal of Medicine*, 1985, 312, 805.

Les lésions ne progressent pas chez les sujets ayant un rapport cholestérol total/HDL-cholestérol bas, elles progressent chez les sujets qui gardent un rapport élevé durant l'étude (11 patients).

Les auteurs ont recherché une relation entre l'alimentation et le rapport cholestérol total/HDL-cholestérol de base et lors du régime. L'alimentation a été analysée par l'indice alimentaire de Keys. Les 9 patients qui ont un rapport cholestérol total/HDL-cholestérol élevé et qui diminue durant l'étude ont au départ un indice alimentaire élevé. A l'inverse, les 11 patients dont le rapport cholestérol total/HDL reste élevé durant l'étude ont au départ un indice alimentaire bas (tableau XXXVI).

TABLEAU XXXVI. – RELATION ENTRE LA PROGRESSION DES LÉSIONS CORONARIENNES ET LES VALEURS DE BASE DU RAPPORT CHOLESTÉROL TOTAL/HDL ET L'INDICE ALIMENTAIRE (ARNTZÉNIUS)

	Cholestérol total/HDL de base		
	< 6,9 (19 patients)	> 6,9 (20 patients)	
Indice alimentaire	35,8	45,3 (9 patients)	31,4 (11 patients)
Variation du diamètre coronaire (mm)	+ 0,002	– 0,043	– 0,396

Indice alimentaire : 1,35 (2S–P)+1,5 Z ; S = acides gras saturés (% calories) ; P = acides gras polyinsaturés (% calories) ; Z = racine carrée du cholestérol alimentaire en mg par jour/1 000 kcalories.

Reproduit avec l'autorisation de ARNTZÉNIUS AC. *The New England Journal of Medicine*, 1985, 312, 805.

Cette étude confirme les facteurs de risque connus des CI, (cholestérol total, HDL-cholestérol, rapport cholestérol total/HDL-cholestérol) et montre la place de l'alimentation. Quand le rapport cholestérol total/HDL-cholestérol est élevé et l'alimentation est riche en graisses saturées et en cholestérol, le rapport diminuera sous l'influence du régime, les lésions coronaires ne progresseront pas. Par contre, quand le rapport cholestérol total/HDL-cholestérol élevé ne s'accompagne pas d'une alimentation trop riche en graisses, le régime sera insuffisant pour améliorer le rapport de base et les lésions coronaires progresseront. Des hypolipémiants seront nécessaires dans ce cas [12].

CHOLESTEROL LOWERING ATHEROSCLEROSIS STUDY (CLAS)

La relation entre l'alimentation et la progression des lésions coronaires a été étudiée chez les 82 patients recevant un placebo de l'étude CLAS [13]. Dix huit de ces 82 patients ont développé des lésions coronariennes nouvelles durant les 2 ans de l'étude.

Parmi les aliments au départ de l'étude, seule la consommation d'alcool est reliée au développement de nouvelles lésions. Les sujets qui ne développeront pas de nouvelles lésions ont au départ une consommation d'alcool plus élevée que ceux qui développeront des nouvelles lésions (tableau XXXVII).

Durant l'étude, la consommation de protéines a un rôle significativement protecteur; à l'inverse l'augmentation de la consommation de graisses totales et de graisses polyinsaturées augmente le risque de nouvelles lésions. Trois acides gras élèvent le risque de nouvelles lésions : l'acide laurique, l'acide oléique, l'acide linoléique. Les patients qui ne développent pas de nouvelles lésions ont eu en résumé (tableau XXXVIII), une augmentation de la consommation de protéines, une diminution de la consommation de graisses totales et monoinsaturées, ont peu augmenté leur apport en graisses polyinsaturées. Ceux qui développent de nouvelles lésions ont davantage augmenté l'apport en graisses polyinsaturées, ont augmenté leur consommation en graisses totales, diminué celle de protéines.

TABLEAU XXXVII. – RELATION ENTRE L'ALIMENTATION AU DÉPART DE L'ESSAI ET LE DÉVELOPPEMENT DE NOUVELLES LÉSIONS (BLANKENHORN)

	Absence de nouvelles lésions	*Nouvelles lésions*
Calories totales (kcal.)	1 903 ± 85,17	1 903,9 ± 143,7
Protéines (% cal.)	17,8 ± 0,6	15,9 ± 1,1
Hydrates de carbone (% cal.)	45,2 ± 1,5	52,9 ± 2,4
Graisses totales (% cal.)	32,9 ± 1,4	31,1 ± 2,1
Graisses saturées (% cal.)	11,3 ± 0,6	10,7 ± 1,0
Graisses polyinsaturées (% cal.)	6,7 ± 0,5	6,1 ± 0,6
Graisses monoinsaturées (% cal.)	12,4 ± 0,6	11,9 ± 1,0
Alcool (% cal.)	5,5 ± 0,9	1,8 ± 0,8
Cholestérol (mg/jour)	278,4 ± 27,8	194 ± 37,2

TABLEAU XXXVIII. – RELATION ENTRE LES CHANGEMENTS* D'APPORT EN ALIMENTS PRINCIPAUX ET LE DÉVELOPPEMENT DE NOUVELLES LÉSIONS CORONARIENNES (BLANKENHORN)

	Absence de nouvelles lésions	*Nouvelles lésions*
Calories totales (kcal.)	67,5 ± 95,4	– 49,1 ± 171,4
Protéines (% cal.)	– 0,4 ± 0,6	1,0 ± 1,0
Hydrates de carbone (% cal.)	– 7,1 ± 1,6	2,3 ± 2,5
Graisses totales (% cal.)	5,3 ± 1,6	– 3,0 ± 2,5
Graisses saturées (% cal.)	3,9 ± 0,7	1,5 ± 1,1
Graisses polyinsaturées (% cal.)	– 1,9 ± 0,6	– 4,8 ± 1,0
Graisses monoinsaturées (% cal.)	3,1 ± 0,8	0,7 ± 1,0
Cholestérol (mg/jour)	111,7 ± 33	38,3 ± 39,3

* Le changement exprime la valeur de l'apport au départ moins la valeur en cours d'essai.

En analyse multivariée les facteurs indépendants protecteurs sont l'augmentation de la consommation de protéines, la diminution des graisses totales, la consommation d'alcool au départ de l'étude. Dans un autre modèle n'incluant pas les graisses totales, les facteurs protecteurs indépendants sont l'augmentation de la consommation de protéines, la consommation d'alcool au départ, l'augmentation de la consommation d'hydrates de carbone et la diminution de la consommation de graisses polyinsaturées [13].

Cette étude confirme le rôle connu des graisses totales comme facteur de risque de CI. Elle montre qu'il est préférable de remplacer les graisses totales et les graisses saturées par des hydrates de carbone et des protéines plutôt que par des acides gras polyinsaturés. La notion nouvelle est l'augmentation du risque qui apparaît avec l'augmentation de la consommation d'acide oléique et d'acide linoléique contrairement aux résultats de certaines études [15].

Ces acides gras sont transportés par des lipoprotéines riches en triglycérides (VLDL) qui sont athérogènes [16]. Dans ce groupe recevant un placebo de l'étude CLAS, le facteur significativement prédictif de l'apparition de nouvelles lésions est le taux de non HDL-cholestérol, c'est-à-dire le cholestérol lié aux LDL et aux VLDL [16]. L'étude montre en outre le rôle de l'apolipoprotéine CIII qui inhibe la lipoprotéine lipase et retarde la captation hépatique des lipoprotéines riches en triglycérides et leurs remnants. Le rapport du taux d'apo CIII dans les HDL et dans les VLDL donne une indication sur la clearance des chylomicrons et des VLDL. L'élévation du rapport est parallèle à la baisse des VLDL triglycérides et à l'augmentation du HDL-cholestérol. Dans le groupe recevant un placebo de l'étude CLAS, le rapport augmente chez les patients qui ne développent pas de nouvelles lésions, il ne varie pas chez les patients ayant de nouvelles lésions [16].

LIFESTYLE HEART TRIAL

Cette étude prospective randomisée et contrôlée porte sur 48 coronariens suivis pendant un an. Vingt huit sont affectés au groupe d'intervention avec un régime végétarien, un apprentissage des techniques de gestion du stress, des exercices physiques modérés réguliers; le groupe témoin de vingt patients reçoit le traitement habituel. Le régime végétarien entraîne une diminution de l'apport en graisses de 31,5 % des calories à 6,8 %, du cholestérol alimentaire de 213 mg/jour à 12,4 mg/jour. Sept sujets n'ayant pas eu de suivi coronarographique contrôlé, le groupe d'intervention comprend 22 patients, le groupe témoin 19 patients. Le taux de cholestérol total, de LDL-cholestérol et d'apolipoprotéine B diminue de façon significative (tableau XXXIX) avec le régime. Le taux de HDL-cholestérol et d'apolipoprotéine A1 ne se modifie pas.

L'analyse quantitative de la coronarographie a montré que la sténose (en diamètre) a diminué de 40,0 à 37,8 % dans le groupe expérimental alors qu'elle progresse de 42,7 % à 46,1 % dans le groupe témoin (tableau XL).

Si l'on ne considère que les sténoses supérieures à 50 %, la valeur moyenne de la sténose a décru de 61,1 % à 55,8 % dans le groupe d'intervention; elle a augmenté de 61,7 % à 64,4 % dans le groupe témoin. Dans le groupe d'intervention, 18 patients sur 22 ont eu une régression des lésions, 4/22 une progression. Dans le groupe témoin, 8 patients sur 19 ont eu une régression, 10 sur 19 une progression. Le degré de régression des lésions coronariennes est directement corrélé à l'importance de l'adhésion au programme d'intervention.

Les crises d'angine de poitrine ont diminué en fréquence de 91 %, en durée de 42 %, en sévérité de 28 % dans le groupe d'intervention (tableau XLI), alors qu'elles augmentent en fréquence de 165 %, en durée de 95 %, en sévérité de 39 % dans le groupe témoin.

Cette amélioration significative apparaît au bout de quelques semaines, avant toute possibilité de régression des plaques d'athérosclérose. Elle suggère un rôle de l'alimentation et du mode de vie sur les plaquettes, l'endothélium ou le tonus vasomoteur [14].

TABLEAU XXXIX. – ÉVOLUTION DES PARAMÈTRES LIPIDIQUES DANS LE LIFESTYLE HEART TRIAL (ORNISH)

	Au départ		*À 12 mois*		
	Groupe d'intervention	*Groupe témoin*	*Groupe d'intervention*	*Groupe témoin*	*P (bilatéral)*
Cholestérol total (mmol/l)	5,88 ± 1,29	6,34 ± 1,02	4,45 ± 1,15	6,00 ± 1,55	0,0192
Cholestérol LDL (mmol/l)	3,92 ± 1,25	4,32 ± 0,77	2,46 ± 1,55	4,07 ± 1,17	0,0072
Cholestérol HDL (mmol/l)	1,00 ± 0,26	1,35 ± 0,52	0,97 ± 0,40	1,31 ± 0,38	0,8316
Triglycérides (mmol/l)	2,38 ± 1,26	2,45 ± 2,47	2,91 ± 1,47	2,24 ± 1,79	0,2472
Apolipoprotéine s A1 (mg/100ml)	133 ± 21	156 ± 36	135 ± 26	166 ± 47	0,4612
Apolipoprotéine s B (mg/100ml)	104 ± 33	104 ± 21	79 ± 23	105 ± 28	0,0104

TABLEAU XL. – ÉVOLUTION DE LA STÉNOSE (EN DIAMÈTRE) CORONARIENNE DANS LE LIFESTYLE HEART TRIAL (ORNISH)

	Au départ	*À 12 mois*
	(Ensemble des patients)	
Groupe d'intervention	40,0 ± 16,9 %	37,8 ± 16,5 %**
Groupe témoin	42,7 ± 15,5 %	46,1 ± 18,5 %
	(Sténoses supérieures à 50 %)	
Groupe d'intervention	61,1 ± 8,8 %	55,8 ± 11,0 %*
Groupe témoin	61,7 ± 9,5 %	64,4 ± 16,3 %
* p = 0,03, test bilatéral – ** p = 0,001, test bilatéral		

ST THOMAS ATHEROSCLEROSIS REGRESSION STUDY (STARS)

Cette étude toute récente a porté sur des patients ayant une CI : 26 reçoivent le traitement habituel, 26 reçoivent un régime, 24 reçoivent le régime + 16 g de cholestyramine par jour. Le régime est beaucoup moins sévère que celui de l'étude précédente : il comporte 27 % de graisses totales en pourcentage des calories, 8 à 10 % de graisses saturées, 100 mg/1 000 kcal de cholestérol alimentaire, 8 % de graisses polyinsaturées et des fibres alimentaires.

Les données lipidiques ne varient pas durant les 39 mois de l'étude dans le groupe contrôle. Dans le groupe au régime le taux de cholestérol total diminue de 14,2 %, de LDL-cholestérol de 16,2 %, des triglycérides de 20 %. Dans le groupe régime + cho-

TABLEAU XLI. – ÉVOLUTION DES CRISES D'ANGINE DE POITRINE DANS LE LIFESTYLE HEART TRIAL (ORNISH)

	Au départ		*À 12 mois*	
	Groupe d'intervention	*Groupe témoins*	*Groupe d'intervention*	*Groupe témoins*
Fréquence	5,1 ± 14,1	2,35 ± 2,77	0,45 ± 0,76	6,24 ± 12,9*
Durée (minutes)	2,73 ± 4,69	3,47 ± 7,95	1,58 ± 4,48	6,97 ± 14,5
Sévérité (1)	2,3 ± 1,6	1,8 ± 1,1	1,7 ± 1,2	2,5 ± 1,2**

* p = 0,0578, test bilatéral – ** p = 0,0006, test bilatéral – (1) côtée de 1 à 7

lestyramine, le taux de cholestérol total diminue de 25,3 %, de LDL-cholestérol de 37,5 %. Le taux de HDL-cholestérol ne varie pas dans les 2 groupes d'intervention. L'analyse de la coronarographie quantitative montre que dans le groupe contrôle, le diamètre moyen coronaire diminue de 0,202 mm. A l'inverse, il augmente de 0,003 mm (p = 0,06) dans le groupe au régime, de 0,103 mm (p < 0,01) dans le groupe régime + cholestyramine. Une progression des lésions est observée chez 46 % des sujets du groupe contrôle, 15 % du groupe au régime, 12 % du groupe régime + cholestyramine. Une régression des lésions survient chez 4 % des sujets du groupe contrôle, 38 % du groupe au régime, 33 % du groupe régime + cholestyramine. Il y a une corrélation significative entre les modifications du diamètre moyen coronaire et les données lipidiques de base et en cours d'essai. Les sujets des deux groupes d'intervention ont eu moins d'événements cardio-vasculaires durant l'essai, les crises d'angine de poitrine ont diminué en fréquence et en gravité [1]. Cette remarquable étude montre en conclusion qu'une régression significative des lésions peut être obtenue avec un régime modéré.

SIGNIFICATION DES ÉTUDES DE RÉGRESSION

Les études angiographiques de régression, bien qu'utilisant des critères de sélection et de quantification des lésions différents, montrent dans l'ensemble une régression des lésions athéroscléreuses sous l'effet du régime. La diminution des lésions est cependant faible sur le plan hémodynamique, elle n'est significative que grâce au pouvoir de précision de ces études quantitatives [17].

Trois types d'effets bénéfiques ont été observés : une faible progression des lésions installées, une régression de certaines d'entre elles, une diminution de l'apparition de nouvelles lésions.

Les études anatomiques géographiques sur l'athérosclérose coronarienne ont montré que le nombre de plaques, exprimé en pourcentage de recouvrement de l'intima, prédit la fréquence des infarctus du myocarde et des décès par athérosclérose [18]. Cela a conduit à la notion théorique de seuil au-delà duquel l'extension de l'athérosclérose sur les artères coronaires augmente dramatiquement le risque d'insuffisance coronarienne [19]. Les études de régression revêtent dans ce contexte un grand intérêt si les interventions permettent, soit en empêchant la survenue de nouvelles lésions, soit en freinant la progression des lésions installées, de ne pas dépasser ce seuil critique.

Les mécanismes de la régression de lésions sont encore mal expliqués et comprennent vraisemblablement plusieurs processus. Les études chez l'animal montrent que les lipides régressent rapidement au sein des plaques, la régression du collagène étant beaucoup plus lente [4]. Si le processus est le même chez l'homme, il ne faut pas s'attendre à une régression significative des sténoses serrées avant une longue période. Une série d'études anatomiques très récente de l'équipe de Roberts apporte des résultats encourageants. Elle porte sur la comparaison de la composition des plaques d'athérosclérose coronaire chez 8 femmes âgées de moins de 40 ans décédées de CI à un groupe de 37 patients plus âgés (en moyenne 59 ans) décédés de CI (fig. 38).

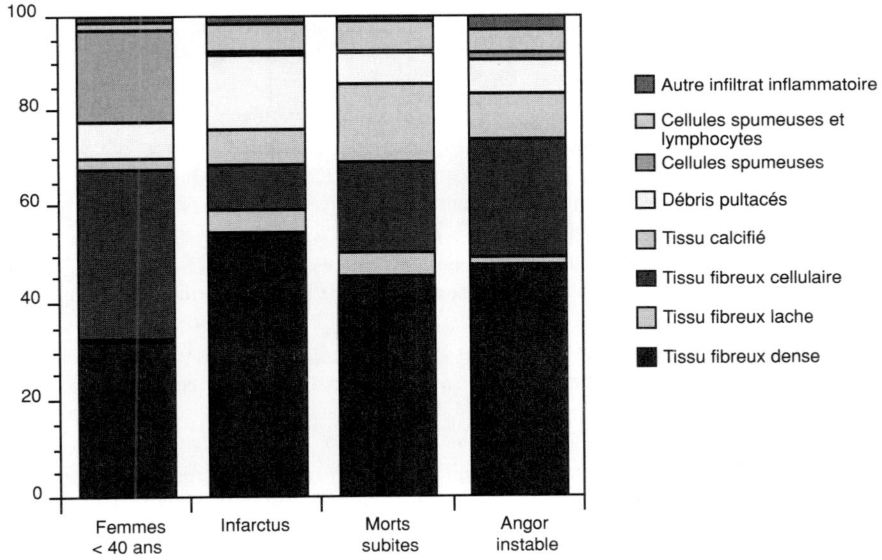

FIG. 38. – *Comparaison des lésions anatomiques d'athérosclérose chez des femmes jeunes et chez des patients plus âgés décédés d'infarctus, de mort subite ou d'angor instable* (DOLLAR).

Les plaques des sujets jeunes contiennent davantage d'amas de cellules graisseuses riches en lipides intracellulaires, ont moins de dépôts calcaires, de tissu fibreux dense [20]. Il est vraisemblable que de telles plaques ont davantage de possibilités de régression que les lésions plus anciennes. D'autres mécanismes peuvent être invoqués dans la régression des lésions sous l'effet du régime. La diminution du taux sérique de cholestérol peut diminuer la réponse proliférative des cellules musculaires lisses ou le relargage de facteurs de croissance par les cellules endothéliales [21]. La stabilité de la plaque, sa propension à la fissure et à la thrombose sont reliées à la quantité de lipides extra-cellulaires au sein de la plaque et une réduction de cette quantité peut augmenter la stabilité de la plaque et diminuer le risque d'accidents ischémiques aigus, même si le volume de la plaque a peu régressé [17].

Les résultats obtenus par ces procédures visant à diminuer le taux sérique des lipides ne doivent pas suggérer que ce type de traitement sera capable de remplacer la revascularisation chirurgicale ou l'angioplastie pour améliorer l'insuffisance coronarienne. La régression des lésions n'apparaît qu'au bout de nombreux mois et elle n'est pas sélective, bien qu'elle soit plus marquée sur les lésions les plus sévères [1].

Les études Lifestyle Heart Trial et STARS ont montré que la régression des lésions coronariennes s'est accompagnée d'une nette amélioration fonctionnelle de l'angine de poitrine [14]. Il reste à réaliser des études de mortalité, à analyser la relation entre l'évolution des lésions athéroscléreuses et le pronostic vital pour apprécier quel est en définitive l'apport thérapeutique de la régression des lésions.

BIBLIOGRAPHIE

[1] WATTS G.F., LEWIS B., BRUNT J.N.H. *et al.*, Effects on coronary artery disease of lipid-lowering diet, or diet plus cholestyramine, in the St Thomas Atherosclerosis Regression Study (STARS). *Lancet*, 1992, *339*, 563-569.

[2] ANITSCHKOW N.N., CHALATOW S., Uber experimentalle cholesterinsteatose. *Zentralbl. Allg. Path.*, 1913, *24*, 1-9.

[3] VESSELINOVITCH D., WISSLER R.W., FISHER-DZOGA K., HUGUES A., DUBIEN L., Regression of atherosclerosis in rabbits. I. Treatment with low fat diet, hyperoxia and hypolipidemic agents. *Atherosclerosis*, 1974, *19*, 259-275.

[4] ARMSTRONG M.L., Connective tissue change in regression in Schettler G, Gotd Y, Hata Y, Klose G eds, Atherosclerosis IV, Proceeding of the Fourth International Symposium, Berlin, Springer-Verlag, 1977, 405-413.

[5] WAGNER W.D., St CLAIR R.W., CLARKSON T.B., A study of atherosclerosis regression in Macaca Mulata. II.Chemical changes in arteries from animals with atherosclerosis induced for 19 months then regressed for 24 months at plasma cholesterol concentrations of 300 or 200 mg/dl. *Am. J. Pathol.*, 1980, *100*, 633.

[6] WISSLER R.W., VESSELINOVITCH D., Can atherosclerosis plaques regress? Anatomic and biochemical evidence from non human animal models. *Am. J. Cardiol.*, 1990, *65*, 33F-40F.

[7] FRITZ K.E., AUGUSTYN J.M., JARMOLYCH J., DAOUD A.S., LEE K.T., Regression of advanced atherosclerosis in swine. *Arch. Pathol. Lab. Med.*, 1976, *100*, 380-385.

[8] PRICHARD R.W., Spontaneous atherosclerosis in pigeons in Roberts Jc, Straus R eds, *Comparative Atherosclerosis*, New York Harper and Row, 1965, 45-49.

[9] DE PALMA R.G., BELLON E.M., KLEIN L., KOLETSKY S., INSULL W. jr., Approches to evaluating regression of experimental atherosclerosis. *Adv. Exp. Med. Biol.*, 1977, *82*, 459-470.

[10] FARRAR D.J., GREEN H.P., WAGNER W.D., BOND M.G., Reduction in pulse wave velocity and improvement of aortic distensibility accompanying regression of atherosclerosis in the Rhesus monkeys. *Circ. Res.*, 1980, *47*, 425-432.

[11] HARRISON D.G., ARMSTRONG M.L., FREIMAN P.C., HEISTAD D.D., Restoration of endothelium dependent relaxation by dietary treatment of atherosclerosis. *J. Clin. Invest.*, 1987, *80*, 1 808-1 811.

[12] ARNTZENIUS A.C., KROMHOUT D., BARTH J.D., KEIBER J.H.C. *et al.*, Diet, lipoproteins and the progression of coronary atherosclerosis. The Leiden Intervention Trial. *N. Engl. J. Med.*, 1985, *312*, 805-811.

[13] BLANKENHORN D.H., JOHNSON R.L., MACK W.J., ELZEIN H.A., VAILAS L.I., The influence of diet on the appearance of new lesions in human coronary arteries. *J.A.M.A.*, 1990, *263*, 1 646-1 652.

[14] ORNISH D., BROWN S.E., SCHERWITZ L.W., BILLING J.H., ARMSTRONG W.T., PORTS T.A., Mc LANAHAN S.M., KIRKEEIDE R.L., BRAND R.J., GOULD K.L., Can lifestyle changes reverse coronary heart disease. *Lancet*, 1990, *336*, 129-133.

[15] WOOD D.A., RIEMERSMA R.A., BUTTLERS S. *et al.*, Linoleic and eicosapentaenoic acids in adipose tissue and platelets and risk of coronary heart disease. *Lancet*, 1987, 177-183.

[16] BLANKENHORN D.H., ALAUPOVIC P., WICKHAM E., CHIN H.P., AZEN S.P., Prediction of angiographic change in native human coronary arteries and aortocoronary bypass grafts. Lipid and new lipid factors. *Circulation*, 1990, *81*, 470-476.

[17] DAVIES M.J., KRIKLER D.M., KATZ D., Atherosclerosis : inhibition or regression as therapeutic possibilities. *Br. Heart J.*, 1991, *65*, 302-310.

[18] STRONG J., SOLBERG L., RESTREPO C., Atherosclerosis in persons with coronary heart disease. *Lab. Invest.*, 1968, *18*, 527-537.

[19] BLANKENHORN D.H., Regression of atherosclerosis : what does it mean? *Am. J. Med.*, 1991, *90*, Suppl. 2A, 42-47.

[20] DOLLAR A.L., KRAGEL A.H.., FERNICOLA D.J., WACLAWIW M.A., ROBERTS W.C., Composition of atherosclerotic plaques in coronary arteries of women 40 years of age with fatal coronary artery disease and implications for plaque reversibility. *Am. J. Cardiol.*, 1991, *67*, 1 223-1 227.

[21] BROWN B.G., Workshop VI. Regression of atherosclerosis : what does it mean? *Am. J. Med.*, 1991, *90*, Suppl 2A, 53-55.

8

ESSAIS DE PRÉVENTION DES MALADIES CORONARIENNES PAR LE RÉGIME

Les premiers essais de Prévention des CI basés sur une réduction du taux de cholestérol sérique par le régime remontent aux années 1960. Il s'agit d'essais de Prévention Primaire ou de Prévention Secondaire, en général de petite taille. Durant les années 1970, des essais de prévention multifactoriels de grande taille ont été menés aux USA et en Europe. Ces essais montrent dans l'ensemble que lorsque le régime d'intervention diminue de façon suffisante le taux de cholestérol, l'incidence des infarctus du myocarde et la mortalité par CI sont abaissées de façon significative. Cette tendance a été confirmée par les métananalyses récentes. Celles-ci montrent cependant que les résultats sur la mortalité globale sont plus décevants.

ESSAIS PAR LE RÉGIME SEUL EN PRÉVENTION PRIMAIRE

— ÉTUDE DE LA VETERANS ADMINISTRATION DE LOS ANGELES.

Elle a concerné 846 hommes âgés de 55 à 89 ans, en moyenne 65,5 ans à l'entrée de l'étude, en majorité indemnes de coronaropathie au départ. Le régime témoin a été celui de l'Amérique du Nord. Le régime d'intervention a comporté une diminution du cholestérol alimentaire, une augmentation des acides gras polyinsaturés apportés par des huiles végétales remplaçant les 2/3 des graisses animales, avec un rapport P/S à 2. L'étude est en double aveugle avec un suivi de 8 ans. Le taux de cholestérol diminue de 12,7 % dans le groupe au régime. Dans ce groupe, l'incidence des infarctus non mortels et des décès par CI diminue de 20,38 %, la mortalité par CI diminue de 18 %. (tableau XLII). L'amélioration est plus marquée chez les sujets les plus jeunes ayant un taux de cholestérol élevé. La mortalité par cancer est augmentée dans le groupe au régime, ainsi que la mortalité par autres causes (accidents, violence, traumatismes, suicides). Il n'y a pas de différence dans la mortalité globale entre les 2 groupes [1].

— ÉTUDE DES HÔPITAUX PSYCHIATRIQUES DE FINLANDE.

Elle a débuté en 1958 dans deux hôpitaux psychiatriques, a concerné des hommes et des femmes. L'étude a duré 12 ans, sans randomisation. Pendant les 6 premières années, les sujets d'un hôpital ont reçu un régime visant à diminuer le taux de cholestérol sérique, l'autre hôpital servant de contrôle. Au bout de 6 ans, les régimes ont été inversés. Avec le régime, le taux de cholestérol diminue de 15 %. Si l'on considère le

TABLEAU XLII. – ESSAIS DE PRÉVENTION PRIMAIRE UTILISANT LE RÉGIME SEUL

Étude	*Durée de l'étude (années)*	*Nombre de patients*	*Âge des patients*	*Rando-misation*	*Cholestérol sérique initial g/l*	*Variation du cholestérol sérique*	*Variation des CI*	*Variation de la mortalité par CI*	*Variation de la mortalité globale*
Los Angeles	8	Régime 424	> 55	oui	2,34	−12,7 %	−20,38 % (1)	−18 %	+ 1,2 %
Dayton 1969		Contrôle 422							
Hop. Psy. Finlande	12	Régime 444	34-64	non	2,7	−15 %	−44,4 % (2)*	−50,8 %	−11,1 %
Turpeinen 1979		Contrôle 478							
Anti-coronary club	10	R. Actif 941	40-59	non	2,6	−13,4 %	−58 %		
Rinzler 1968		R. Inactif 532					−27 %		
		Contrôle 457							
Minesota coronary	4,5	Régime 4 541	tous les âges	oui	2,07	−14,5 %	+5,8 % (3)	+6,0 %	
Survey-Frantz 1989		Contrôle 4 516							

(1) Infarctus non mortel ou décès par CI (2) Modifications ECG majeures ou intermédiaires, décès par CI
(3) Infarctus aigus et silencieux, mort subite. * p = 0,008.

critère de CI le plus large (anomalie ECG majeure ou intermédiaire ou décès par CI), la diminution est de 44,4 % dans le groupe sous régime : la mortalité globale diminue de façon non significative chez les sujets recevant le régime d'intervention [2].

— ÉTUDE DE L'ANTICORONARY CLUB.

Elle a débuté en 1957, a duré 10 ans, a concerné des hommes âgés à l'entrée de 40 à 59 ans, dont 75 % étaient indemnes de coronaropathie. Il n'y a pas de randomisation. Les participants ont été incités à suivre un régime avec un rapport P/S entre 1,25 et 1,50. Le groupe au régime comprend 941 sujets, avec un sous-groupe de 532 sujets participant moins activement. Le groupe témoin (457 sujets) a été constitué d'hommes appariés par âge. La diminution du cholestérol sérique atteint 13,4 %. L'incidence des accidents ischémiques nouveaux diminue de 58 % dans le groupe coopérant, de 27 % dans le groupe moins coopérant par rapport au groupe contrôle [3].

— ÉTUDE DU MINNESOTA CORONARY SURVEY.

C'est une étude entreprise à la fin des années 60 dans 6 hôpitaux psychiatriques du Minnesota et un service à domicile. Elle a été randomisée et a comparé un régime pauvre en cholestérol, graisses saturées et riche en acides gras polyinsaturés au régime américain habituel. Durant l'étude, la cholestérolémie diminue en moyenne de 0,7 % dans le groupe contrôle, de 14,5 % dans le groupe au régime. Il n'y a aucune différence entre les 2 groupes dans la fréquence des critères terminaux d'appréciation (infarctus aigus, infarctus silencieux, morts subites). Par contre, chez les sujets âgés de 35 à 49 ans, la fréquence des infarctus aigus et silencieux et des morts subites diminue de 47,5 % dans le groupe sous régime. La mortalité par cancer est légèrement augmentée dans le groupe au régime chez l'homme, ne varie pas chez la femme. La mortalité par autres causes dans le groupe au régime est augmentée chez l'homme, ne varie pas chez la femme. La mortalité globale est la même dans les 2 groupes [4, 5].

Les résultats de ces premiers essais ont montré une diminution des accidents ischémiques coronariens. Il apparaît par contre un tendance à l'augmentation des décès par cancers et des décès par autre cause avec le régime dans les 2 études randomisées de Los Angeles et du Minnesota. Aucune conclusion définitive ne peut cependant être tirée, certains résultats étant contradictoires et de nombreuses critiques méthodologiques ont été faites : absence de tirage au sort dans l'étude de l'Anticoronary Club, recrutement différent dans les deux hôpitaux de Finlande avec un renouvellement important des participants, inclusion de participants trop âgés. La critique la plus importante reste cependant la trop petite taille de ces essais, insuffisante pour faire apparaître une différence de morbidité et de mortalité entre le groupe d'intervention et le groupe contrôle.

Ces critiques ont conduit à la réalisation au début des années 1960, d'une étude de faisabilité d'un essai à grande échelle de prévention primaire par le régime, la National Diet Heart Study [6]. Cet essai de faisabilité a porté sur plusieurs milliers d'hommes d'âge moyen vivant dans 5 villes (Boston, Baltimore, Chicago, Minneapolis-Saint-Paul, 0ackland) et plusieurs centaines de patients d'un hôpital psychiatrique du Minnesota. L'essai a été en double aveugle avec l'utilisation de produits alimentaires spéciaux dont la teneur en graisses saturées est diminuée. L'essai montre qu'il est possible de fabriquer des produits alimentaires pauvres en graisses qui ont le même goût et la même apparence que les produits habituels, sont bien acceptés par la population. Le rapport final conclut qu'un essai de Prévention Primaire par le régime doit porter sur 60 000 à 250 000 participants. Il souligne la difficulté d'un essai monofactoriel. Il est difficile, en effet, de maintenir constants dans le groupe d'intervention qui est sensibilisé, la consommation de tabac, l'activité physique, la tension artérielle. C'est la raison pour laquelle un large essai de prévention primaire par le régime seul n'a pas été proposé [6].

ESSAIS PAR LE RÉGIME SEUL EN PRÉVENTION SECONDAIRE

Le tableau XLIII résume les résultats des principales études dont les résultats ont été publiés. Une étude n'est pas randomisée : celle de Bierenbaum en 1970 où cependant le groupe d'intervention et le groupe témoin sont appariés. Le groupe d'intervention reçoit généralement un régime pauvre en graisses saturées et enrichi en graisses polyinsaturées avec des rapports P/S élevés, de 1,5 [7] à 2,6 [8].

TABLEAU XLIII. – ESSAIS DE PRÉVENTION SECONDAIRE UTILISANT LE RÉGIME SEUL

	Durée du suivi (années)	*Nombre de malades*	*Âge (années)*	*Cholestérol initial g/l*	*Variation de la choles-térolémie*	*Variation de l'incidence des CI (1)*	*Variation de la mortalité globale*
MRC	3	Régime 123	< 65	2,60	– 17 %	+ 2,3 %	– 12,9 %
1965		Témoin 129		2,66	– 9,4 %		
MRC huile de soja 1968	2-6	Régime 199	< 60	2,72	– 22 %	–18,4 %	– 11,9 %
		Témoin 194		2,73	– 1,4 %		
Leren	11	Régime 206	30-64	2,96	– 17,6 %	– 43,8 % ** (2)	– 6,5 %
1970		Témoin 206		2,96	– 3,7 %		
Woodhill	2-7	Régime 221	30-59	2,82	– 11 %		+ 4,9 %
1978		Témoin 237		2,81	– 7 %		
Bierenbaum	10	Régime 100	30-54	2,60	– 8,4 %	– 43 % (2)	– 17 % *
1973		Témoin 100		2,48			

* p < 0,05 (1) Infarctus du myocarde non mortel ou décès par CI
**p = 0,004 (2) Infarctus du myocarde fatal.

L'étude de Leren (1959-1965) a inclu 412 patients ayant présenté un infarctus. Le régime d'intervention entraîne une baisse du cholestérol sérique de 14 % par rapport au régime habituel. La mortalité par infarctus diminue de façon significative de 43,8 %

TABLEAU XLIV. – EFFETS DE 3 TYPES DE MODIFICATIONS DE L'ALIMENTATION SUR LES CARDIOPATHIES ISCHÉMIQUES (CI) ET LA MORTALITÉ (BURR)

Types de Régime	*Nombre de malades*	*Incidence des CI*	*Infarctus non fatal*	*Mortalité par CI*	*Mortalité Totale*
Diminution des graisses	1 018	13 %	3,4 %	9,5 %	10,9 %
Contrôle	1 015	14,2 %	4,6 %	9,6 %	11,1 %
Augmentation du poisson	1 015	12,5 %	4,8 %	7,7 %**	9,3 %*
Contrôle	1 018	14,6 %	3,2 %	11,4 %	12,8 %
Augmentation des fibres	1 017	14,7 %	4 %	10,7 %	12,1 %
Contrôle	1 016	12,4 %	4 %	8,4 %	9,9 %

* $p < 0{,}05$ ** $p < 0{,}01$.

dans le groupe d'intervention. La mortalité globale diminue de 6,5 % dans le groupe recevant le régime [9].

Bierenbaum a comparé deux groupes de sujets ayant présenté un infarctus. Le groupe d'intervention a une diminution du cholestérol sérique de 8,4 %, la mortalité par infarctus diminue de 43 %. La mortalité globale diminue de façon significative de 17 % dans le groupe recevant le régime d'intervention [8]. Dans ces deux études, l'effet bénéfique du régime est plus important chez les sujets les plus jeunes.

La première étude du MRC de 1965 ne montre aucune variation du nombre d'infarctus [10]. Dans l'étude du MRC de 1968, le régime a été enrichi en huile de soja. Le nombre de CI diminue de 18,4 %, la cholestérolémie de 22 % [11]. Dans les deux essais, la mortalité globale diminue de façon non significative dans les groupes recevant le régime d'intervention [10, 11].

Woodhill a comparé 221 patients recevant un régime avec un rapport P/S de 1,7 à 237 témoins dont le rapport P/S est à 0,8. La mortalité globale est supérieure dans le groupe d'intervention. Dans cette étude, le groupe témoin a reçu une alimentation dont le rapport P/S est élevé, comparable en particulier à l'alimentation au Japon, et la diminution du taux de cholestérol dans le groupe d'intervention n'est que de 4 % par rapport au groupe témoin [7].

L'étude *Diet and Reinfarction Trial* (DART) est la plus récente, publiée en 1989 [12]. Elle a comparé chez 2 033 hommes ayant présenté un infarctus, l'influence des modifications de l'apport alimentaire en trois types d'aliments :

1. diminution des graisses et augmentation du rapport P/S,
2. régime enrichi en poisson,
3. régime enrichi en fibres.

Au bout de 2 ans de suivi, il n'y a pas de différence de mortalité dans le groupe ayant suivi un régime pauvre en graisses par rapport au groupe contrôle (tableau XLIV). Il faut noter cependant que la baisse du cholestérol sérique est faible, 3,4 % ; le recouvrement de l'apport en graisses entre le groupe sous régime et le groupe témoin étant important. La durée de l'étude de 2 ans est peut-être par ailleurs insuffisante pour faire apparaître un effet favorable de ce type de régime.

Le groupe ayant reçu un régime enrichi en fibres a une augmentation non significative de sa mortalité par rapport au groupe contrôle. Par contre, le régime enrichi en poisson entraîne une diminution significative de 29 % de la mortalité globale. Il n'y a eu aucune modification significative du nombre de récidives infarctus et de décès par CI dans aucun des régimes [12].

ESSAIS DE PRÉVENTION MULTIFACTORIELS

Dans ces essais multifactoriels (tableau XLV), l'intervention comporte : 1 : un régime alimentaire visant à diminuer le taux sérique de cholestérol; 2 : un dépistage et un traitement de l'hypertension artérielle par des diurétiques le plus souvent (en dehors de l'essai d'Oslo où il n'y a pas d'intervention sur l'hypertension artérielle); 3 : des conseils pour arrêter le tabac.

— MULTIPLE RISK FACTOR INTERVENTION TRIAL [13].

Il a porté sur 12 866 hommes âgés de 35 à 57 ans dont le niveau des 3 facteurs de risque — cholestérol sérique, tabagisme, tension artérielle — les situent dans les 15 % les plus élevés dans l'échelle de Frammingham.

Au bout de 7 ans, il n'y a pas de différence significative de la mortalité coronarienne entre le groupe d'intervention et le groupe contrôle. L'analyse montre que les facteurs de risque ont diminué aussi dans le groupe contrôle et la différence est minime entre les deux groupes, en particulier le taux de cholestérol n'a diminué que de 2 % dans le groupe d'intervention.

Les résultats des taux de mortalité au bout de 10,5 ans qui viennent d'être publiés sont un peu plus favorables. La mortalité d'origine coronarienne diminue de 10,6 % avec une baisse de la mortalité par infarctus du myocarde aigu de 24 %. La mortalité globale diminue de 7,7 % [14].

Parmi les 12 866 hommes randomisés, 8 012 (62 %) sont porteurs au départ d'une hypertension artérielle. Dans ce groupe, la mortalité par CI diminue de 15 % au bout de 10,5 ans, la mortalité globale diminue de 11 % (fig. 39) [15].

— OSLO STUDY [16].

Elle a porté sur 1232 hommes âgés de 40 à 49 ans ayant une tension artérielle normale, un cholestérol sérique élevé (2,9-3,8 g/l), un tabagisme dans 75 % des cas. Le groupe d'intervention a reçu un régime qui aboutit à diminuer le pourcentage de graisses saturées de 18,3 à 8,2 %, le rapport P/S a augmenté de 0,39 à 1,01. Le taux de cholestérol sérique diminue de 13 % dans le groupe d'intervention par rapport au groupe contrôle, le taux de triglycérides diminue de 20 %, la consommation de tabac diminue de 45 %.

Au bout de 5 ans, la diminution dans le groupe d'intervention de l'incidence des infarctus du myocarde (mortels ou non mortels) et de la mort subite est importante, 47 % (fig. 40). Cette amélioration très marquée persiste au bout d'un suivi de 102 mois [17].

— EUROPEAN COLLABORATIVE TRIAL [18].

TABLEAU XLV – VIII. – ESSAIS DE PRÉVENTION PRIMAIRE MULTIFACTORIELS

Étude	*Durée de l'étude (années)*	*Nombre de malades*	*Âge (années)*	*Cholestérol initial g/l*	*Variation de la cholestérolémie*	*Variation des CI totale*	*Variation des décès par CI*	*Variation des infarctus non mortels*	*Variation de la mortalité totale*
WHO 1986	6	I 30 489 C 26 971	40-59	2,16	–1,2 % (1)	–10,2 %	–6,9 %	–14,8 %	–5,3 %
MRFIT 1982	6-8	I 6 428 C 6 438	35-57	2,53	–2 %		–7,1 %		+2 %
Oslo 1981	6-7,5	I 604 C 628	40-49	3,28	–13 %	–47**	–55 %	–37 %	–33 %
MRFIT 1990	10,5	I 6 428 C 6 438	35-57	2,53			–10,6 %		–7,7 %
Oslo 1986	8-9	I 604 C 628	40-49	3,28		–45 %*	–57 %	–33 %	–40 %***

I = Intervention – C = Contrôle – (1) Résultats de 1983 – * p = 0,011 – **p = 0,028 – *** p = 0,055.

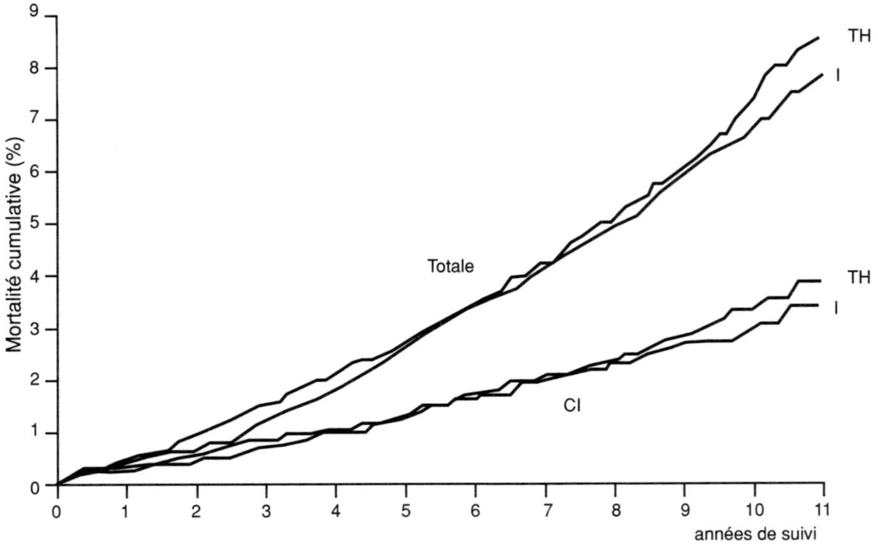

FIG. 39. – *Courbes de mortalité totale et par CI dans le groupe d'intervention* (I) *et le groupe recevant le traitement habituel* (TH) *des hommes hypertendus de l'étude MRFIT.*

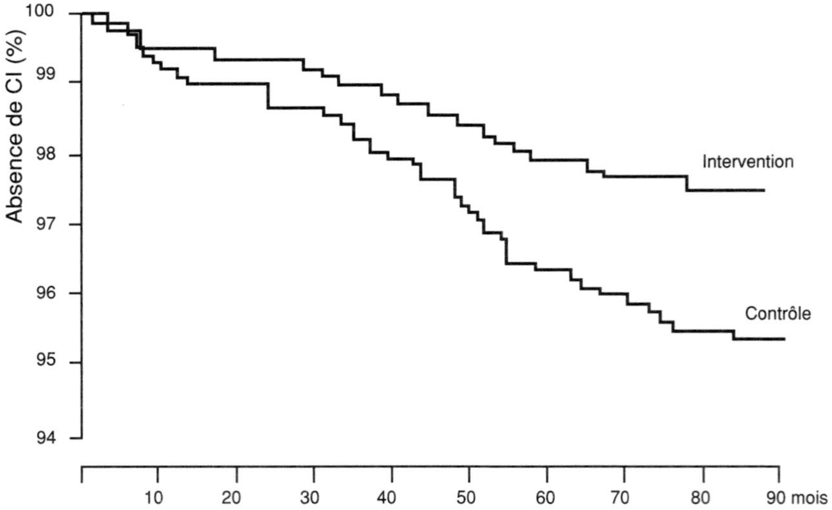

FIG. 40. – *Courbes de survie sans cardiopathie ischémique dans l'étude d'OSLO* (HJERMANN).

L'étude a concerné 60 881 hommes âgés de 40 à 59 ans, travaillant dans 80 usines en Belgique, Italie, Pologne et au Royaume-Uni. Le groupe d'intervention a reçu des avis sur une alimentation diminuant le taux de cholestérol sérique, le tabagisme, l'excès de poids, l'exercice physique. Le groupe d'intervention a une diminution de 10,2 % des cardiopathies ischémiques, de 6,9 % des cardiopathies ischémiques mortelles, de 14,8 % des infarctus du myocarde non mortels et de 5,3 % de la mortalité globale. Le bénéfice est significativement lié à la baisse des facteurs de risque. Le bénéfice n'atteint pas le niveau significatif du fait d'une faible baisse des facteurs de risque dans le groupe du Royaume-Uni, pour le taux de cholestérol; la baisse a été minime, 1,2 %. Par contre, le groupe belge (19 409 sujets) a une baisse significative des facteurs de risque atteignant 21 % pour les 4 premières années [19]. Cette baisse des facteurs de risque s'accompagne d'une diminution significative de la mortalité totale de 17,5 % (tableau XLVI), la mortalité coronarienne diminue de façon non significative de 20,8 %, l'incidence des événements coronariens diminue de 24,5 % (P = 0,03), celle des infarctus du myocarde non mortels diminue de 26,1 % (P = 0,03). Cependant, la diminution des facteurs de risque tend à s'estomper au cours du suivi, elle n'est plus significative au bout de 6 ans. Après 10 ans d'évolution, il n'y a plus de différence dans la mortalité globale ou coronarienne entre le groupe témoin et le groupe d'intervention [20].

TABLEAU XLVI. – RÉSULTATS DE L'ESSAI BELGE DE PRÉVENTION PRIMAIRE MULTIFACTORIELLE (KORNITZER)

	Nombre de malades	*Âge*	*Cholestérol initial mmol/l*	*Durée du suivi années*	*Variation des CI Totales*	*Variation des décès par CI*	*Variation des infarctus non mortels*	*Variation de la mortalité globale*
tervention	8 525	40-59	5,92	5,6	– 24,5 %*	– 20,8 %	– 26,1 %*	– 17,5 %*
ontrôle	9 855		5,94					
p = 0,03								

— ESSAI DE PRÉVENTION PRIMAIRE DE GOTEBORG

Il a porté sur une population non sélectionnée d'hommes âgés de 47 à 55 ans avec un groupe d'intervention de 10 000 hommes, 2 groupes contrôles de même taille. Les facteurs de risque diminuent de façon marquée au cours des 10 années du suivi dans le groupe d'intervention, mais aussi dans les groupes contrôles et il n'y a ainsi pas de différence significative de la mortalité globale, de l'incidence des événements coronariens et des accidents vasculaires cérébraux entre les groupes [21].

SYNTHÈSE DES ESSAIS DE PRÉVENTION

INCIDENCE ET DÉCÈS PAR CARDIOPATHIES ISCHÉMIQUES

Une synthèse des essais visant à diminuer le taux de cholestérol par des hypolipémiants ou par le régime a été faite en 1981 par Mann et Marr, complétée en 1985 par Peto. Six essais d'intervention par le régime ont été analysés, aucun ne portant sur des patients sélectionnés ayant une hypercholestérolémie. Peto [22] a adapté les limites de confiance aux différences de fréquence des cardiopathies ischémiques entre les groupes d'intervention et les groupes contrôles.

La figure 41 tirée de Mann montre les différences de fréquence des CI entre groupe d'intervention et groupe témoin en fonction de la réduction du taux de cholestérol sérique [23].

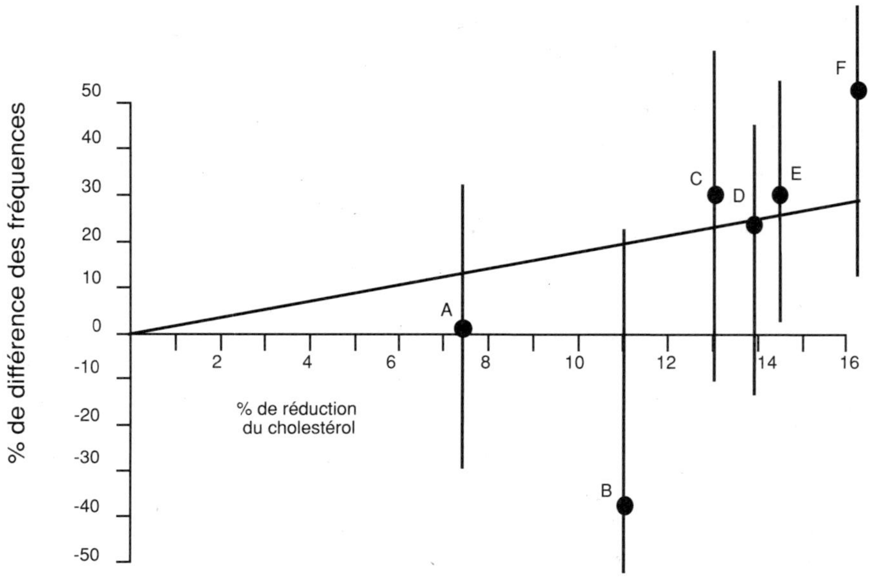

FIG. 41. – *Différence des CI* (et intervalles de confiance) *entre les groupes d'étude et de contrôle dans les études diététiques randomisées de prévention primaire et secondaire* (MANN).

Malgré les différences entre les études, les intervalles de confiance calculés se situent sur la droite de régression. Une réduction de 10 % du cholestérol entraîne une baisse de 15,6 % du risque de cardiopathie ischémique dans les essais avec le régime. Pour les essais médicamenteux, le résultat est comparable : une baisse du cholestérol de 10 % entraîne une baisse des cardiopathies ischémiques de 21,5 % [23].

Yusulf [24] a rapporté une méta-analyse de 22 essais randomisés utilisant des médicaments ou le régime, portant sur 40 000 patients.

Le risque d'événements coronariens (infarctus non fatal, décès d'origine cardiaque) diminue de 23 % dans le groupe traité ($p < 0{,}0001$). La réduction des CI est reliée à la baisse du cholestérol et à la durée de la baisse. Une diminution du taux de cholestérol de 10 % dans 14 essais où la durée du traitement est inférieure à 4 ans conduit à une diminution des CI de 10 %; la même baisse de la cholestérolémie entraîne une diminution de 20 % des CI dans les 8 essais où le traitement est plus prolongé. La mortalité d'origine cardiaque est elle aussi diminuée significativement ($p < 0{,}01$), réduction du risque de 10 %. Pour une même diminution de la cholestérolémie durant la même période, il n'y a pas de différence dans la réduction des CI obtenue entre les essais utilisant le régime et ceux utilisant des médicaments [24].

Holme [25] retrouve des résultats comparables dans une méta-analyse de 19 essais randomisés utilisant des médicaments ou le régime. Le risque de CI diminue de 2,5 % pour une baisse du taux de cholestérol de 1 % ($p < 0{,}01$). La diminution des CI est légèrement plus importante dans les essais médicamenteux par rapport aux essais utilisant le régime.

Muldoon rapporte les résultats d'une méta-analyse portant sur 6 essais de Prévention Primaire, 2 avec le régime, 4 avec des hypocholestérolémiants [26]. La mortalité par CI diminue de 14,4 % dans le groupe d'intervention, baisse proche de la significativité ($P = 0{,}06$). La diminution est significative dans les essais médicamenteux ($p = 0{,}04$) [26].

Rossouw rapporte une méta-analyse portant sur 8 essais de Prévention Secondaire dont 3 avec le régime [27]. Il y a dans le groupe d'intervention une diminution du rapport de risque (RR) d'infarctus non mortels (RR : 0,75, $p < 0{,}001$), d'infarctus mortels (RR : 0,84, $P < 0{,}01$), du total des infarctus du myocarde (RR : 0,78, $P < 0{,}001$). La mortalité cardio-vasculaire diminue de façon significative (RR : 0,88, $P < 0{,}05$) [27].

Les résultats de toutes ces méta-analyses sont concordants et permettent de conclure avec Sleight et Oliver que les essais de réduction de la cholestérolémie diminuent l'incidence et la mortalité par CI [28, 29].

MORTALITÉ GLOBALE

La grande majorité des essais de réduction du cholestérol ne montre pas d'amélioration de la mortalité globale du fait d'une augmentation de la mortalité non cardio-vasculaire qui vient contrebalancer la baisse de la mortalité par CI [29]. La mortalité non cardio-vasculaire peut être divisée en mortalité par cancers et mortalité par autres causes [30].

La mortalité par cancers n'augmente pas dans les essais de Prévention Secondaire [27, 30]. L'augmentation observée dans les essais de Prévention Primaire disparaît avec la prolongation du suivi [30]. Il n'y a donc pas actuellement d'argument établissant que la réduction de la cholestérolémie augmente la mortalité par cancers (fig. 42).

La mortalité par autres causes augmente de façon significative dans les essais de Prévention Secondaire [27] et dans les essais de Prévention Primaire [26]. Il s'agit dans l'étude de Muldoon de décès par accidents, suicides, traumatismes ou morts violentes [26]. Ces résultats très consistants n'ont pas à ce jour reçu d'explication satisfaisante. Le rôle des médicaments a été éliminé, le rôle du hasard apparaît peu probable bien qu'aucun essai de taille suffisante n'ait été mené pour en être sûr [29]. Des hypothèses sur le rôle de la baisse de la cholestérolémie sur la composition des membranes cellulaires [29], sur les fonctions neurochimiques et sur les troubles du comportement [26] ont été formulées. Une mise au point a été faite récemment par Rossouw [31] sur la fréquence des décès par accidents, violences et suicides dans les essais de Prévention Secondaire qu'il avait auparavant publiés [27]. Dans leur première méta-analyse [27], les résultats étaient influencés par l'essai de plus grande taille, le Coronary Drug Project. Or, les derniers résultats de cet essai rapportent une importante diminution des décès d'origine non cardio-vasculaire et non liés à des

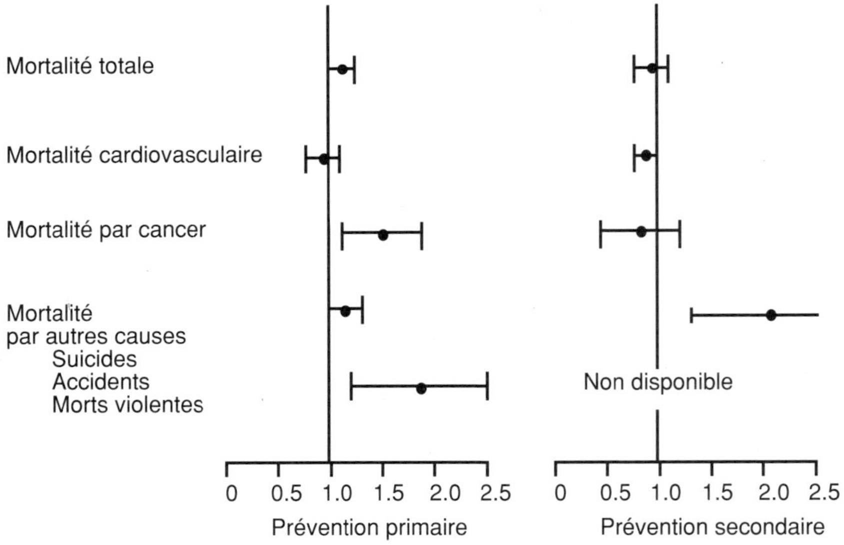

FIG. 42. – *Résultats sur la mortalité des essais de réduction de la cholestérolémie en prévention primaire et secondaire* (MULDOON).

cancers. Ces nouveaux résultats sont dus à un examen plus rigoureux des causes de décès. Dans la nouvelle méta-analyse, il n'y a pas d'excès de décès par accidents, violences et suicides dans les groupes d'intervention des essais de Prévention Secondaire [31]. Ces données nouvelles devraient inciter à revoir dans l'ensemble des essais les modalités de la classification des décès. On peut en effet se demander si l'augmentation non expliquée de la mortalité par autres causes dans les essais de réduction du cholestérol n'est pas en partie due à une mauvaise classification des causes de décès. Ces considérations ne doivent cependant pas faire perdre de vue que les résultats des essais d'intervention sur la mortalité globale sont actuellement décevants.

BIBLIOGRAPHIE

[1] DAYTON S., PEARCE M.L., HASHIMOTO S., DIXON W.J., TOMIYASU V., A controlled clinical trial of a diet high in unsaturated fat in preventing complications of atherosclerosis. *Circulation*, 1969, *39* et *40*, Supp. II, 1-63.

[2] TURPEINEN O., KARVONEN M.J., PEKKARINEN M., MIETTINEN M., ELOSVO R., PAAVILAINEN E., Dietary prevention of coronary heart disease. The Finnish Mental Hospital Study. *Int. J. Epidemiol.*, 1979, *8*, 99-118.

[3] RINZLER S.H., Primary Prevention of coronary heart disease by diet. *Bull. NY. Acad. Med.*, 1968, *44*, 936-946.

[4] FRANTZ I.D., DAWSON E.A., KUBA K., BREWER E.R., GATEWOOD L.C., BARTCH G.E., The Minnesota Coronary Survey : effect of diet on cardiovascular events and deaths. *Circulation*, 1975, *51-52*, Suppl. I, I-4, Abstr.

[5] FRANTZ I.D., DAWSON E.A., ASHMAN P.L., GATEWOOD L.C., BARTSCH G.E., KUBA K., BREWER E.R., Test of effect of lipid lowering by diet on cardiovascular risk. The Minnesota Coronary Survey. *Arteriosclerosis*, 1989, *9*, 129-135

[6] NATIONAL DIET HEART STUDY RESEARCH GROUP, The National Diet Heart Study. Final Report. *Circulation*, 1968, *37*, Suppl. I, 1-419.

[7] WOODHILL J.M., PALMER A.J., LEELARTHAEPIN B., Mc GILCHRIST C., BLACKET R.B., Low fat, low cholesterol diet in secondary prevention of coronary heart disease. *Adv. Exp. Med. Biol.*, 1978, *109*, 317-331.

[8] BIERENBAUM M.L., FLEISHMANN A.I., RAICHELSON R.I., HAYTON T., WATSON P.B., Ten-year experience of modified fat diets on young men with coronary heart disease. *Lancet*, 1973, 1 404-1 407.

[9] LEREN P., The Oslo Diet Heart Study : 11-year report. *Circulation*, 1970, *40*, 935-942.

[10] RESEARCH COMMITTEE TO THE MEDICAL RESEARCH COUNCIL, Low-fat diet in myocardial infarction] - a controlled trial. *Lancet*, 1965, 500-504.

[11] RESEARCH COMMITTEE TO THE MEDICAL RESEARCH COUNCIL, Controlled trial of soya-bean oil in myocardial infarction. *Lancet*, 1968, 693-699.

[12] BURR M.L., GILBERT J.F., HOLLIDAY R.M., ELWOOD P.C., FEHILY A.M., ROGERS S., SWEETMAN P.H., DEADMAN N.M., Effects of changes in fat, fish and fibre intakes on death and myocardial reinfarction : Diet and Reinfarction Trial (DART). *Lancet*, 1989, 757-751.

[13] Multiple Risk Factor Intervention Trial Research Group, Multiple Risk Factor Intervention Trial. Risk factor changes and mortality results. *J.A.M.A.*, 1982, *248*, 1 465-1 477.

[14] Multiple Risk Factor Intervention Trial Research Group, Mortality rates after 10,5 years for participants in the Multiple Risk Factor Intervention Trial. Findings related to *a priori* hypotheses of the trial. *J.A.M.A.*, 1990, *263*, 1795-1800.

[15] Multiple Risk Factor Intervention Trial Research Group, Mortality after 10,5 years for hypertensive participants in the Multiple Risk Factor Intervention Trial. *Circulation*, 1990, *82*, 1616-1628.

[16] HJERMANN I., HOLME I., VELVE BYRE K., LEREN P., Effect of diet and smoking intervention on the incidence of coronary heart disease. Report from the Oslo Group of a randomized trial in healthy men. *Lancet*, 1981, 1303-1310.

[17] HJERMANN I., HOLME I., LEREN P., Oslo Study diet and antismoking trial. Results after 102 months. *Am. J. Med.*, 1986, *80*, Supp. 2 A, 7-11.

[18] World Health Organisation European Collaborative Group, European Collaborative trial of multifactorial prevention of coronary heart disease : final report on the 6-year results. *Lancet*, 1986, 869-872.

[19] KORNITZER M., DRAMAIX M., THILLY C., De BACKER G., KITTEL F., GRAFFAR M., Belgian Heart Disease Prevention Study : incidence and mortality results. *Lancet*, 1983, 1 066-1 070.

[20] DE BACKER G., KORNITZER M., DRAMAIX M., KITTEL F., THILLY C., GRAFFAR M., VUYLSTEEK K., The Belgian Heart Disease Prevention Project : 10-year mortality follow-up. *Eur. Heart J.*, 1988, *9*, 238-242.

[21] WILHEMSEN L., BERGLUND G., ELMFELDT D., TIBBIN G., WEDEL H., PENNERT K., VEDIN A., WILHELMSSON C., WERKO L., The multifactor primary prevention trial in Goteburg, Sweden. *Eur. Heart J.*, 1986, *7*, 279-288.

[22] PETO R., YUSULF S., COLLINS R., Cholesterol lowering trial results in their epidemiologic context. *Circulation*, 1985, *75*, Supp. III, III-451, Abstr.

[23] MANN J., Essais cliniques de réduction du taux de cholestérol. *Lipides Revue*, 1987, *1*, 1-10.

[24] YUSULF S., WITTES J., FRIEDMAN L., Overview of results of randomized clinical trials in heart disease. Unstable angina, heart failure, primary prevention with aspirin and risk factor modification. *J.A.M.A.*, 1988, *260*, 2 253-2 263.

[25] HOLME I., An analysis of randomized trials evaluating the effect of cholesterol reduction on total mortality and coronary heart disease incidence. *Circulation*, 1990, *82*, 1 916-1 924.

[26] MULDOON M.F., MANUCK S.B., MATTEWS KA., Lowering cholesterol concentrations and mortality : a quantitative review of primary prevention trials. *Br. Med. J.*, 1990, *301*, 309-314.

[27] ROSSOUW J.E., LEWIS B., RIFKIND B.M., The value of lowering cholesterol after myocardial infarction. *N. Engl. J. Med.*, 1990, *323*, 1 113-1 119.

[28] SLEIGHT P., Cardiovascular risk factors and the effects of intervention. *Am. Heart. J.*, 1991, *121*, 990-995

[29] OLIVER M.F., Might treatment of hypercholesterolaemia increase non-cardiac mortality? *Lancet*, 1991, *337*, 1 529-1 531.

[30] MULDOON M.F., MANUCK S.B., MATTHEWS K.A., Mortality experience in cholesterol reduction trials. *N. Engl. J. Med.*, 1991, *324*, 922-923.

[31] ROSSOUW J.E., CANNER P.L., HULLEY S.B., Deaths from injury, violence, and suicide in Secondary Preventive Trials of cholesterol lowering. *N. Engl. J. Med.*, 1991, *325*, 1 813.

9

L'ÉVOLUTION SÉCULAIRE DE LA MORTALITÉ CORONARIENNE, DE LA CHOLESTÉROLÉMIE ET DE L'ALIMENTATION

Les maladies cardio-vasculaires représentent la première cause de mortalité dans les pays avancés, responsables de plus de 30 % de la mortalité globale. Les cardiopathies ischémiques en constituent la cause principale, leur fréquence varie d'un pays à l'autre. En France, si l'on tient compte de certaines incertitudes dans la classification des décès (classification incertaine des décès cardiaques symptomatiques sans étiologie précisée, des morts subites et des décès symptomatiques sans cause définie), leur fréquence est estimée à 11,1-21,0 % de la mortalité générale [1].

Un changement radical dans la fréquence de la mortalité coronarienne est intervenu durant ces dernières décennies [2]. La mortalité par CI a augmenté de façon importante durant les deux décennies suivant la Deuxième Guerre mondiale. La figure 43 montre qu'entre 1952 et 1967, la mortalité s'est élevée dans tous les pays dont les statistiques sont disponibles, en dehors du Japon [2]. L'évolution est tout à fait différente depuis 1970. Dans la plupart des pays occidentaux, de 1970 à 1985, la mortalité par CI a diminué, la baisse dépassant 40 % aux États-Unis, en Australie, au Canada et au Japon. En France, la baisse est de 8,5 %. Elle est très faible en Suède (2,5 %), en Irlande (0,8 %). A l'inverse, une forte augmentation est enregistrée dans les pays de l'Est : Roumanie (89,6 %), Pologne (72 %), Yougoslavie (64,8 %), Bulgarie (42,3 %) [2].

Il faut tenir compte des modifications du classement des CI apparues durant cette période. Le passage en 1967-1968 de la septième Révision à la huitième Révision de la Classification Internationale des Maladies a entraîné une augmentation de l'incidence de la maladie coronarienne (codes 410 à 413). Le passage en 1978 à la neuvième Révision est sans doute responsable d'une partie de la baisse de la mortalité observée [3]. Quoique ces problèmes liés à la classification des certificats de décès aient pu modifier un peu l'évolution réelle de la mortalité coronarienne, il n'y a pas d'argument pour estimer qu'une augmentation d'autres causes de décès aurait pu être substituée aux décès d'origine coronarienne.

La diminution observée de la mortalité par CI dans les pays occidentaux est liée à plusieurs causes qui peuvent être intriquées :

1. diminution de l'incidence des infarctus du myocarde et des morts subites d'origine ischémique,
2. diminution de la mortalité de l'infarctus du myocarde aigu,

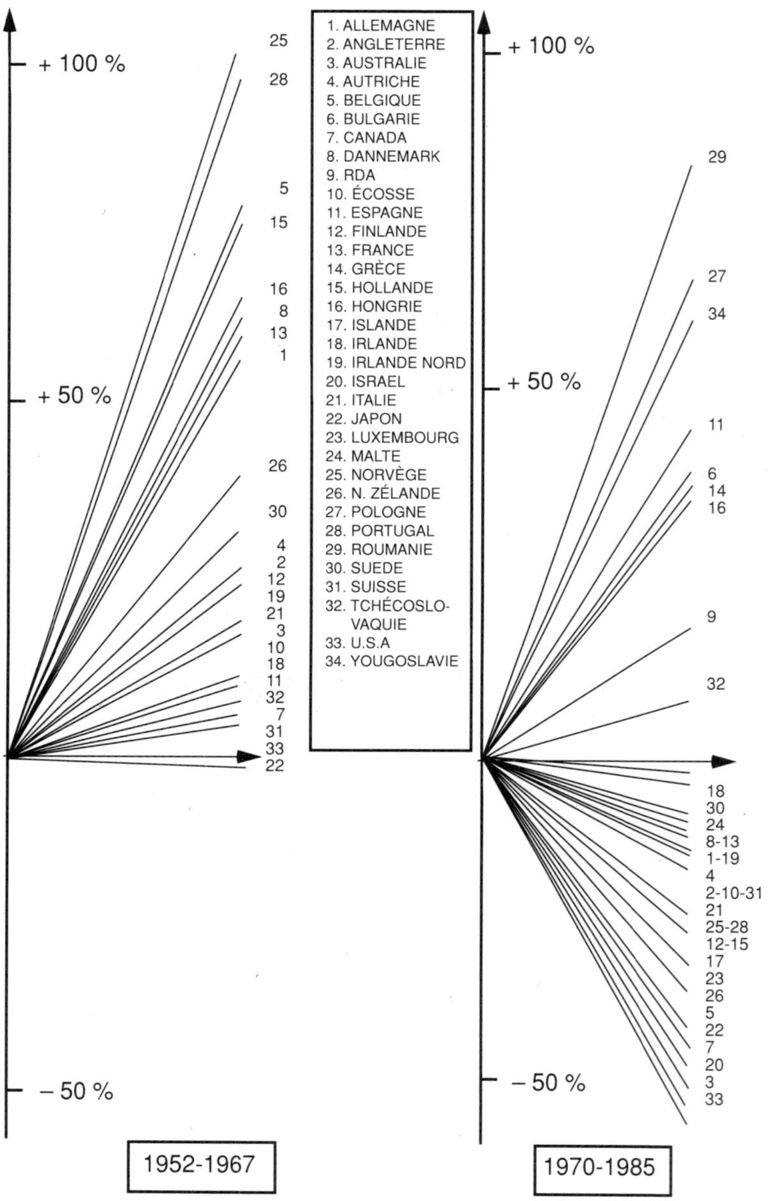

FIG. 43. – *Variation en pourcentage de la mortalité coronarienne dans les pays industrialisés* (OMS).

3. diminution de l'incidence et de la mortalité des cardiopathies ischémiques chroniques.

De nombreuses études ont essayé de préciser les facteurs en cause qui font appel à des mécanismes différents. Une diminution de l'incidence de l'infarctus aigu du myocarde peut en effet être attribuée en partie à une diminution des facteurs de risque, une amélioration du pronostic des infarctus hospitalisés étant à mettre sur le compte des progrès thérapeutiques. Il apparaît nécessaire d'essayer de faire la part de ce qui revient aux progrès thérapeutiques et à l'évolution des facteurs de risque, en particulier à la cholestérolémie et à l'alimentation, pour l'avenir.

ÉVOLUTION DE L'INCIDENCE ET DU TAUX DE MORTALITÉ DE L'INFARCTUS DU MYOCARDE

ÉVOLUTION AUX ÉTATS-UNIS

Infarctus aigus

Plusieurs études aux États-Unis ont porté sur l'évolution de l'incidence et de la mortalité hospitalière des infarctus aigus du myocarde (tableau XLVII).

TABLEAU XLVII. – ÉVOLUTION DE L'INCIDENCE ET DE LA MORTALITÉ HOSPITALIÈRE DES INFARCTUS DU MYOCARDE AUX ÉTATS-UNIS

Étude	*Incidence des infarctus aigus*		*Mortalité hospitalière des infarctus aigus*				
	Période	*Variation*	*Période*	*Mortalité (%)*	*Période*	*Mortalité (%)*	*% variation*
Rochester (4)	1965-1969 1970-1975	– 11,5 %	1955-1959	18*	1970-1975	9,3*	– 48 %
Boston (5)	1973-1974 1978-1979	– 2 %	1973-1974	22	1978-1979	23	4 %
Minneapolis (6)	1970 1980	– 8 % (hommes) – 26 % (femmes)	1970	16,7 20,3	1980	11,9 14,7	– 29 % H – 27 % F
Compagnie Du Pont (8)	1957-1959 1981-1983	– 28,2 %	1957-1959	30,4	1981-1983	24,3	– 20 %
Worcester (9)	1975 1984	– 27 %	1975	22,2	1984	15,1	– 32 %
Pee Dee (10)	1978 1985	– 22,7 %	1978	14,0	1985	9,9	– 29 %

* Mortalité à 30 jours des survivants à la 24e heure.

A Rochester, Minnesota, l'incidence des infarctus hospitalisés diminue de 11,5 % entre 1965-1969 et 1970-1975 chez l'homme, varie peu chez la femme. Cette diminution a commencé entre 1955 et 1959. Parmi les survivants au 1er jour, la mortalité à 30 jours a diminué de 18 % en 1955-1959 à 9,3 % en 1970-1975 [4].

A Boston, la mortalité hospitalière des infarctus ne s'est pas modifié entre 1973-1974 (22 %) et 1978-1979 (23 %). L'incidence des infarctus du myocarde a diminué chez les patients de 40-69 ans, a augmenté au-delà de 70 ans. La mortalité globale par infarctus ayant diminué durant cette période, cette étude suggère que la proportion des décès par infarctus survenant à l'extérieur de l'hôpital a diminué de 70 % en 1973-1974 à 60 % en 1978-1979 [5].

A Minneapolis, la fréquence des hospitalisations pour infarctus entre 1970 et 1978 a diminué de 8,4 % chez l'homme, 26,1 % chez la femme. La mortalité hospitalière ajustée à l'âge des infarctus du myocarde des sujets de 30 à 74 ans a diminué de 16,7 % à 11,9 % chez l'homme, de 20,3 % à 14,7 % chez la femme [6]. Par contre, la mortalité hospitalière ajustée à l'âge n'a pas diminué entre 1980 (13,6 % chez l'homme, 20,7 % chez la femme) et 1985 (11,4 % chez l'homme, 16,5 % chez la femme) [6a].

A Baltimore, entre 1966-1967 et 1971, la mortalité hospitalière des infarctus a diminué de 27,5 % à 20 %, l'amélioration de la mortalité étant observée chez les femmes et non chez l'homme [7].

Dans la Compagnie Du Pont, l'incidence des infarctus a diminué de 28,2 % entre 1957-1959 et 1981-1983. La baisse de la mortalité hospitalière a commencé en 1969, a été modérée jusqu'en 1975, plus importante ensuite. La mortalité à 24 heures a diminué de 25,1 % à 21,6 %, la mortalité à 30 jours a diminué de 30,4 % à 24,3 % [8].

A Worcester, la fréquence des infarctus s'est légèrement élevée entre 1975 et 1981, a diminué notablement ensuite, la baisse atteignant 27 % entre 1975 et 1984. La mortalité hospitalière ajustée à l'âge pour les infarctus validés a diminué de 32 %, de 22,2 % en 1975 à 15,1 % en 1984 [9].

A Pee Dee en Caroline du Sud, la fréquence des infarctus a diminué de 22,7 % entre 1978 et 1985, la baisse n'étant significative que chez les hommes de race blanche de moins de 65 ans. La fréquence des infarctus a augmenté dans toutes les races et les deux sexes entre 65 et 74 ans. La mortalité hospitalière des infarctus validés a diminué de 14 % en 1978 à 9,9 % en 1985 [10].

Évolution a long terme des infarctus

Les études portant sur l'évolution à long terme des infarctus ont été moins nombreuses. A Baltimore, il n'y a pas de différence dans la survie à long terme entre 1966-1967 et 1971 [11]. A Rochester, la survie à long terme est similaire en 1970-1975 par rapport à 1965-1969 [4]. Weinblatt a étudié la survie à 4,5 ans d'infarctus survenus en 1960 et 1970; il n'y a pas de différence significative [12]. A Worcester, le pronostic à long terme des infarctus ne varie pas entre 1975 et 1984 [9]. Seule l'étude du Minnesota Heart Study a retrouvé une amélioration de la survie à 4 ans des infarctus (fig. 44). Elle augmente de 35 % entre 1970 et 1980 [13].

Mortalité extra-hospitalière

L'amélioration de la mortalité par CI constatée aux États-Unis depuis 1963 et surtout depuis 1968 a porté non seulement sur la mortalité hospitalière, mais aussi sur la mortalité extra-hospitalière. Les 2/3 des décès par CI surviennent à l'extérieur de l'hôpital, le plus souvent par mort subite [3]. A Minneapolis, entre 1968 et 1978, la

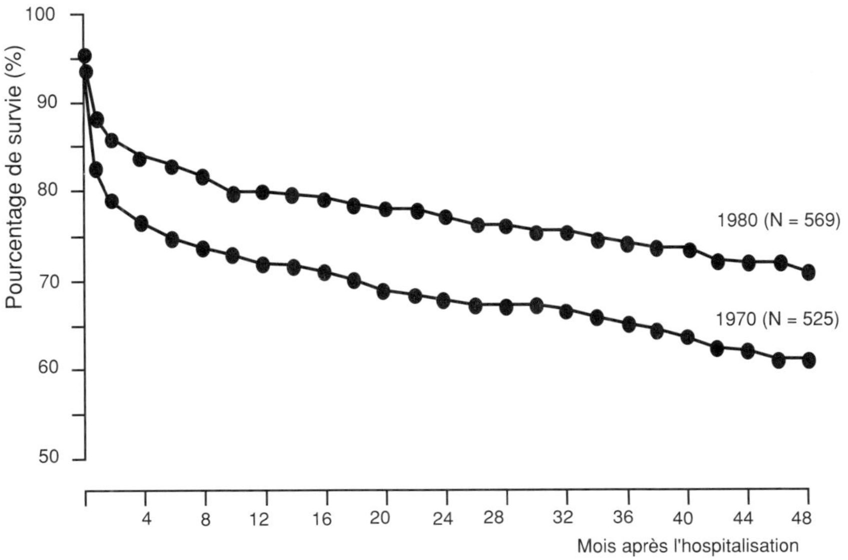

FIG. 44. – *Pourcentage de survie des hommes ayant eu un infarctus du myocarde en 1970 et 1980* (GOMEZ-MARIN).

diminution de la mortalité a été plus importante à l'extérieur qu'à l'intérieur de l'hôpital (tableau XLVIII) [3].

TABLEAU XLVIII. – ÉVOLUTION DE LA MORTALITÉ CORONARIENNE AIGUË EXTRA-HOSPITALIÈRE ET INTRA-HOSPITALIÈRE

Étude	*Période*	*Variation de la mortalité coronarienne aiguë extra-hospitalière*	*Variation de la mortalité coronarienne aiguë intra-hospitalière*
Minneapolis (6)	1970-1978	– 54 % hommes – 56 % femmes	– 31 % hommes – 31 % femmes
Chicago (14)	1960-1975	– 75 %	
Worcester (9)	1975-1984	– 44 %	– 32 %
Pee Dee (10)	1978-1985	– 39 % à – 63 %	– 29 %

A Chicago, la fréquence des morts subites d'origine coronarienne a diminué de 75 % entre 1960-1964 et 1975 [14]. A Worcester, les décès par CI à l'extérieur de l'hôpital ont diminué de 44 % entre 1975 et 1984 [9]. A Pee Dee, le nombre de morts subites par CI a diminué de plus de 40 % entre 1978 et 1985 [10]. A Allegheny l'évolution de la mortalité par CI a été étudiée de 1970 à 1975. Durant toute la période, le pourcentage de décès extra-hospitaliers de la mortalité totale par CI est resté stable à

71 %. La mortalité coronarienne totale a diminué de 55 % de 1970-1972 à 1985-1986. Les 2/3 de cette diminution sont dus à la diminution des morts subites extra-hospitalières [15].

ÉVOLUTION DANS D'AUTRES PAYS

— FINLANDE

En North Karelia, la diminution de la mortalité coronarienne a été de 24 % chez l'homme, 51 % chez la femme entre 1969 et 1979. Durant la même période, dans le reste de la Finlande, la diminution de la mortalité coronarienne a été de 12 % chez l'homme, 24 % chez la femme [16]. Le Programme de Prévention Communautaire a débuté en North Karelia en 1972. L'analyse des registres montre que l'incidence des infarctus a diminué de 1972 à 1977 de 18 % chez l'homme. La mortalité des infarctus à 24 heures et à 30 jours n'a pas varié [17].

A Helsinki, l'incidence des infarctus a diminué en moyenne de 2,77 % par an entre 1972 et 1977 [18].

Une étude nationale a été menée en Finlande à partir des certificats de décès et des recueils hospitaliers sur l'évolution entre 1972 et 1981 de l'incidence et de la mortalité par CI (tableau XLIX). L'incidence des CI a diminué de 14,2 % chez l'homme, 19,3 % chez la femme. La mortalité a diminué de 15,9 % chez l'homme, 25,3 % chez la femme. La mortalité à un an a diminué de 7,3 % chez l'homme, 10,3 % chez la femme [19]. Cette étude montre que la diminution de l'incidence des CI est deux fois plus importante que l'amélioration à un an du pronostic des CI déclarées.

TABLEAU XLIX. – VARIATION DE LA MORTALITÉ, DE L'INCIDENCE ET DE LA MORTALITÉ À UN AN PAR CARDIOPATHIE ISCHÉMIQUE EN FINLANDE ENTRE 1972 ET 1981 (KOSKENVUO)

	Variation entre 1972 et 1981	
	Hommes	*Femmes*
Mortalité par CI	– 15,9 %	– 23,5 %
Incidence des CI	– 14,2 %	– 19,3 %
Mortalité à un an	– 7,3 %	– 10,3 %

— NOUVELLE-ZÉLANDE

A Auckland, la mortalité à 28 jours des infarctus ne s'est pas modifiée entre 1974 (23,3 %) et 1981 (22,9 %). Le pourcentage de survie à un an ne s'est pas modifié [20]. Par contre, la fréquence des morts subites a diminué en moyenne de 2,5 % par an entre 1974 et 1981 [21].

— AUSTRALIE

A Perth, la diminution de la mortalité par CI observée entre 1968 et 1982 est due pour 80 % à la diminution de la mortalité extra-hospitalière [22]. La mortalité à un an des infarctus ne s'est pas modifiée entre 1971 et 1979 [23].

A Newcastle, sur la côte est de l'Australie, la fréquence d'hospitalisation pour infarctus et de décès par CI a diminué en moyenne de 3,5 % par an entre 1979 et 1985 [24].

— FRANCE

A Brest, la mortalité à 15 jours des infarctus aigus (tableau L) est restée inchangée à 20,6 % entre 1972-1973 et 1982-1983 [25].

TABLEAU L. – ÉVOLUTION DE LA MORTALITÉ HOSPITALIÈRE DES INFARCTUS AIGUS DU MYOCARDE EN FRANCE

	Période	*Mortalité hospitalière*	*Période*	*Mortalité hospitalière*	*Variation de la mortalité*
Brest	1972-1973	20,6 %	1982-1983	20,6 %	0 %
Marseille	1970-1974	19,2 %	1984-1986	12,6 %	– 34 %
Trois régions françaises	1985	25 %	1988	18 %	– 28 %

A Marseille, par contre la mortalité hospitalière des infarctus aigus a diminué de 19,2 % en 1970-1974 à 12,6 % en 1984-1986 [26].

Dans les trois régions françaises (Bas-Rhin, Haute-Garonne, Communauté Urbaine de Lille) participant au Projet MONICA, entre 1985 et 1988, le taux de mortalité hospitalière des infarctus aigus a diminué de 25 % en 1985 à 18 % en 1988. Durant cette même période, l'incidence des accidents coronariens aigus a diminué de 6,7 % par an chez l'homme [27].

— SUÈDE

Nous avons déjà vu que de 1970 à 1985, la mortalité par CI n'a diminué que de 2,5 % chez l'homme [2]

A Stockholm, la fréquence des infarctus du myocarde a augmenté de 3 % en moyenne par an entre 1974 et 1980, la mortalité a augmenté de 4 % par an [28].

A Göteborg, la mortalité au bout de 2 ans des infarctus du myocarde a diminué de 14,5 % en 1968 à 6,4 % en 1976 [28].

L'ensemble de ces travaux montre que la diminution de la mortalité par CI observée depuis plus de 20 ans fait intervenir des facteurs différents.

La diminution de l'incidence de l'infarctus du myocarde et des morts subites peut être attribuée à une amélioration des facteurs de risque : diminution du tabagisme, meilleur contrôle de l'hypertension artérielle, diminution de la cholestérolémie moyenne.

La diminution de la mortalité hospitalière des infarctus aigus du myocarde est secondaire aux progrès thérapeutiques. Une méta-analyse récente rapporte les résultats sur la mortalité hospitalière, à 1 mois et à 5 ans de l'infarctus aigu du myocarde à partir de 36 études menées de 1960 à 1987. La mortalité hospitalière a diminué de façon significative de 29 % dans les années 60, à 21 % dans les années 70, 16 % dans les années 80 (fig. 45) [30].

La mortalité à un mois a diminué de 31 % dans les années 60, à 25 % dans les années 70, 18 % dans les années 80, baisse significative. Par contre, la mortalité à 5 ans est restée la même à 33 % dans les années 60 et les années 70 [30].

Il apparaît très difficile de faire la part de l'évolution des facteurs de risque et des progrès médicaux. Goldman a estimé en 1984 que 39 % des bénéfices étaient dus aux

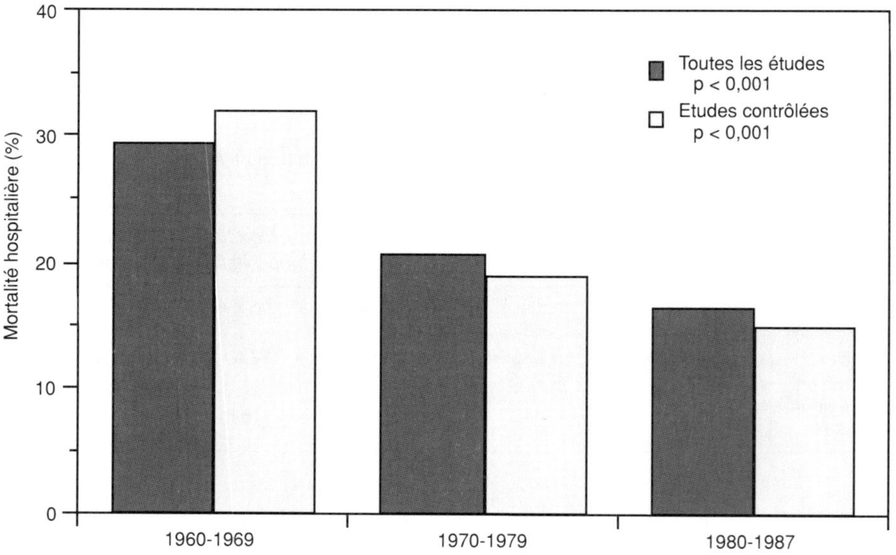

FIG. 45. – *Évolution de la mortalité hospitalière de l'infarctus aigu du myocarde de 1960 à 1987* (DE VREEDE).

progrès médicaux, 30 % à la diminution de la cholestérolémie, 24 % à la diminution du tabagisme [31].

ÉVOLUTION DE LA CHOLESTÉROLÉMIE

Plusieurs études de type différent ont mis en évidence une tendance à la diminution de la cholestérolémie moyenne, parallèle à la baisse de la mortalité par CI.

Stamler compare trois études menées à Chicago chez des hommes d'âge moyen, deux menées en 1958 et la 3e en 1967-1973. Le niveau moyen de la cholestérolémie est de 2,48 g/l et 2,39 g/l en 1958, il diminue à 2,14 g/l en 1967-1973 [32]. Dans une revue plus importante, il regroupe ll études menées aux États-Unis chez des hommes d'âge moyen entre les années 50 et les années 70. La cholestérolémie moyenne est de 2,33 g/l à la fin des années 1950, elle a diminué à 2,16 g/l à la fin des années 70 [33]. La majorité de ces études provient d'échantillons de population industrielle sélectionnée, recrutée dans des zones géographiques limitées, le recrutement n'est donc pas national. D'autre part, la méthode de dosage de la cholestérolémie a varié avec le temps et d'une étude à l'autre.

La National Health and Nutrition Examination Surveys est une étude verticale de la population des États-Unis menée de 1960 à 1980. L'étude porte sur un échantillonnage non sélectionné de la population des États-Unis, hommes et femmes âgés de 20 à 74 ans. Les mesures de la cholestérolémie ont été standardisées. Entre 1960-1962 et 1976-1980, la cholestérolémie moyenne a diminué de 3 %, de 2,17 g/

l à 2,11 g/l chez l'homme, baisse significative. Chez la femme, elle a diminué de 2,23 g/l à 2,15 g/l, diminution de 4 %. La baisse est significativement plus importante chez les hommes blancs qui ont le niveau d'éducation le plus élevé. La proportion des sujets ayant des taux de cholestérol à risque modéré ou élevé diminue de 3-5 %. La tendance observée dans cette étude montre que la cholestérolémie a diminué non seulement chez les sujets présentant un taux à haut risque, mais que l'entière distribution des valeurs du taux de cholestérol a diminué [34].

Des études longitudinales menées aux États-Unis ont confirmé la tendance séculaire à la baisse de la cholestérolémie.

A Minneapolis (tableau LI), la cholestérolémie a diminué de 10,3 mg/dl entre 1966 et 1975 [35]. Entre 1973-1974 et 1985-1987, la cholestérolémie a diminué de façon significative de 2,07 g/l à 1,99 g/l chez l'homme, de 2,00 g/l à 1,94 g/l chez la femme [36, 37]. Le pourcentage de sujets ayant une hypercholestérolémie (supérieure à 2,40 g/l) a diminué de 17,8 % à 15,1 % chez l'homme, de 17,1 % à 13,6 % chez la femme [37].

TABLEAU LI. – ÉVOLUTION DU TAUX SÉRIQUE DE CHOLESTÉROL TOTAL À MINNEAPOLIS (BURKE) ET DANS L'ÉTUDE DE FRAMINGHAM (SYTKOWSKI)

	Cholestérol total (G/L)			
Minneapolis	1973-1974	1980-1981	1980-1982	1985-1987
Hommes	2,07	2,03	2,048	1,996
Femmes	2,00	1,97	2,006	1,948
Framingham	1950	1960	1970	
	2,28	2,43	2,21	

L'étude de Framingham a suivi pendant 10 ans 3 cohortes d'hommes âgés de 50 à 59 ans en 1950, 1960, 1970. La mortalité par CI de la cohorte de 1970 a diminué de 43 % par rapport à celle de 1950. La cholestérolémie des sujets initialement sans CI a diminué dans la cohorte de 1970 (2,21 g/l) par rapport à celle de 1950 (2,28 g/l) [38].

Nous disposons de peu d'études sur les autres pays.

— A Auckland, en Nouvelle-Zélande, la cholestérolémie a diminué de 5 % entre 1975 et 1980 [39].

— En Finlande, le taux moyen de cholestérol a diminué entre 1972 et 1982 de 0,31g/l chez l'homme, 0,23 g/l chez la femme [39a].

— A Göteborg, en Suède, la cholestérolémie a diminué de 6 % chez l'homme et 10 % chez la femme de 1970 à 1979 [40].

— En Hollande, chez 30 000 hommes et femmes âgés de 37 à 43 ans, le taux moyen de cholestérol a diminué de 5,81 mmol/l en 1974 à 5,70 mmol/l en 1980 chez l'homme, de 5,36 mmol/l à 5,29 mmol/l chez la femme. Chez 80 000 hommes âgés de 30 à 37 ans, le taux moyen de cholestérol a diminué de 3-4 % de 1980 à1986, de 5,6 mmol/l à 5,52 mmol/l [41].

— Au Japon, une intéressante étude récente démontre la complexité de la relation entre la CI et ses facteurs de risque. Les lésions d'athérosclérose coronaire et des artères cérébrales basales ont été examinées chez les patients décédés dans un hôpital local en 1966-1974 et 1975-1984. Le score moyen d'athérosclérose a diminué durant cette période. Durant cette même période, la tension artérielle, mesurée à l'admission, a diminué et la cholestérolémie a augmenté de 1,71 g/l à 1,77 g/l. L'analyse de régression linéaire montre qu'il y a une relation positive entre le score d'athérosclérose et la tension artérielle d'une part, la cholestérolémie d'autre part. Cette étude montre qu'au Japon il y a eu une évolution séculaire divergente de 2 facteurs de risque. La baisse de la tension artérielle suffit à compenser l'élévation modérée de la cholestérolémie qui reste basse [42].

ÉVOLUTION DE LA CONSOMMATION ALIMENTAIRE

Les importants changements de l'alimentation intervenus depuis les années 1950 dans les pays industrialisés ont suscité des comparaisons écologiques entre l'évolution de la mortalité par CI et l'évolution de la consommation des différents aliments.

L'analyse de la consommation des aliments peut être effectuée de plusieurs façons :

1. quantification annuelle de la disparition des aliments établie par le ministère de l'Agriculture,
2. études de la consommation des ménages,
3. études de la consommation individuelle.

AUX ÉTATS-UNIS

Les données du Ministère de L'Agriculture montrent que l'alimentation a changé entre 1950 et 1978 [42, 43]. La consommation de certains aliments a nettement diminué : œufs, graisses solides du lait, beurre, lard. La consommation d'autres aliments a augmenté : bœuf, margarine, matières grasses végétales, poisson, poulet et volailles. La consommation totale de graisses a dans ce type d'étude augmenté de 21,7 % entre 1950 et 1978. La répartition des graisses a cependant changé (fig. 46) [33].

La consommation de beurre et de lard (graisses saturées) a diminué au profit des graisses végétales (graisses polyinsaturées). La consommation de bœuf a cependant augmenté de 90,5 % entre 1950 et 1978, la consommation de porc n'a diminué que de 10,1 % [42, 43].

Slattery a retracé l'évolution de la consommation entre 1909 et 1990 à partir des données du Ministère de l'Agriculture. Plusieurs tendances importantes apparaissent. La première est une forte diminution de la consommation de céréales et de grains depuis le début du siècle. La seconde est une augmentation des graisses depuis le début du siècle (fig. 47).

La troisième est une modification de la composition des graisses consommées. La consommation d'œufs a diminué depuis les années 50, de même que la consommation de lait entier. A l'inverse, la consommation de lait écrémé a augmenté depuis 1950, avec une augmentation persistante de la consommation de fromage (fig. 48).

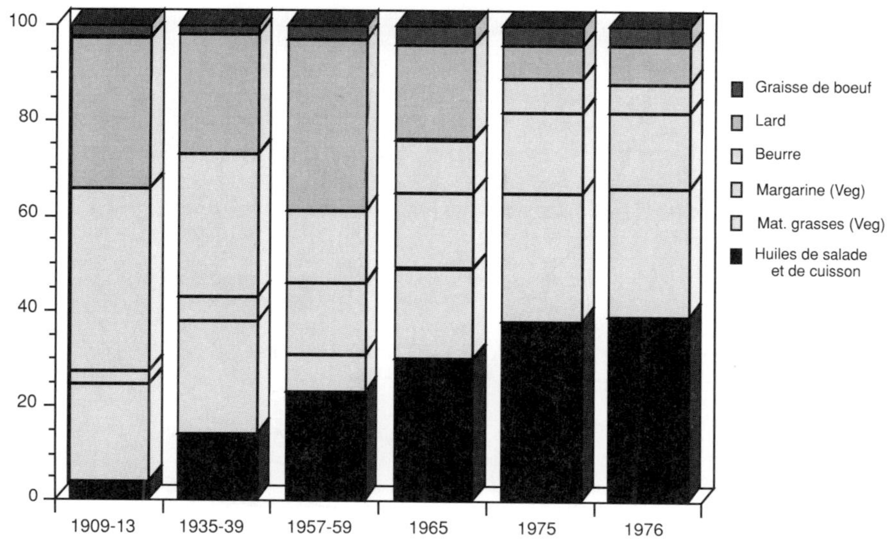

FIG. 46. – *Évolution de la consommation des graisses aux USA entre 1909 et 1976* (STAMLER).

La consommation de fruits et légumes a peu varié. Globalement, l'alimentation est moins riche en hydrates de carbone et plus riche en graisses depuis le début du siècle, moins riche en graisses saturées depuis les années 50 [44].

Plusieurs critiques peuvent être formulées contre ce type d'études de la consommation alimentaire. Les données fournies par le ministère de l'Agriculture indiquent la quantité d'aliments qui disparaissent chaque année et non la quantité réellement consommée par l'homme. Une partie de ces aliments a été abîmée et jetée, une autre partie est gaspillée, le gaspillage ayant tendance à augmenter. D'autres aliments ne sont pas destinés à l'homme mais à l'élevage, à la culture industrielle ou encore sont stockés.

Les enquêtes auprès des ménages menées en 1955, 1965-1966 et 1977-1978 montrent des résultats concordants avec cependant une augmentation de la consommation de viande, poisson et volaille dans l'enquête de 1977-1978 par rapport à celle de 1965-1966 [44].

L'évolution de la consommation peut aussi être appréciée en comparant des études individuelles menées à des périodes différentes.

— L'étude de la National Diet Heart Study a été menée en 1968, l'étude du MRFIT en 1977. Entre ces 9 années, le pourcentage de graisses a diminué de 40,4 % à 38,4 %, celui des acides gras saturés de 15,6 % à 13,9 %, celui des acides gras polyinsaturés a augmenté de 3,9 % à 6,6 % [33].

— Les Enquêtes Individuelles de Consommation menées à l'échelon national en 1977 et en 1985 confirment la baisse de la consommation de graisses saturées. Chez l'homme âgé de 19 à 50 ans, entre 1977 et 1985, la consommation de bœuf a diminué de 35 %, de volaille de 22 %, de lait entier de 25 %, d'œufs de 26 % tandis que la consommation de poisson a augmenté de 50 %, de lait écrémé de 53 %, de fruits de

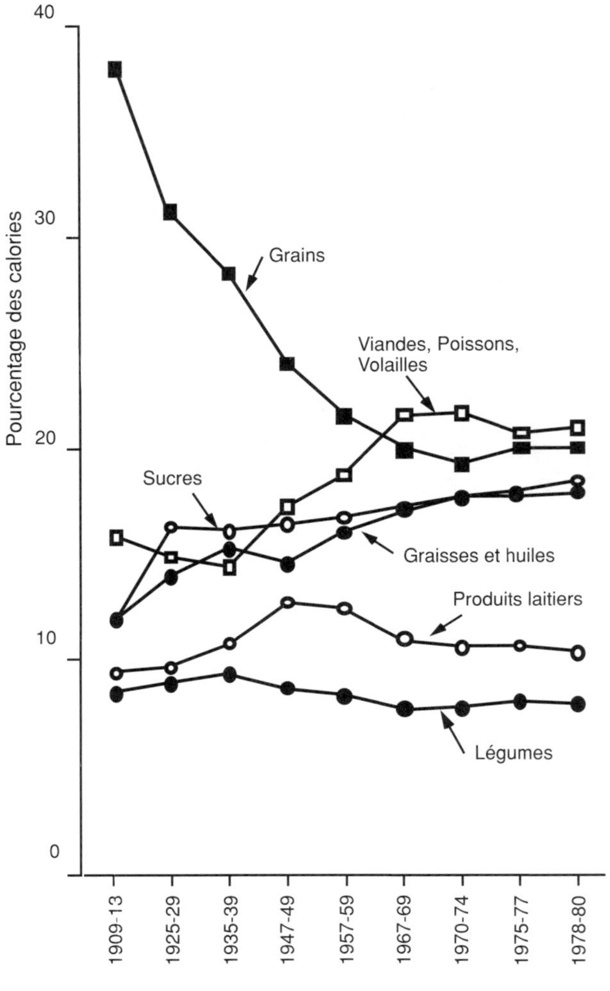

FIG. 47. – *Évolution de la composition en grands groupes d'aliments de l'alimentation aux USA* (SLATTERY).

11 %, de légumes de 3 %. Chez la femme de 19 à 50 ans, la consommation de bœuf a diminué de 45 %, de volaille de 8 %, de lait entier de 35 %, d'œufs de 28 %. La consommation de poisson a augmenté de 18 %, de lait écrémé de 60 %, de grains de 29 % [45, 46].

Stephen a colligé 171 études comportant une analyse individuelle de la consommation alimentaire entre 1932 et 1985. Elles représentent 117 770 sujets. Les méthodes d'analyse alimentaire les plus fréquentes ont été dans l'ordre, le recueil de l'alimentation de 24 heures, de 7 jours, de 3 jours. La majorité des études a porté sur une population non sélectionnée. Le pourcentage en calories de graisses totales de l'alimentation a augmenté de 1920 à 1950 où il y a un plateau à 40,5 %, il diminue depuis cette date jusqu'à 37,51 % en 1980-1985. Le pourcentage de graisses saturées

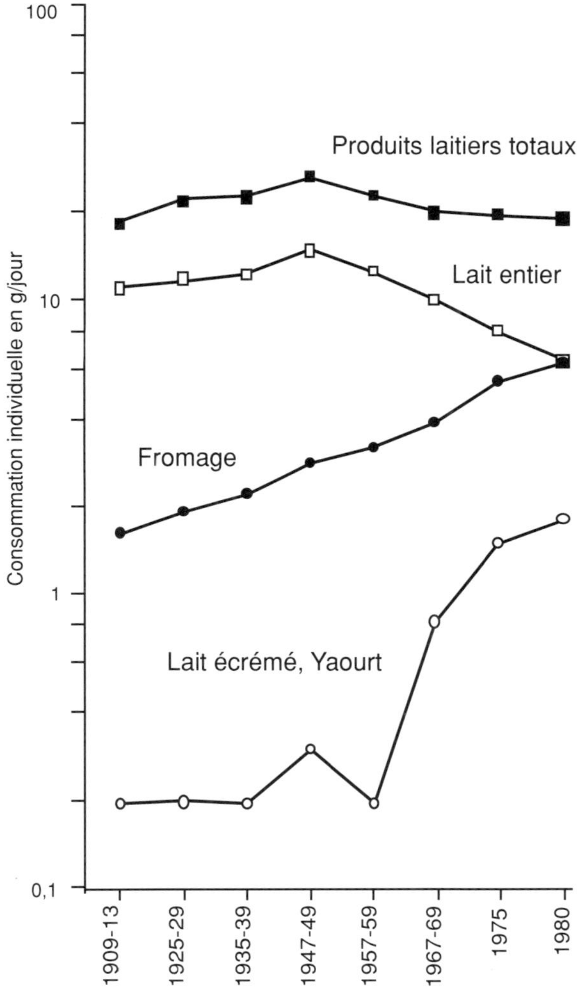

FIG. 48. – *Évolution de la consommation des différents produits laitiers aux USA* (SLATTERY).

diminue de 16,6 % en 1950-1959 à 11,8 % en 1980-1985. Le pourcentage d'acides gras polyinsaturés a augmenté de 2,5 % à 5,4 %. Le rapport P/S s'est élevé de 0,16 en 1940-1949 à 0,46 en 1980-1985 (tableau LII). L'augmentation du pourcentage des acides gras polyinsaturés est relative et due à la baisse de la consommation d'acides gras saturés. En valeur absolue, la consommation d'acides gras polyinsaturés est stable, 15 g/jour. Cette étude montre que le début de la baisse de la consommation de graisses totales et saturées est intervenu entre 1960 et 1965. Elle précède donc la baisse de l'incidence des CI de quelques années [47].

TABLEAU LII. – ÉVOLUTION DE LA CONSOMMATION INDIVIDUELLE DE GRAISSES ALIMENTAIRES AUX ÉTATS-UNIS DE 1920 À 1985 (STEPHEN)

	Nombre d'études	*Graisses totales % cal.*	*Acides gras saturés % cal.*	*Acides gras mono-insaturés % cal.*	*Acides gras poly-insaturés % cal.*	*P/S*
1920-1929	2	35,5				
1930-1939	2	41,2				
1940-1949	20	37,6	15,3	10,7	2,5	0,16
1950-1959	46	40,5	16,6	20,8	4,3	0,26
1960-1969	28	39,9	15,8	16,4	3,7	0,24
1970-1979	53	37,8	13,8	14,0	5,1	0,37
1980-1985	20	37,5	11,8	12,4	5,4	0,46

DANS LES AUTRES PAYS

Cette évolution favorable de la consommation alimentaire n'est pas observée en Grande-Bretagne où le pourcentage de graisses totales reste élevé : 34,5 % en 1952; 40 % en 1962; 41,5 % en 1972; 42,6 % en 1983. La consommation de graisses saturées a un peu diminué, celle de graisses polyinsaturées a légèrement augmenté, mais le rapport P/S reste bas à 0,27 [48].

— En Belgique : en Flandre, la consommation de graisses totales a augmenté de 38,2 % des calories en 1960 à 41,5 % en 1979, 43 % en 1980-1984. En Wallonie, elle est en plateau depuis 1974 à 43 %. Dans les deux régions la consommation de graisses saturées a diminué, celle de polyinsaturées a augmenté. En Flandre le rapport P/S de l'alimentation s'est élevé de 0,20 en 1960 à 0,62 en 1980-1985. En Wallonie l'élévation est nettement moins importante : 0,34 en 1974 et 0,39 en 1980-1985 [49].

— En Finlande : la consommation de graisses de la viande est à peu près constante depuis 1960. Par contre, la consommation de graisses du lait qui atteignait 65 % des graisses totales en 1950 a diminué de moitié entre 1966 et 1976 [18].

— Au Japon : la consommation de viande a augmenté de 29,5 g/jour en 1965 à 71,7 g/jour en 1985. Le pourcentage de la ration calorique apporté par les graisses a augmenté de 12 % en 1965 à 23 % en 1982 [50].

— En France : l'INSEE effectue chaque année une enquête sur la consommation alimentaire des ménages [51].

Le tableau LIII montre l'évolution des aliments consommés par personne et par an entre 1965 et 1983. Des tendances favorables et des tendances défavorables se dessinent. La consommation de beurre a nettement diminué mais celle de mouton et d'agneau s'est élevée de façon importante ainsi que la consommation de charcuterie et de porc. La consommation de glucides complexes — pain, pâtes — et de pommes de terre a baissé, mais celle de riz a augmenté. La consommation de légumes frais a baissé, mais celle de fruits a augmenté.

TABLEAU LIII. – CONSOMMATION ALIMENTAIRE EN 1965 ET EN 1983 EN FRANCE (INSEE)

Quantités consommées par personne et par an en 1965 et 1983			
	1965	*1983*	*Variation en % entre 1965 et 1983*
– Produits dont la consommation a diminué :			
– pain	84,3 kg	45,9 kg	– 45,6
– pâtes alimentaires	7,6 kg	5,4 kg	– 29,0
– pommes de terre	95,2 kg	50,3 kg	– 52,8
– légumes frais	72,1 kg	62,8 kg	– 12,9
– légumes secs	2,4 kg	1,1 kg	– 54,2
– sucre	20,9 kg	11,9 kg	– 43,1
– viande de cheval	1,5 kg	0,7 kg	– 53,4
– beurre	8,8 kg	6,9 kg	– 21,6
– vins	90,6 l	47,9 l	– 47,2
– cidre	13,0 l	3,1 l	– 76,2
– bière	21,1 l	14,1 l	– 33,2
– Produits dont la consommation a augmenté :			
– riz	2,4 kg	3,8 kg	+ 58,4
– agrumes et bananes	21,0 kg	22,1 kg	+ 5,3
– fruits frais métropolitains	36,9 kg	38,1 kg	+ 3,3
– viande de bœuf	12,7 kg	13,4 kg	+ 5,6
– viande de mouton et d'agneau	1,9 kg	3,5 kg	+ 84,3
– porc frais, salé, fumé	6,3 kg	7,4 kg	+ 17,5
– charcuterie	6,9 kg	8,4 kg	+ 21,8
– volailles	12,2 kg	14,0 kg	+ 14,8
– margarines et graisses	1,9 kg	2,0 kg	+ 5,2
– fromages	10,4 kg	14,8 kg	+ 42,3
– aperitifs et liqueurs	2,7 l	3,0 l	+ 11,2
Reproduit avec l'autorisation de L'INSEE ; BERTRAND M., *Mode de vie* n° 2, 1989.			

VARIATIONS DE LA MORTALITÉ CORONARIENNE ET CARACTÉRISTIQUES SOCIO-ÉCONOMIQUES

Les importantes variations aux USA de la date du début du déclin de la mortalité par CI ont suscité plusieurs études à la recherche de facteurs pouvant expliquer ces différences.

La diminution de la mortalité par CI a débuté dans les années 1950 en Californie et à New York, bien avant le début du déclin national en 1968. L'analyse montre que le déclin de la mortalité par CI a été plus précoce dans les régions urbanisées, en particulier celles du Pacifique et de la région nord-est, que dans les régions peu urbanisées, particulièrement celles du sud du pays [52].

Ces facteurs géographiques sont associés à des facteurs socio-économiques. Les régions qui ont le plus haut niveau d'éducation, de pouvoir d'achat, d'emplois de cadre supérieur sont les régions où la diminution de la mortalité par CI a été la plus précoce [53]. Les mêmes résultats ont été observés en Hollande [54].

Dans l'interprétation de ces données, il faut tenir compte de la possibilité de disparités régionales dans la classification des décès, celles-ci cependant ne peuvent pas expliquer la variabilité dans le début du déclin. L'importance des facteurs socio-environnementaux ne contredit pas le rôle de la diminution des facteurs de risque et rappelle au contraire que la baisse des facteurs de risque survient dans un cadre socioculturel. En Angleterre et au Pays de Galles, par exemple, le déclin de la mortalité par CI a débuté dans les classes socio-économiques favorisées, parallèlement à une diminution du tabac [55].

BIBLIOGRAPHIE

[1] RICHARD J.-L., Les facteurs de risque coronarien. Le paradoxe français. *Arch. Mal. Cœur*, 1987, *80*, 17-21.

[2] UEMURA K., PISA Z., Trends in cardiovascular disease mortality in industrialized countries since 1950. *World Health Stat. Q*, 1988, *41*, 155-178.

[3] GILLUM R.F., FOLSOM A.R., BLACKBURN H., Decline in coronary heart disease mortality. Old questions and new facts. *Am. J. Med.*, 1984, *76*, 1055-1065.

[4] ELVEBACK L.R., CONOLLY D.C., KURLAND L.T., Coronary heart disease in residents of Rochester, Minnesota. II. Mortaliy, incidence and survivorship, 1950-1975. *Mayo Clin. Proc.*, 1981, *56*, 665-672.

[5] GOLDMAN L., COOK M.P.H., HASHIMOTO B., STONE P., MULLER J., LOSCALZO A., Evidence that hospital care for acute myocardial infarction has not contribued to the decline in coronary mortality between 1973-1974 and 1978-1979. *Circulation*, 1982, *65*, 936-942.

[6] GILLUM R.F., FOLSOM A., LVEPKER R.V., JACOBS D.R. *et al.*, Sudden death and acute myocardial infarction in a metropolitan area, 1970-1980. The Minnesota Heart Survey. *N. Engl. J. Med.*, 1983, *309*, 1353-1358.

[6a] Mc GOVERN P.G., FOLSON A.R., SPRAFKA J.M. *et al.*, Trends in survival of hospitalized myocardial infarction patients between 1970 and 1985. The Minnesota Heart Survey. *Circulation*, 1992, *85*, 172-179.

[7] GOLDBERG R., SZKLO M., TONASCIA J.A., KENNEDY H.L., Time trends in prognosis of patients with myocardial infarction : a population based study. *Johns Hophins Med. J.*, 1979, *144*, 73-80.

[8] PELL S., FAYERWEATHER W.E., Trends in the incidence of myocardial infarction and in associated mortality and morbidity in a large employed population 1957-1983. *N. Engl. J. Med.*, 1985, *312*, 1005-1011.

[9] GOLDBERG R.J., GORE J.M., ALPERT J.S., DALEN J.E., Incidence and case fatality rates of acute myocardial infarction (1975-1984) : The Worcester Heart Attack Study. *Am. Heart J.*, 1988, *115*, 761-767.

[10] KEIL J.E., GAZES P.C., LITAKER M.S., SAUNDERS D.E. *et al.*, Changing patterns of acute myocardial infarction : decline in period prevalence and delay in onset. *Am. Heart J.*, 1989, *117*, 1022-1029.

[11] GOLDBERG R.J., KENNEDY H.L., GORE J.M., Absence of secular changes in the prognosis of patients with an initial myocardial infarction. *Clin. Cardiol.*, 1982, *5*, 469-475.

[12] WEINBLATT E., GOLDBERG J.D., RUBERMAN W., FRACK C.W., MONK M.A., CHAUDHARY B.S., Mortality after first myocardial infarction. Search for a secular trend. *J.A.M.A.*, 1982, *247*, 1 576-1 581.

[13] GOMEZ-MARIN O., FOLSOM A.R., KOTTKE T.E., WU S.S.H., JACOBS D.R., GILLUM R.F., EDLAVITCH S.A., BLACKBURN H., Improvement in long term survival among patients hospitalized with acute myocardial infarction, 1970 to 1980. *N. Engl. J. Med.*, 1987, *316*, 1 353-1 359.

[14] ANASTASIOU-NANA M., NASAS S., STAMLER J., MARQUARDT J., STAMLER R., LINDBERG H.A., BERKSON D.M., LIU K., STEVENSE, MANSOUR M., TOKICH T., Changes in rates of sudden CHD death with first vs recurrent events. *Circulation*, 1982, *66*, Suppl. II, II-236, Abstr.

[15] KULLER L.H., TRAVEN N.D., RUTAN G.H., PERPER J.A., IVES D.G., Marked decline of coronary heart disease mortality in 35-44-year old white men in Allegheny County, Pennsylvania. *Circulation*, 1989, *80*, 261-266.

[16] SALONEN J.K., PUSKA P., KOTTKE T.E., TUOMILEHTO J., NISSINEN A., Decline in mortality from coronary heart disease in Finland from 1969 to 1979. *Br. Med. J.*, 1983, *286*, 1 857-1 860.

[17] SALONEN J., PUSKA P., MUSTANIEMI H., Changes in morbidity and mortality during comprehensive community programme to control cardiovascular diseases during 1972-7 in North-Karelia. *Br. Med. J.*, 1979, *2*, 1 178-1 183.

[18] POHJOLA-SINTONEN S., SILTANEN P., HAAPAKOSKI J., ROMO M., The declining trend in the incidence of acute myocardial infarction in Finland. The results of Helsinki Coronary Register during 1970-1977. *Eur. Heart J.*, 1985, *6*, 834-839.

[19] KOSKENVUO M., KAPRIO J., LANGINVAINO H., ROMO M., PULKKINEN P., Changes in incidence and prognosis of ischaemic heart disease in Finland : a record linkage study of data on death certificates and hospital records for 1972 and 1981. *Br. Med. J.*, 1985, *290*, 1 773-1 775.

[20] STEWART A.M., FRASER G.E., BEAGLEHOLE R., SHARPE D.N., Trends in survival after myocardial infarction in New Zealand, 1984-1981. *Lancet*, 1984, 444-446.

[21] BEAGLEHOLE R., BONITA R., JACKSON R. *et al.*, Trends in coronary heart disease event rates in New Zealand. *Am. J. Epidemiol.*, 1984, *120*, 236-243.

[22] HOBBS M.S.T., HOCKEY R.A., MARTIN C.A. *et al.*, Trends in ischaemic heart disease mortality and morbidity in Perth statistical division. *Aust. NZ. J. Med.*, 1984, *14*, 381-387.

[23] MARTIN C.A., HOBBS M.S.T., ARMSTRONG B.K., The fall in mortality from ischaemic heart disease in Australia : has survival after myocardial infarction improved? *Aust. NZ. J. Med.*, 1984, *14*, 435-438.

[24] BEAGLEHOLE R., Coronary heart disease trends in Australia and New Zealand. *Int. J. Card.*, 1989, *22*, 1-3.

[25] BLANC J.J., ROPARS G., BOSCHAT J., ETIENNE Y., PENTHER P., Comparaison de deux groupes de patients hospitalisés à 10 ans d'intervalle pour un infarctus du myocarde récent. *Arch. Mal. Cœur*, 1986, *79*, 143-151.

[26] DJIANE P., BORY M., VILLAIN P., JAU P., JOLY P., POGGI L., SERRADIMIGNI A., Le pronostic de l'infarctus du myocarde récent a-t-il changé? *Arch. Mal. Cœur*, 1987, *80*, 1 883-1 892.

[27] NUTTENS M.C., SALOMEZ J.L., CAMBOU J.P., BINGHAM A., ARVEILLER D., TILLARD B., RICHARD J.L., L'infarctus du myocarde dans trois Régions françaises : comparaison de l'incidence et de la mortalité, 1985-1988. *Colloque « Recherche et Politique de Santé : Apport des registres de la mortalité »*. Strasbourg 6-7 décembre 1990.

[28] ALFREDSSON L., AHLBOM A., Increasing incidence and mortality from myocardial infarction in Stockholm County. *Lancet*, 1983, 1 031-1 033.

[29] BERG A.A., BERGSTRAND R., JOHANSSON S., ULVENSTAM G. *et al.*, Declining trend in mortality after myocardial infarction. *Br. Heart J.*, 1984, *51*, 346-351.

[30] De VREEDE J.J.M., GORGELS A.P.M., VERSTRAATE G.M.P. *et al.*, Did prognosis after acute myocardial infarction change during the past 30 years? A meta-analysis. *J. Am. Coll. Cardiol.*, 1991, *18*, 698-706.

[31] GOLDMAN L., COOK F., The decline in ischemic heart disease mortality rates. Analysis of the comparative effects of medical interventions and changes in lifestyle. *Ann. Int. Med.*, 1984, *101*, 825-836.

[32] STAMLER J.,Lifestyles, major risk factors, proof and public policy. *Circulation*, 1978, *58*, 3-19.

[33] STAMLER J., Primary prevention of coronary heart disease : the last 20 years. *Am. J. Cardiol.*, 1981, *47*, 722-735.

[34] NATIONAL CENTER FOR HEALTH STATISTICS, Trends in serum cholesterol levels among US adults aged 20 to 74 years. Data from the National Health and Nutrition Examination Surveys, 1960 to 1980. *J.A.M.A.*, 1989, *257*, 937-942.

[35] JACOBS D., Risk factors changes in Minneapolis men. *In* Havlik Rj, Feinleb M, eds, *Proceedings of the conference on the decline in coronary heart disease mortality, Bethesda*, Maryland : National Institutes of Health, 1979, NIH Publication, N° 79, 1 610.

[36] LUEPKER R.V., JACOBS D.R., FOLSOM A., GILLUM R.F., TAYLOR H.L., BLACKBURN H., Trends in cardiovascular disease risk in 1973-1974 to 1980-1981. *Circulation*, 1982, *66*, Supp. II, II-284, abstr.

[37] BURKE G., SPRAKFA J.M., FOLSOM A.R., HAHN L.P., LVEPKER R.V., BLACKBURN H., Trends in serum cholesterol levels from 1980 to 1987. The Minnesota Heart Study. *N. Engl. J. Med.*, 1991, *324*, 941-946.

[38] SYTKOWSKI P.A., KANNEL W.B., D'AGOSTINO R., Changes in risk factors and the decline in mortality from cardiovascular disease. The Framingham Heart Study. *N. Engl. J. Med.*, 1990, *322*, 1 635-1 641.

[39] JACKSON R.T., BEAGLEHOLE R., STEWART A.W., STOKES Y., Serum lipids, body mass and exercise levels in Auckland, 1982. *NZ Med J.*, 1986, *99*, 97-100.

[39a] TUOMILEHTO J., PUSKA P., KORHONEN H., Trends and determinants of ischaemic heart disease mortality in Finland : with special reference to a possible levelling off in the early 1980s. *Int. J. Epidemiol.*, 1989, *18* (Suppl I) : S 109-117.

[40] WILHELMSEN L., JOHANSSON S., ULVENSTAM G. *et al.*, CHD in Sweden : mortality, incidence and risk factors over 20 years in Gothenburg. *Int J. Epidemiol*, 1989, *18* (Suppl. 1) : S 101 - S 108.

[41] VERSCHUREN W.M.M., BLOKSTRA M.A.A., BOERN G.J.M., KROMHOUT D., Trend in serum total cholesterol level in 110 000 young adults in the Netherlands, 1974 to 1986. *Am. J. Epidemiol.*, 1991, *134*, 1290-1302.

[42] KONISHI M., KOMACHI Y., HIROYASU I. *et al.*, Secular trends in atherosclerosis of coronary arteries and basal cerebral arteries in Japan. The Akita Pathology Study. *Arteriosclerosis*, 1990, *10*, 535-540.

[43] Statistical abstract of the United States : 1979, 100th ed. US Departement of commerce, Bureau of the census, Washington, DC, US Government Printing Office, 1979, 127.

[44] SLATTERY M.L., RANDALL D.E., Trends in coronary heart disease mortality and food consumption in the United States between 1909 and 1980. *Am. J. Clin. Nutr.*, 1988, *47*, 1 060-1 067.

[45] US Department of Agriculture. Nationwide Food Consumption Survey continuing survey of food intake by individuals, men 19-50 years, 1 day, Washington DC, USDA, 1985 (USDA report, 85-3).

[46] US Department of Agriculture. Nationwide Food Consumption Survey continuing survey of food intakes by individuals, women 19-50 years and their children 1-5 years, 1 day, Washington, DC, USDA, 1985 (USDA report, 85-1).

[47] STEPHEN A.M., WALD N.J., Trends in individual consumption of dietary fat on the United States, 1920-1984. *Am. J. Clin. Nutr.*, 1990, *52*, 457-469.

[48] Committee on Medical Aspects of Food Policy : *panel on diet in relation to cardiovascular disease*. London, DHSS, 1984.

[49] KORNITZER M., DRAMAIX M. for the B.I.R.N.H. Study Group Prevention of coronary heart disease : How far is the Belgian Population from the recommended nutritional goals and ideal serum cholesterol levels? *Eur. Heart J.*, 1988, *9*, 1 048-1 057.

[50] SEKIMOTO H., GOTO Y., GOYO Y. *et al.*, Changes of serum total cholesterol and triglycerides levels in normal subjects in Japan in the past twenty years. *Jpn. Cir. J.*, 1983, *47*, 1 351-1 358.

[51] BERTRAND M., *Consommation et lieux d'achats des produits alimentaires en 1983*. INSEE Résultats n° 6, Consommation – Mode de vie n° 2, 1989.

[52] WING S., HAYES C., HESS G. *et al.*, Geographic variation in the onset of decline of ischemic heart disease mortality in the United States. *Am. J. Public Health*, 1986, *76*, 1 404-1 408.

[53] WING S., CASPER M., RIGGAN W., HAYES C., TYROLER H.A., Socioenvironmental characteristics associated with the onset of decline of ischemic heart disease mortality in the United States. *Am. J. Public Health*, 1988, *78*, 923-926.

[54] MACKENBACH J.P., LOOMAN C.W.N., KUNT A.E., Geographic variation in the onset of decline of male ischemic heart disease mortality in the Netherlands. *Am. J. Public Health*, 1989, *79*, 1 621-1 627.

[55] MARMOT M.G., Mc DOWALL M.E., Mortality decline and widening social inequalities. *Lancet*, 1986, *2*, 274-276.

10

PRÉVENTION DES MALADIES CORONARIENNES, STRATÉGIES, RECOMMANDATIONS

Nous avons vu au long de l'ouvrage, la relation entre l'alimentation et les CI dans les études animales, les études *in vitro* et les études épidémiologiques, les résultats des essais d'intervention et des essais de régression de l'athérosclérose par le régime. Malgré les nombreuses questions qui restent en suspens, l'ensemble de ces données a permis d'isoler des facteurs alimentaires favorisant les CI et des facteurs protecteurs et a mené à proposer des modifications de l'alimentation en Prévention Primaire. En France, un Comité français de Coordination des Recherches sur l'Athérosclérose et le Cholestérol (ARCOL) a été créé [1]. Quatre rapports sont apparus de part et d'autre de l'Atlantique avec des recommandations pour la prévention des CI. En 1985, c'est la Conférence de Consensus Américaine [2]. En 1987, la Société européenne d'Athérosclérose propose ses Stratégies [3]. En février 1987, est publié le rapport du Groupe de travail de la Société de Cardiologie britannique sur la prévention des CI [4]. En 1988, enfin, c'est le National Cholesterol Education Program [5].

Nous n'envisageons ici que les méthodes de prévention visant à modifier les lipides sanguins et le rôle de l'alimentation dans celles-ci.

STRATÉGIES DE PRÉVENTION

Deux stratégies sont possibles pour diminuer le taux de cholestérol sérique [3] :

1. STRATÉGIE INDIVIDUELLE, portant sur les sujets à haut risque, porteurs d'une hyperlipidémie,
2. STRATÉGIE COLLECTIVE visant à diminuer le taux de cholestérol sérique dans la population entière.

STRATÉGIE BASÉE SUR LES SUJETS À HAUT RISQUE

Elle porte sur les sujets ayant un taux de cholestérol élevé, ceux chez qui la probabilité de l'apparition d'une CI est la plus forte. Cette stratégie suppose le dépistage des sujets ayant un taux élevé de cholestérol. Plusieurs types de dépistage sont possibles [3] : soit systématiques, soit occasionnels, soit sélectifs. Le dépistage sélectif porte sur les sujets ayant des antécédents familiaux de CI ou d'hypercholestérolémie, des signes cliniques (xanthome, xanthélasma) ou des facteurs de risque associés [3]. Le rendement de ce dépistage est insuffisant. Le dépistage systématique pose des problèmes économiques tels qu'il n'est pas proposé par l'ARCOL [1], ni par la Société européenne d'Athérosclérose [3], ni par la Société britannique de Cardiologie [4]. La fiabilité et la reproductibilité des techniques de dosage du cholestérol sérique sont en outre actuellement insuffisantes pour généraliser le dépistage systématique. Le dépistage occasionnel actuellement proposé repose sur les sujets à risque, le dépistage lors des visites d'incorporation militaire ou d'embauche, le dosage demandé à l'occasion d'une consultation médicale, quelqu'en soit le motif. Tous les adultes devraient avoir un examen de dépistage au moins une fois tous les cinq ans selon l'ARCOL [1].

STRATÉGIE COLLECTIVE

Elle repose sur une diminution du taux de cholestérol sérique au niveau de toute la population grâce à des modifications de l'alimentation. Elle apparaît ainsi bien adaptée à une prévention de masse des CI, celles-ci survenant en majorité chez des sujets ayant un cholestérol moyennement élevé. Les 10 % de la population ayant le taux de cholestérol sérique le plus élevé ne rendent compte que de 20 % des décès par CI [6, 7], 50 à 60 % des CI surviennent chez des sujets ayant une cholestérolémie en dessous du 75e percentile [8].

La stratégie collective suppose que le risque de CI croît avec la cholestérolémie et surtout qu'il n'y a pas de valeur seuil pathologique. Cette notion est maintenant bien admise depuis les résultats de l'étude du MRFIT menée chez 356 233 hommes [7]. Les modifications de l'alimentation proposées entraînent une diminution de la cholestérolémie d'autant plus importante qu'elle est au départ plus élevée [9]. Ses effets porteront ainsi aussi chez les sujets à haut risque. L'inconvénient de cette stratégie est qu'elle impose une modification de l'alimentation chez des sujets au départ à faible risque individuel quant à leur cholestérolémie. Cette notion est importante en France où l'incidence des CI est environ 3 fois moins importante que dans les pays d'Europe du Nord ou anglo-saxons.

Les deux stratégies ont été comparées dans une étude de simulation de Goldman [10]. En utilisant un modèle basé sur les coefficients de risque tirés de l'étude de Framingham, il estime l'incidence des CI pour les 25 prochaines années avec 2 types d'intervention : l'une basée sur les sujets ayant une cholestérolémie supérieure à 2,50 g/l, l'autre basée sur une diminution de la cholestérolémie chez l'ensemble de la population. Chez l'homme, la stratégie à haut risque entraînerait une diminution de l'incidence des CI de 8-10 % chez les sujets de 35 à 54 ans; de 6 % de 55 à 64 ans; de 3 % de 56 à 74 ans; 1 % de 75 à 84 ans. Un résultat comparable serait obtenu en stratégie collective avec une diminution de la cholestérolémie de 0,10 g/l ce qui parait réalisable. Par contre, chez la femme, il faudrait une diminution de la cholestérolémie de 0,23 g/l en stratégie collective pour obtenir les mêmes résultats que la stratégie à haut risque, ce qui ne parait pas réalisable.

Cette équipe a calculé, en utilisant le même modèle, le gain d'espérance de vie prévisible chez des sujets âgés de 35 ans en 1990 dont le taux de cholestérol sérique serait maintenu à 2 g/l. Pour le groupe entier, le gain d'espérance de vie est de 0,7 année chez l'homme, 0,8 année chez la femme. L'amélioration est nettement plus importante si l'on considère les sujets de 35 ans ayant au départ une cholestérolémie supérieure à 2 g/l. Le gain d'espérance de vie varie de 0,5 à 4,2 années selon la cholestérolémie initiale chez l'homme, 0,4 à 6,3 années chez la femme [ll].

COMPLÉMENTARITÉ DES STRATÉGIES

Les deux stratégies ne sont en fait pas opposables mais complémentaires. La stratégie collective parait devoir être mise en jeu en premier, mais elle est évidemment insuffisante. Les sujets ayant des hypercholestérolémies sévères ne seront pas suffisamment améliorés, ils doivent donc être dépistés et traités.

La complémentarité des deux stratégies est bien illustrée dans le travail de Lewis (fig. 49).

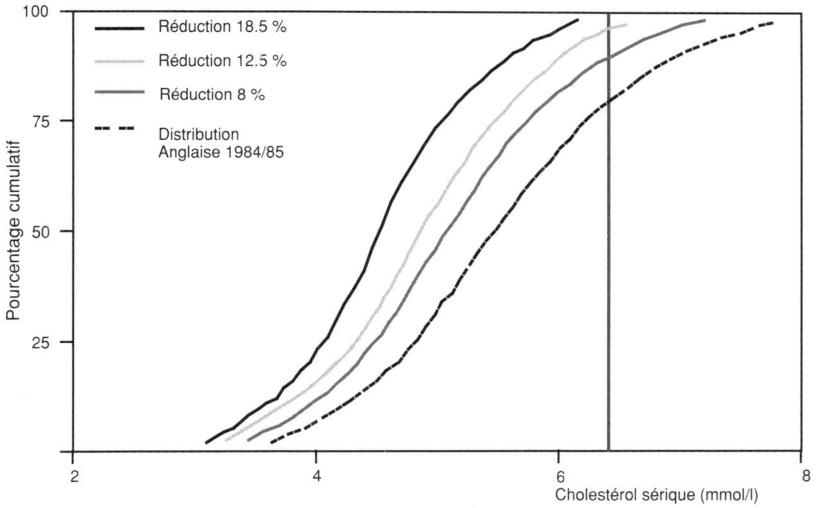

FIG. 49. – *Effets prédictifs de différentes réductions de l'apport en cholestérol alimentaire sur la distribution de la cholestérolémie d'une population anglaise* (LEWIS).

Il a calculé en utilisant l'équation de Keys [9] l'effet sur la distribution de la cholestérolémie d'une population anglaise d'une réduction du cholestérol alimentaire de 8 %, 12,5 % et 18,5 %. La figure 49 montre bien que la réduction de la cholestérolémie est la plus importante pour les valeurs les plus élevées de la distribution. Une réduction de la cholestérolémie de la population de 7 à 9 % diminuerait le nombre des sujets ayant une cholestérolémie supérieure à 6,5 mmol/l (2,5 g/l) de 23 % à 10-13 % [12]. La stratégie collective permet donc de diminuer l'incidence des hypercholestérolémies importantes, il reste à déterminer une stratégie de dépistage de ces sujets.

RECOMMANDATIONS

La mise en œuvre d'une politique de prévention collective des CI basée sur la réduction du taux de cholestérol repose sur des modifications de l'alimentation. Les mesures proposées seront associées à une lutte contre le tabagisme, la sédentarité, l'hypertension artérielle, l'obésité [3].

RECOMMANDATIONS POUR LA POPULATION GÉNÉRALE

La Société Européenne d'Athérosclérose [3] a proposé en 1987 huit mesures analogues (tableau LIV) à celles de la Conférence de Consensus Américaine de 1985 [2], de la Société britannique de Cardiologie [4], de l'OMS de 1982 [6] et au dernier rapport concernant les Populations du National Cholesterol Education Program [13].

TABLEAU LIV. – RECOMMANDATIONS DES DIFFÉRENTES SOCIÉTÉS À LA POPULATION GÉNÉRALE

	Graisses totales % cal. totales	*Graisses saturées % cal. totales*	*Graisses poly-insaturées % cal. totales*	*P/S*	*Cholestérol alimentaire mg/jour*
NCEP 1990	30	10			300
Conférence de consensus 1987	30	10	10		300
Société européenne d'athérosclérose 1987	30	10	encouragées		300
Société britanique de cardiologie 1987	35	15		0,45	
OMS 1982	20-30		moins de 10		300

— Contrôle de l'excès pondéral par une diminution de l'apport calorique et une augmentation de l'activité physique adaptée à l'âge et à l'état cardio-respiratoire.

— Réduction des graisses totales à 30 % ou moins des calories totales.

— Réduction des acides gras saturés à 10 % ou moins des calories totales.

— Réduction du cholestérol alimentaire à moins de 300 mg par jour.

— Augmentation de la consommation de glucides complexes.

— Augmentation de la consommation d'acide oléique, acide gras monoinsaturé et d'acide linoléique, acide gras polyinsaturé.

— Augmentation de la consommation de fruits, de végétaux et de céréales riches en fibres, en particulier les légumes.

— Modération de la consommation de sel.

La justification de ces mesures (tableau LV) peut être détaillée.

TABLEAU LV. – RECOMMANDATIONS DE LA SOCIÉTÉ EUROPÉENNE D'ATHÉROSCLÉROSE À LA POPULATION GÉNÉRALE

1 – Contrôle de l'excès de poids par une diminution de l'apport calorique et une activité physique adaptée.
2 – Apport en graisses totales inférieur à 30 % des calories.
3 – Apport en acides gras saturés à moins 10 % des calories.
4 – Apport en cholestérol alimentaire inférieur à 300mg/jour.
5 – Augmentation de la consommation de glucides complexes.
6 – Augmentation de la consommation d'acide oléique (acide gras monoinsaturé) et d'acide linoléique (acide gras polyinsaturé).
7 – Augmentation de la consommation de fruits, de céréales et de légumes riches en fibres.
8 – Modération de l'apport en sel.

a) L'obésité est un facteur de risque indépendant, associé en outre à une élévation des LDL et des triglycérides et à une baisse des HDL. Il y a des arguments récents qui indiquent qu'une élévation, même modérée, du tissu adipeux responsable chez l'adulte jeune d'un excès pondéral de 10 à 30 % est un facteur de risque indépendant de CI [14]. Certains patients sont très sensibles à la restriction calorique et normaliseront leur taux de LDL [5]. L'obésité est associée à une diminution de la tolérance au glucose et à l'hypertension artérielle qui seront améliorées par la restriction calorique [13]. Les régimes de restriction calorique excessifs seront évités, ils sont en général mal acceptés et mal suivis et les patients reviennent à leur poids initial dès qu'ils reprennent leur alimentation habituelle. Le but de la restriction calorique est de se rapprocher du poids idéal défini par des tables de normalité ou par un rapport tour de taille/tour de hanche inférieur à 0,8 chez la femme à 1 chez l'homme [14]. L'amaigrissement souhaitable est de 0,5 à 1 kg par semaine. Des exercices physiques réguliers, adaptés à l'âge et à l'aptitude des sujets, seront associés à la restriction calorique. Ils auraient l'avantage de diminuer l'appétit [5].

b) La réduction des graisses totales (tableau LVI) à 30 % des calories a le double but de diminuer la quantité d'acides gras saturés et de diminuer l'apport calorique, les

TABLEAU LVI. – TENEUR EN LIPIDES DES PRINCIPAUX ALIMENTS (Ch. SIMON)* (PARTIE COMESTIBLE AVANT CUISSON POUR 100 G DE L'ALIMENT)

Viandes	4-30 %	*Céréales-féculents*	
Charcuterie	25-40 %	farine	1 %
Poissons : gras	12 %	riz	0,1-0,5 %
demi-gras	5 %	pain	1 %
maigres	0,3 %	pâtes	0,4-1 %

* d'après SIMON Ch., *Rev. Prat.*, 1991, *41*, 481-484.

TABLEAU LVI. – TENEUR EN LIPIDES DES PRINCIPAUX ALIMENTS (Ch. SIMON)*
(PARTIE COMESTIBLE AVANT CUISSON POUR 100 G DE L'ALIMENT)

Œufs	12 %	pommes de terre	0 %
Laitages		*Légumes*	< 1 %
lait entier	3,6 %		
lait demi-écrémé	1,8 %	*Fruits*	0 %
lait écrémé	0,1 %		
yaourt	1,5 %		
fromages frais 40 %	10 %		
fromages affinés	25 %	*Produits sucrés*	
fromages pressés cuits	32 %	confiture	0 %
fromages fondus	22 %	jus de fruit	0 %
beurre	81 %		
beurre allégé	42 %		
Matières grasses			
huiles	100 %		
margarines	83 %		

* d'après SIMON Ch., *Rev. Prat.*, 1991, *41*, 481-484.

graisses apportant 9 kcal par gramme. Seuls, quelques grammes de graisses sont nécessaires chaque jour pour apporter les acides gras essentiels [14].

L'alimentation actuelle apporte 36 % de graisses aux États-Unis [13], 36 % dans l'étude alimentaire menée dans les trois centres MONICA français (tableau LVII) [15]. La teneur en graisses totales de l'alimentation est plus élevée dans le Royaume-Uni, 42,6 % en 1983 [16]. C'est pour cette raison que la Société Britannique de Cardiologie ne recommande de diminuer l'apport en graisses totales qu'à 35 % des calories [4]. Dans le passé, des restrictions plus importantes des graisses totales ont été proposées, jusqu'à 20 % des calories. De telles restrictions diminuent beaucoup la saveur de l'alimentation et sont mal acceptées [5]. Elles abaissent en outre le taux de HDL cholestérol, ce qui est néfaste, en particulier chez la femme [17].

c) L'apport en graisses saturées doit être inférieur à 10 % des calories. La teneur de l'alimentation en acides gras saturés est de 15 % des calories dans l'étude MONICA française [15]. En Italie, la teneur en acides gras saturés de l'alimentation n'est que de 12,7 % [18]. Les graisses saturées sont essentiellement d'origine animale (tableau LVIII).

Elles sont présentes en grandes quantités dans le beurre, le lait entier, la crème, les fromages gras, les margarines solides, la viande rouge (à l'exception des tranches maigres), la charcuterie, le canard et l'oie. De nombreux gâteaux, pâtisseries, biscuits sont

TABLEAU LVII. – CONSOMMATION ALIMENTAIRE EN POURCENTAGE DES CALORIES TOTALES DANS TROIS RÉGIONS FRANÇAISES (JOST)

	Bas-Rhin	*Haute-Garonne*	*Lille*	*Les trois régions*
Protéines	15	16	15	15
Hydrates de carbone	38	41	36	39
Graisses	37	34	36	36
Graisses saturées	15	13	15	15
Graisses polyinsaturées	6	6	5	6
Graisses monoinsaturées	13	13	12	13

TABLEAU LVIII. – TENEUR EN ACIDES GRAS SATURÉS DES PRINCIPAUX ALIMENTS (SIMON CH.)

	Lipides %	*Acides gras saturés (% lipides)*
Viandes		
Bœuf maigre (steak)	4	50
Bœuf demi-gras (faux-filet)	7-10	50
Bœuf gras (entrecôte)	11-20	50
cheval	2	30
poulet	4	35
veau	2	50
agneau (gigot)	15-20	50
porc	10-20	40
saucisse	30	40
Œuf	12	35
Laitages		
Lait entier	3,6	66
fromages	22-32	66
beurre	81	66

* d'après Chantal SIMON, *Rev. Prat.*, 1991,41,481-484.

préparés avec des graisses animales. Quelques huiles végétales sont riches en acides gras saturés : l'huile de noix de coco, l'huile de palme, l'huile de graines de coton.

d) La ration de cholestérol alimentaire ne doit pas dépasser 300 mg/jour. Le cholestérol alimentaire élève la cholestérolémie de façon variable selon les individus, dépendant en partie de la teneur en acides gras saturés et polyinsaturés de l'alimentation. Il contribue par ailleurs à la production de remnants de chylomicrons riches en cholestérol qui sont athérogènes [5]. L'alimentation actuelle des pays occidentaux apporte plus de 500 mg par jour de cholestérol, 554 mg dans l'étude française MONICA [15]. Le jaune d'œuf est très riche en cholestérol ainsi que la cervelle, les abats, le beurre et la crème, les fromages gras, la crevette et la langouste, les viandes de mouton, de porc et de bœuf, certains poissons comme le maquereau et le sprat (tableau LIX).

TABLEAU LIX. – TENEUR EN CHOLESTÉROL DE CERTAINS ALIMENTS en mg POUR 100 G (CREFF)*

Produits laitiers	
lait entier	14
crème épaisse	124
beurre	260
Œuf	
jaune d'œuf	1 560
Viandes	
bœuf	67
veau	84
porc	60
mouton	77
poulet	95
Poissons	44-85
sprat	170
Crustacés (1)	
langouste	208
crevette	226
Abats	225-400
cervelle de veau	1 810

* d'après CREFF AF., *Manuel de diététique en pratique médicale courante*, Masson, Paris, 1987.
(1) le cholestérol se trouve dans la tête, peu dans le corps.

e) Les glucides complexes peuvent être utilisés pour remplacer les graisses saturées afin de maintenir une ration calorique suffisante. La quantité souhaitable est de 50 à 60 % des calories [5], l'alimentation actuelle n'en contenant que 40 % (39 % dans l'étude MONICA française) [15]. Les glucides complexes devraient constituer plus de 50 % de la ration glucidique, les sucres rapides ne devant pas être augmentés [15]. Les glucides complexes sont apportés par les céréales (pain, pâtes, semoule, couscous, riz, maïs, tapioca, flocons d'avoine), les légumes (pommes de terre, pois, haricots, lentilles), les fruits. Ce type d'alimentation peut entraîner une légère élévation du taux des triglycérides.

f) La quantité d'acides gras polyinsaturés doit être augmentée pour remplacer les acides gras saturés. Le rapport P/S (acides gras polyinsaturés/acides gras saturés) de l'alimentation devrait se rapprocher de 1, il est en France de 0,44 [15]. Le principal acide gras polyinsaturé de la série Oméga 6 est l'acide linoléique. On le trouve (tableau LX) essentiellement dans certaines huiles végétales (tournesol, noix, maïs, soja), dans les margarines au tournesol.

TABLEAU LX. – TENEUR EN ACIDES GRAS DES HUILES VÉGÉTALES (APFELBAUM)*

	Acides gras saturés % total acides gras	*Acides gras monoinsaturés % total acides gras*	*Acides gras polyinsaturés % total acides gras*
Arachide	21	57	22
Olive	12	81	7
Colza	7	64	29
Carthame	9,3	13,3	77,4
Maïs	13,5	28,9	57,6
Noix	7	20	73
Pépin de raisin	7	20	73
Soja	16,5	25,5	58
Tournesol	14	22	64

* d'après APFELBAUM M., *Abrégé de diététique et de nutrition*, Masson, Paris, 1982.

La quantité souhaitable d'acide linoléique dans l'alimentation est de 6 à 8 % des calories [19]. Un acide gras polyinsaturé de la série Oméga 6 est intéressant, l'acide alpha-linolénique. On en retrouve (tableau LXI) dans les huiles de soja, de colza et de noix. La quantité souhaitable serait de 0,5 à 1 % des calories [19].

Une autre catégorie d'acides gras polyinsaturés existe, les acides Oméga-3 que l'on retrouve dans les huiles de poisson et dans le poisson. Les acides gras Oméga-3 polyinsaturés principaux sont l'acide eicosapentaenoïque et l'acide docosahexaenoïque. En grande quantité, ils diminuent le taux de triglycérides [14]. Il n'y a actuellement pas d'arguments pour un effet favorable sur le LDL-cholestérol et ils ne sont

TABLEAU LXI. – TENEUR EN ACIDE LINOLÉIQUE ET EN ACIDE LINOLÉNIQUE DES HUILES VÉGÉTALES (APFELBAUM)*

	Acide linoléique % total acides gras	*Acide linolénique % total acides gras*
Arachide	20-29	traces
Colza	12-16	7-9
Coprah	2,5	traces
Noix	69-78	3-13
Olive	7	traces
Palme	10	traces
Soja	50-60	6-10
Tournesol	55-65	traces
Maïs	45-50	traces
Pépins de raisin	70	traces

* d'après APFELBAUM M., *Abrégé de diététique et de nutrition*, Masson, Paris, 1982.

pas recommandés pour diminuer le taux de cholestérol sérique [14]. Ils restent cependant un aliment intéressant, riche en protéines, en vitamine D et en iode, et représentent un aliment de substitution utile des viandes animales.

La consommation d'acides gras monoinsaturés doit être augmentée pour remplacer les acides gras saturés. La quantité recommandée est de 10 à 15 % des calories, ce qui correspond à l'alimentation habituelle de certaines populations de la région méditerranéenne où l'incidence des CI est faible [14]. Le principal acide gras monoinsaturé est l'acide oléique que l'on retrouve dans l'huile d'olive. Son usage est souhaitable pour remplacer le beurre ou les graisses animales de cuisson, dans les salades.

g) La quantité de fibres alimentaires doit être augmentée. Les fibres insolubles comme la cellulose ont peu d'effets sur le taux de cholestérol sérique mais elles ont un effet favorable sur la diverticulose et le cancer coliques [5]. On en trouve dans le pain de blé complet et dans d'autres aliments naturels. Ce type d'aliments procure une sensation de satiété, leur pouvoir calorique est faible, ils sont donc intéressants dans les régimes de restriction calorique. L'autre catégorie de fibres alimentaires est constituée par les fibres solubles formant gel, comme les pectines et les gommes. Elles ont un effet hypocholestérolémique modéré [20]. On en trouve dans les fruits et en particulier la pomme, les légumes comme les haricots rouges, les lentilles, les pois chiches et la pomme de terre, l'avoine en flocons ou en gâteaux.

h) L'apport de sel par l'alimentation doit être diminué. Dans les pays développés, l'alimentation apporte 4 à 6 g de sel par jour, alors que la quantité indispensable n'est que de 0,2 g/jour [14]. Il est recommandé de ne pas dépasser 3 g de sel par jour [14]. Dans l'alimentation occidentale un tiers de l'apport en sel est fourni par l'alimentation naturelle, un tiers provient du sel ajouté lors de la préparation de l'aliment, un tiers est ajouté au moment de la consommation des aliments [14]. Les aliments les plus riches en sel sont les viandes fumées et séchées, les poissons fumés et séchés, les crustacés, les coquillages, la charcuterie, les conserves, la choucroute, les fromages salés, le pain et les biscottes, certaines eaux minérales (Vichy, Badoit).

La consommation d'alcool n'est pas recommandée pour diminuer le cholestérol sérique. Compte tenu de son apport calorique (1 g d'alcool = 7 kcal) et de ses effets sur la tension artérielle, l'apport quotidien ne doit pas dépasser 25 à 30 g [3].

En dehors de ces règles spécifiques, l'alimentation doit être adéquate sur le plan nutritionnel et apporter les quantités indispensables de vitamines, de sels minéraux et de nutriments essentiels. Elle doit être variée et comporter les grands groupes d'aliments, adaptée à chaque individu selon ses goûts, sa situation sociale et culturelle.

Les différentes recommandations ont des effets additifs sur la réduction du cholestérol sérique [21]. Ces recommandations diététiques multifactorielles permettent de proposer des modifications modérées dans la consommation des différents aliments, susceptibles ainsi d'être mieux acceptées.

ÉTUDES COMMUNAUTAIRES

Les résultats des rares études communautaires effectuées confirment que les recommandations alimentaires diminuent la cholestérolémie moyenne.

En North Karelia, en Finlande, au bout de 5 ans, la cholestérolémie moyenne a diminué de 4,1 % chez l'homme, l, 2 % chez la femme [22]. Au bout de dix ans, il persiste une diminution de 3 % chez l'homme, l % chez la femme [23].

Dans l'étude Stanford Three Community, un programme d'éducation pendant deux ans dans deux communautés, entraîne une baisse de la cholestérolémie de 3 % par rapport à une communauté contrôle [24].

Dans le Stanford Five-City Project, un programme d'éducation pendant 30 à 64 mois dans deux communautés, entraîne une baisse de la cholestérolémie moyenne de 2 % par rapport à deux communautés contrôles [25].

La Brisighella Heart Study est un essai d'intervention entrepris en 1984 dans une commune rurale d'Italie, portant sur 1 500 sujets. Huit mois après le début du programme d'éducation, la cholestérolémie a diminué de 2,67 g/l à 2,17 g/l chez l'homme, de 2,92 g/l à 2,40 g/l chez la femme [26]. On peut s'étonner des valeurs très élevées de la cholestérolémie initiale, l'échantillon de la population n'étant pas sélectionné et l'étude d'observation précédemment effectuée sur le même site ayant retrouvé des valeurs nettement inférieures.

GROUPES PARTICULIERS

Enfants

L'application des recommandations générales aux enfants a soulevé des débats, en particulier de la part de l'Académie Américaine de Pédiatrie (A.A.P.). La première question concerne l'âge à partir duquel les recommandations peuvent être appliquées. Pour la Conférence américaine de Consensus, c'est à partir de 2 ans [2], pour la Société européenne d'Athérosclérose, c'est aussitôt que possible, [3], pour la Société britannique de Cardiologie, c'est à partir de 5 ans [4]

L'alimentation du nourrisson comporte 50 % des calories apportées par les graisses du lait et le passage à 35 % des calories doit se faire progressivement pour prévenir toute sous-nutrition [27]. Après ce passage, le type d'alimentation recommandé par les trois Sociétés est le même que celui des adultes [28]. L'A.A.P. a une position différente. Ils considèrent que durant les 2 premières décennies, l'apport en graisses devrait être maintenu entre 30 et 40 % des calories pour éviter des retards de croissance [29]. Dans un rapport très récent de Neuf Sociétés Américaines, dont l'A.A.P., il est recommandé d'augmenter la consommation d'aliments riches en calcium chez les adolescents, en particulier les produits laitiers pauvres en graisses, pour retarder la perte de la masse osseuse et les fractures qui surviennent plus tard dans la vie. Il est aussi recommandé pour éviter la carence en fer, la consommation de viande rouge maigre, de poisson et de céréales riches en fer et, pour éviter les caries, de limiter la consommation d'aliments riches en sucres [30].

Un programme d'éducation visant à modifier les facteurs de risque a été mené chez des enfants de 8 à 9 ans dans 2 quartiers de New York. Les enfants ont été assignés au hasard au groupe d'intervention ou au groupe contrôle. Au bout de 5 ans, le taux de cholestérol total sérique des enfants des groupes d'intervention diminue de 5,1 % dans un quartier, 2,9 % dans l'autre quartier. Cette baisse s'accompagne d'une diminution de la consommation de graisses, d'une augmentation de la consommation d'hydrates de carbone. Il n'y a par contre pas de modification des autres facteurs de risque (tabac, activité physique) [31]. Une étude comparable en Finlande montre une diminution de 2 % de la cholestérolémie et de 60 % de la consommation de tabac [32]. En Norvège, des résultats similaires ont été obtenus : diminution de la cholestérolémie de 4 %, de la consommation de tabac de 40 % [33].

Sujets âgés.

L'élévation du taux de cholestérol sérique est un facteur de risque moins important chez les sujets âgés. Les recommandations devront être moins restrictives que chez l'adulte, certains auteurs ne les proposant pas. Elles veilleront surtout à éviter une dénutrition dont le risque est réel à cet âge [34].

Femmes

Chez la femme, l'élévation importante du taux de cholestérol total sérique et des LDL est un facteur de risque de CI. Dans la population générale cependant, la diminution du taux de HDL-cholestérol est un facteur de risque plus important que l'élévation du taux de LDL comme l'ont montré les études de Framingham [35], de Donolo [36], les Lipid Research Clinics [37]. Or, les recommandations alimentaires générales pour diminuer le taux sérique de cholestérol total peuvent entraîner une diminution non seulement des LDL, mais aussi chez la femme des HDL [38, 39]. Les acides gras monoinsaturés, par contre, quand ils sont substitués aux acides gras saturés n'entraînent pas de diminution des HDL [40, 41, 42, 43]. Le débat reste actuellement ouvert sur la nécessité de modification de l'alimentation chez la femme dans la population générale et sur le type de recommandations alimentaires [17].

MISE EN ŒUVRE DES RECOMMANDATIONS

La mise en œuvre de ces recommandations impliquerait une véritable coopération entre les professionnels de la Santé, l'État et les Institutions Sanitaires, les Associations de Santé, les établissements scolaires, les industries alimentaires et de distribution, les Associations de Consommateurs. La coopération devrait porter sur plusieurs points [2, 3, 13] :

1. Éducation nutritionnelle à l'école sur les principes alimentaires recommandés, sur la composition des principaux aliments.

2. Campagnes d'information générale promues par les Institutions utilisant les différents médias. L'information porterait sur les principes alimentaires, la composition des aliments, les modes de préparation et de cuisson des aliments, les modes de conditionnement alimentaire.

3. Les étiquettes des produits alimentaires devraient indiquer clairement et simplement la composition des aliments avec l'origine des graisses et leur quantité, le pourcentage de graisses saturées, monoinsaturées et polyinsaturées, la teneur en cholestérol.

4. Des aliments pauvres en graisses saturées, riches en hydrates de carbone et en fibres devraient être disponibles à des prix abordables dans les restaurants scolaires et d'entreprises.

5. L'industrie alimentaire devrait augmenter ses efforts pour proposer des aliments au goût agréable, pauvres en graisses saturées et en cholestérol.

6. Une coopération entre l'État et l'Industrie Alimentaire faciliterait la promotion et la commercialisation des aliments recommandés par des subventions et une politique de prix.

7. Les programmes d'enseignement pour les médecins, les professionnels de la Santé et de l'Enseignement devraient inclure des informations sur les principes alimentaires recommandés et les maladies cardiaques.

La publication récente [44] dans une grande revue médicale internationale d'une recette de cuisine pour diminuer la teneur en acides gras saturés de la viande souligne l'actualité des mesures proposées. La commercialisation de différents types d'aliments allégés a nettement augmenté ces dernières années. Plusieurs types d'aliments se sont répandus, aliments à teneur réduite en sucre, aliments moins riches en graisses, boissons sans alcool. L'efficacité de ces produits n'est pas toujours évidente. Ainsi, dans une étude américaine sur plus de 7 000 femmes, une population consomme régulièrement des édulcorants et des produits allégés, l'autre population n'en consomme pas. Au bout d'un an, les femmes qui consomment des édulcorants ont davantage grossi que l'autre population [45]. Par contre, ces produits sont intéressants [46] chez les patients qui suivent un régime qui a déjà porté ses fruits, avec une réduction pondérale. Ils leur permettent un accès au goût sucré, qui serait un penchant naturel chez l'homme [47]. Les produits appauvris en graisses permettraient de diminuer effectivement la consommation des lipides [48].

CONSOMMATION ET COMPORTEMENT ALIMENTAIRE

Le succès de la mise en route des recommandations alimentaires proposées nécessite une bonne connaissance de la consommation alimentaire actuelle et implique une analyse des comportements alimentaires. Les premiers résultats de l'enquête alimentaire du projet EURONUT [49] dans le cadre du protocole MONICA apportent des renseignements sur la consommation dans les pays européens.

De Craene compare la consommation de graisses alimentaires à Ghent et à Charleroi. Elle est significativement plus élevée à Charleroi [50].

Evans a recherché à Belfast quels sont les aliments qui apportent les graisses alimentaires. Quatre types d'aliments apportent plus de 50 % de graisses saturées : le beurre (20 % du total des graisses saturées), le lait entier (12,7 %), biscuits et cakes (12 %), viandes préparées (11,7 %) (tableau LXII) [51].

TABLEAU LXII. – SOURCES ALIMENTAIRES DES ACIDES GRAS SATURÉS À BELFAST (EVANS)

	Pourcentage du total des graisses saturées	*Pourcentage cumulatif*
Beurre	20,0	20,0
Lait entier	12,7	32,7
Biscuits et cakes	12,0	44,7
Viandes préparées	11,7	56,4
Viandes fraîches	8,3	64,7

La consommation de graisses totales varie peu entre Belfast (100,3 g/jour), Cambridge (102,3 g/jour), Edimburgh (115 g/jour). Par contre, si à Belfast le beurre apporte 13,7 % des graisses totales, en Angleterre, il n'apporte que 7,1 % [51].

Nicaud a comparé dans le cadre du projet MONICA la consommation alimentaire dans trois régions de France : le Bas-Rhin, la Haute-Garonne, la Communauté Urbaine de LILLE. [52] Ce travail est une bonne évaluation de la consommation française actuelle, nous verrons qu'il y a des disparités régionales.

Ces études menées en Europe ou dans d'autres pays ont permis de mettre en évidence certains facteurs de comportement alimentaire. Il y a ceux qui sont bien connus comme l'âge et le sexe, de même qu'il est évident que la saison influe sur la consommation des fruits et légumes. Trois facteurs socio-environnementaux apparaissent déterminants dans le comportement alimentaire :

1 — Le niveau d'éducation :

En Belgique, la consommation de graisses est inversement proportionnelle au niveau d'éducation chez l'homme [50]. Ce facteur intervient de façon positive dans l'étude des trois régions françaises (tableau LXIII) pour la consommation de fruits, de façon négative pour la consommation de pain et d'huile [52]. Dans l'étude Minnesota Heart Survey, les femmes qui ont le niveau d'éducation le plus élevé consomment significativement moins de graisses et plus de glucides complexes. Chez les hommes, l'indice lipidique de Keys diminue avec le niveau d'éducation. La consommation de fibres est parallèle au niveau d'éducation [53]. Ces résultats sont une sorte de confirmation de l'efficacité des messages sur la prévention qui touchent d'abord les milieux les plus éduqués.

2 — La catégorie socioprofessionnelle :

Dans l'étude des trois régions françaises, les agriculteurs ont la ration calorique la plus élevée [52]. La deuxième étude de Whitehall menée chez 10 314 sujets travaillant dans des services civils montre l'influence du grade sur la consommation ali-

TABLEAU LXIII. – VARIATIONS DES DENSITÉS ALIMENTAIRES (g/1 000 kilocalories) SELON LE NIVEAU D'ÉDUCATION (NICAUD)

Niveau d'études	*Fruits*	*Pain*	*Huile*
Primaire	65,8	69,5	6,9
Secondaire	72,1	60,5	6,7
Supérieur	102,4	58,5	6,3
Test ajusté	p < 0,001	p < 0,05	p < 0,05

mentaire. Les sujets ayant les grades les plus élevés consomment d'avantage de produits laitiers allégés, de pain complet, de fruits et de légumes, la différence est significative avec les sujets des grades les moins élevés [54]. Il faut rappeler que la 1re étude de Whitehall a montré que la mortalité chez les sujets des grades les plus élevés est 3 fois moins importante que chez les sujets des grades les moins élevés [55]. Il est intéressant de remarquer qu'il n'y a pas de différence significative du taux de cholestérol entre les différents grades [54].

3 — La région

C'est en fait la région qui est le plus important facteur de variation du comportement alimentaire dans l'étude des trois régions françaises [52], dans l'étude Belge [50] ou dans d'autres travaux [56]. La Haute-Garonne a une alimentation de type méditerranéen avec une importante consommation d'huile, de légumes, de fruits et de vin, la Région du Nord consommant davantage de beurre et de bière (tableau LXIV). Ces résultats rappellent que l'alimentation est autant un phénomène physiologique et médical que social et culturel [47] et montrent l'intérêt des études écologiques. Celles-ci portent sur des populations comme unités d'analyse. Elles se différencient de l'épidémiologie clinique dont le but est de rechercher une relation entre une maladie et un facteur de risque à l'échelon individuel. Les études écologiques recherchent les mécanismes de production d'une maladie au sein de la population toute entière, conçue comme un système organisé avec son histoire, sa culture, son développement social et économique, ses traditions alimentaires [56].

TABLEAU LXIV. – VARIATIONS DES DENSITÉS ALIMENTAIRES (g/1 000 kilocalories) SELON LA RÉGION (NICAUD)

Régions	*Viandes charcuteries*	*Fromages*	*Légumes frais*	*Pommes de terre*	*Fruits*	*Céréales*	*Pain*	*Beurre*	*Huile*	*Vin*	*Œufs*
C.U Lille	79,7	18,3	87,4	77,3	69,1	14,8	53,9	8,4	6,2	117,7	13,4
Bas-Rhin	78,2	13,5	84,5	56,9	55,8	22,0	60,7	9,3	6,2	110,1	13,6
Haute-Garonne	74,0	19,1	113,8	50,5	90,0	18,8	78,6	5,4	7,8	136,9	12,9
Test ajusté	NS	*	*	*	*	*	*	*	*	*	NS

* = p < 0,001 – NS = Non significatif.

LIMITES DE CES STRATÉGIES ET RECOMMANDATIONS

Les recommandations actuelles pour la prévention des CI sont à peu près les mêmes dans tous les pays avancés [57], elles ont des bases médicales peu contestables. Leur limite principale est qu'elles sont basées sur un seul objectif, la réduction du taux de cholestérol sérique. Si celui-ci est indiscutablement un important facteur de risque de CI, son pouvoir prédictif reste faible. La prise en compte du taux de HDL-cholestérol, des triglycérides et la mesure de la lipémie post-prandiale augmentent le pouvoir prédictif de CI. Si l'on prend comme objectif une modification de ces 4 facteurs lipidiques plasmatiques, les recommandations alimentaires sont éventuellement à modifier.

En effet, les glucides élèvent les triglycérides et diminuent le taux de HDL-cholestérol, les acides gras polyinsaturés diminuent le taux de HDL-cholestérol. Ces considérations nécessitent des études supplémentaires, comme cela a été récemment souligné par un groupe de travail [58]. D'autres travaux sont aussi nécessaires pour déterminer l'importance de l'effet protecteur de la teneur en antioxydants naturels de l'alimentation, isoler les facteurs alimentaires les plus efficaces. La mise au point de tests de laboratoire simples de l'oxydation des LDL pourrait améliorer le pouvoir prédictif de CI.

La deuxième limitation des stratégies et recommandations actuelles est qu'elles ne tiennent pas compte du deuxième mécanisme impliqué dans la pathogénie des CI, la thrombose, où l'on retrouve le rôle des triglycérides [59]. Les recommandations alimentaires actuelles devraient inclure le poisson et les huiles de poisson dont le rôle antithrombotique a été montré.

La mise en œuvre des recommandations doit être adaptée aux facteurs socio-environnementaux et géographiques de la consommation alimentaire. La baisse de la consommation de tabac dans les milieux les plus favorisés a été suivie par un marketing plus agressif auprès des classes plus défavorisées, de même que pour les aliments riches en graisses [60]. Cette évolution contribue à accroître l'inégalité sociale face au risque de CI et doit être contrebalancée par des interventions préférentielles dans ces milieux plus exposés. La subsistance en France des styles alimentaires régionaux [56], fruits de l'histoire et du développement économique, incite à la mise en œuvre de campagnes de sensibilisation adaptées à l'échelon régional.

Une autre question posée par les recommandations concerne son champ d'application. Les recommandations diététiques s'appliquent-elles à toute la population ? Une récente revue de 19 études a montré qu'un taux bas de cholestérol augmente le risque de mortalité par cancer, de mortalité non cardio-vasculaire et non liée au cancer [61]. Les recommandations diététiques ne s'appliquent pas à cette population. Celle-ci est cependant numériquement faible dans les pays occidentaux, 6,3 % des hommes et 4,9 % des femmes [61]. Les recommandations diététiques s'appliquent-elles à la femme ? Dans la revue déjà citée, il y a une forte relation positive entre le taux de cholestérol et la mortalité par CI, par contre la relation est beaucoup plus faible avec la mortalité cardio-vasculaire [61]. Nous manquons aujourd'hui d'études de taille suffisante pour affirmer que les recommandations diététiques proposées sont bénéfiques pour la femme.

BIBLIOGRAPHIE

[1] CONSEIL D'ADMINISTRATION D'ARCOL, Consensus français sur le cholestérol et les dyslipoprotéinémies. *Revue Prat.*, 1986, *39*, 972-974.

[2] NATIONAL INSTITUTES OF HEALTH, Consensus development conference statement. Lowering blood cholesterol to prevent heart disease. *J.A.M.A.*, 1985, *253*, 2 080-2 090.

[3] EUROPEAN ATHEROSCLEROSIS SOCIETY, Strategies for the prevention of coronary heart diseases : a policy statement of the European Atherosclerosis Society. *Eur. Heart J.*, 1987, *8*, 77-88.

[4] BRITISH CARDIAC SOCIETY, *Report of British Cardiac Society working group on coronary disease prevention*. London, British Cardiac Society, 1987.

[5] Report of the National Cholesterol Education Program Expert Panel on detection, evaluation and treatment of high blood cholesterol in adults. *Arch. Intern. Med.*, 1988, *148*, 36-69.

[6] WORLD HEALTH ORGANISATION, *Prevention of coronary heart disease*. Report of a WHO Expert Committee. World Health organisation technical report Series, 678, World Health Organisation, Geneve, 1982.

[7] STAMLER J., WENTWORTH D., NEATON J.D., Is relationship between cholesterol and risk of premature death from coronary heart disease continuous and graded? Findings in 356 222 primary screenes of the Multiple Risk Factor Intervention Trial (MRFIT). *J.A.M.A.*, 1986, *256*, 2 823-2 828.

[8] ROSE G., Strategy for prevention : lessons from cardiovascular disease. *Br. Med. J.*, 1981, *282*, 1847-1851.

[9] KEYS A., ANDERSON J.T., GRANDE F., Serum cholesterol response to change in the diet. III. Differences among individuals. *Metabolism*, 1968, *14*, 766-775.

[10] GOLDMAN L., WEINSTEIN M.C., WILLIAMS L.W., Relative impact of targeted versus populationwide cholesterol interventions on the incidence of coronary heart disease. *Circulation*, 1989, *80*, 254-260.

[11] TSEVAT J., WEINSTEIN M.C., WILLIAMS L.W., TOSTESON A.T.A., GOLDMAN C., Expected gains in life expectancy from various coronary heart disease risk factor modifications. *Circulation*, 1991, *83*, 1 194-1 201.

[12] LEWIS B., MANN J.I., MANCINI M., Reducing the risks of coronary heart disease in individuals and in the population. *Lancet*, 1986, 956-959.

[13] Report of the Expert Panel on Population Strategies for blood cholesterol reduction : a statement from the National Cholesterol Education Program, National Heart, Lung and Blood Institute, National Institute of Health. *Circulation*, 1991, *83*, 2 154-2 232.

[14] AMERICAN HEART ASSOCIATION, NUTRITION COMMITTEE, Dietary guideliness for healthy American Adults. A statement for physicians and health professionals by the Nutrition Committee, American Heart Association. *Circulation*, 1988, *77*, 721 A-724 A.

[15] JOST J.P., SIMON C., NUTTENS M.C., BINGHAM A., RUIDAVETS J.B., CAMBOU J.P., ARVEILER D., LECERF J.M., SCHLIENGER J.L., DOUSTE-BLAZY Ph., Composition of dietary patterns between population samples in the three French MONICA Nutritional Surveys. *Rev. Epidem. Santé Publ.*, 1990, *38*, 517-533.

[16] COMMITTEE ON MEDICAL ASPECTS OF FOOD POLICY, *Panel on diet in relation to cardiovascular disease*. London, DHSS, 1984.

[17] CROUSE J.R., Gender, lipoproteins, diet and cardiovascular risk. *Lancet*, 1989, 318-320.

[18] KNOCK-HENRIKSEN P., Changes in eating habits over the last 20-30 years within the EEC and specification of quantities and development in consumption of different fats in the diet information on agriculture. 40 part II, I, I-16. Commission of the European Communities. Brussels and Luxembourg, 1977.

[19] JACOTOT B., Place du traitement non pharmacologique dans la prévention de l'athérosclérose. *Presse Méd.*, 1986, *15*, 2 065-2 069.

[20] GRUNDY S.M., BROWN V., DIETSCHY J.M., GINSBERG H.L., GOODNIGHT S., HOWARD B., LA ROSÁ J.C., Mc GILL H.C., Workshop III. Basis for dietary treatment. *Circulation*, 1986, *80*, 729-734.

[21] RICCARDI G., RIVELLESE A.A., MANCINI M., The use of diet to lower plasma cholesterol levels. *Eur. Heart J.*, 1987, *8* (Suppl E), 79-85.

[22] PUSKA P., TUOMILEHTO J., SALONEN J., NEITTAANMAKI L., MAKI J., VITRAMO J., NISSINEN A., KOSKELA K., TAKALO T., Changes in coronary risk factors during comprehensive five-year community programme to control cardiovascular diseases (North Karelia Project). *Br. Med. J.*, 1979, *2*, 1 173-1 178.

[23] PUSKA P., SALONEN J.T., NISSINEN A., TUOMILEHTO J., VARTIAINEN E., KORHONEN H., TANSKANEN A., RONN-QUIST P., KOSKELA K., HUTTUNEN J., Change in risk factors for coronary heart disease during 10 years of a community intervention programm (North Karelia Project). *Br. Med. J.*, 1983, *287*, 1 840-1 844.

[24] FORTMANN S.P., WILLIAMS P.T., HULLEY S.B., HASKELL W.L., FARQUHAR J.W., Effect of health education on dietary behavior : The Stanford Three Community Study. *Am. J. Clin. Nutr.*, 1981, *34*, 2 030-2 038.

[25] FARQUHAR J.W., FORTMANN S.P., FLORA J.A., TAYLOR B., HASKELL W.L., WILLIAM P.T., MACCOBY N., WOOD P.D., Effects of communitywide education on cardiovascular disease risk factors. *J.A.M.A.*, 1990, *264*, 359-365.

[26] DESCOVICH G.C., The Brisighella Heart Study : an interim report. *Eur. Heart J.*, 1990, *11* (Suppl. H), 32-37.

[27] TAITZ L.S., Diet of young children and cardiovascular disease. *Br. Med. J.*, 1987, *294*, 920-921.

[28] BROOK J.G., RIFKIND B.M., Cholesterol and coronary heart disease prevention. A transatlantic consensus. *Eur. Heart J.*, 1989, *10*, 702-711.

[29] AMERICAN ACADEMY OF PEDIATRICS, Prudent life style for children : dietary fat and cholesterol. *Pediatrics*, 1986, *78*, 521-525.

[30] AMERICAN HEART ASSOCIATION, The healthy american diet-Special report. *Circulation*, 1990, *82*, 1 079.

[31] WALTER H.J., HOFMAN A., VAUGHAN R.D., WYNDER E.L., Modification of risk factors for coronary heart disease. Five-year results of a school-based intervention trial. *N. Engl. J. Med.*, 1988, *318*, 1 093-1 100.

[32] PUSKA P., VARTIAINEN E., PALLONEN U. *et al.*, The North Karelia project : evaluation of two years of intervention on health behavior and CVD risk factors among 13 to 15 year-old children. *Prev. Med.*, 1982, *11*, 550-570.

[33] TELL B.S., VELLAR Q.D., Noncommunicable disease risk factor intervention in Norvegian adolescents : the Oslo youth study. *In* Hetzel B.S., Berenson G.S., eds, *Cardiovascular risk factors in childhood : Epidemiology and prevention*, Amsterdam Elsevier, 1987, 203-217.

[34] APFELBAUM M., Cholestérol c'est fou ! dans *Cholestérol, Prévention primaire*. CERIN, UNAFORMEC eds, Paris, 1990, 153-157.

[35] KANNEL W.B., Metabolic risk factors for coronary heart disease in women : perspective from the Framingham Study. *Am. Heart J.*, 1987, *114*, 413-419.

[36] BRUNNER D., WEISBORT J., MESHULAM N., SCHWARTZ S., GROSS J., SALTZ-RENNERT H., ALTMAN S., LOEBL K., Relation of serum total cholesterol and high-density lipoprotein cholesterol percentage to the incidence of definite coronary events. Twenty-year follow-up of the Donolo-Tel Aviv prospective coronary artery disease study. *Am. J. Card.*, 1987, *59*, 1 271-1 276.

[37] BUSH T.L., BARRETT-CONNOR E., COWAN L.D. *et al.*, Cardiovascular mortality and noncontraceptive use of estrogen in women : results from the Lipid Research Clinics Program follow-up study. *Circulation*, 1987, *75*, 1 102-1 109.

[38] KOHLMEIER M., STRICKLER G., SCHLIERF G., Influences of « normal » and « prudent » diets on biliary and serum lipids in healthy women. *Am. J. Clin. Nutr.*, 1985, *42*, 1 201-1 205.

[39] Zanni E.E., Zannis V.I., Blum C.B., Herbert P.N., Breslow J.L., Effect of egg cholesterol and dietary fats on plasma lipids, lipoproteins and apolipoproteins of normal women consuming natural diets. *Lipid. Res.*, 1987, *28*, 518-527.

[40] Grundy S.M., Florentin C., Nix D., Whelan M.F., Comparison of monounsaturated fatty acids and carbohydrates for reducing raised levels of plasma cholesterol in man. *Am. J. Clin. Nutr.*, 1988, *47*, 965-969.

[41] Becker N., Illingworth D.R., Alaupovic P., Connor W.E., Sundberd E.E., Effects of saturated, monounsaturated and n-6 polyunsaturated fatty acids on plasma lipids, lipoproteins and apoproteins in humans. *Am. J. Clin. Nutr.*, 1983, *37*, 355-360.

[42] Mattson F.H., Grundy S.M., Comparison of effects of dietary saturated, monounsaturated and polyunsaturated fatty acids on plasma lipids and lipoproteins in man. *J. Lipid. Res.*, 1985, *26*, 194-202.

[43] Grundy S.M., Comparison of monounsaturated fatty acids and carbohydrates for lowering plasma cholesterol. *N. Engl. J. Med.*, 1986, *314*, 745-748.

[44] Small D.M., Oliva C., Tercyak A., Chemistry in the kitchen - Making ground meat more healthful. *N. Engl. J. Med.*, 1991, *324*, 73-77.

[45] Stellman S.D., Garfinkel C., Artificial sweetener use and one year weight change among women. *Prev. Med.*, 1986, *16*, 195-202.

[46] Slama G., Penformis A., Le plaisir sans le péché ? ou la mode des aliments « allégés ». *Rev Prat*, 1991, *41*, 246-249.

[47] Fischler C., *L'Omnivore*, Odile Jacob ed., 1990.

[48] Pacini F., Laffitte A., Fiquet P., Chapuis A.S., Desplanque N., Slama G., La consommation de beurre allégé peut aider à réduire la ration lipidique alimentaire des diabétiques. Étude portant sur 170 patients. *Diabète, Métabolisme*, 1990, *16*, 21 (Abstr.).

[49] Knuiman J.T., Pietinen P., de Backer G., Ducimetierre P., The MONICA project : Optional study on the surveillance of dietary intake of the population with regard to cardiovascular diseases, manual of operations. *Euronut*, Report 6, 1985.

[50] de Craene I., de Backer G., Kornitzer M. *et al.*, Determinants of fat consumption in a general population. *Rev. Epidemiol. Santé Publ.*, 1990, *38*, 539-543.

[51] Evans A.E., Mc Crum E.E., Mc Clean R., Scally G., Mc Master D., Patterson C.C., Sources of fat in the Northern Irish diet. *Rev. Epidem. Santé Publ.*, 1990, *38*, 545-560.

[52] Nicaud U., Ducimetierre P., Facteurs socio-démographiques influençant l'équilibre nutritionnel et la consommation de grandes classes d'aliments. Étude épidémiologique coordonnée dans la population masculine adulte de trois régions françaises. *Cah. Nutr. Diet.*, 1990, *25*, 347-354.

[53] Kuski L.H., Folsom A.R., Jacobs D.R., Luepker R.V., Elmer P.J., Blackburn H., Educational attainment and nutrient consumption patterns : the Minnesota Heart Survey. *J. Am. Diet. Assoc.*, 1988, *88*, 1 230-1 236.

[54] Marmot M.G., Smith G.D., Stansfeld S. *et al.*, Health inequalities among British civil servants : The Whitehall II Study. *Lancet*, 1991, *337*, 1 387-1 393.

[55] Marmot M.G., Shipley M.J., Rose G., Inequalities in death-specific explanations of a general pattern ? *Lancet*, 1984, i, 1 003-1 006.

[56] Serville Y., Gilloud-Bataille M., La subsistance des styles alimentaires régionaux. *Ethnologie Française*, 1980, *10*, 325-333.

[57] Organisation mondiale de la Santé. Série de Rapports techniques 797. *Régime alimentaire, nutrition et prévention des maladies chroniques*. Organisation mondiale de la Santé, Genève, 1990.

[58] Workshops I., Lipoproteins and the pathogenesis of atherosclerosis. *Circulation*, 1989, *80*, 719-723.

[59] BRUCKERT E., GIRAL Ph., Triglycérides et hémostase. *Rev. Prat.*, 1989, *39*, 1 599-1 601.

[60] WING S., BARNETT E., CASPER M., TYROLER H.A., Geographic and socioeconomic variation in the onset of decline of coronary heart disease mortality in white women. *Am. J. Public Health*, 1992, *82*, 204-209.

[61] JACOBS D., BLACKBURN H., HIGGINS M., REED D. *et al.*, Report of the conference on low blood cholesterol : mortality associations. *Circulation*, 1992, *86*, 1 046-1 060.

INDEX ALPHABÉTIQUE

G

H

I

K

L

M

N

O

P

R

S

T

V

W

Y

Z

MASSON Éditeur
120, boulevard Saint-Germain
75280 Paris Cedex 06
Dépôt légal : mars 1993

Société des nouvelles éditions liégeoises, SA
Rue Saint-Vincent 12 - 4020 Liège
février 1993